名院名医 超声疑难病例解析

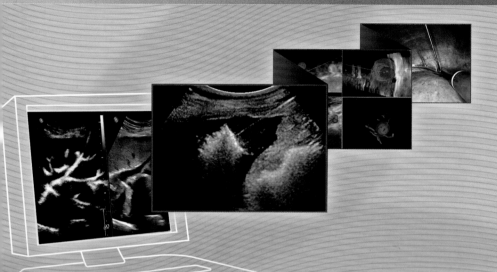

U0348627

介 入
超声疑难病例解析

经 翔　丁建民　王彦冬 ◎ 主编

科学技术文献出版社
SCIENTIFIC AND TECHNICAL DOCUMENTATION PRESS

·北京·

图书在版编目（CIP）数据

介入超声疑难病例解析 / 经翔，丁建民，王彦冬主编. —北京：科学技术文献出版社，
2024.3
（名院名医超声疑难病例解析）
ISBN 978-7-5235-1178-7

Ⅰ.①介…　Ⅱ.①经…②丁…③王…　Ⅲ.①疑难病—介入性治疗—超声波疗法
Ⅳ.① R442.9

中国国家版本馆 CIP 数据核字（2024）第 042358 号

介入超声疑难病例解析

策划编辑：张　蓉　责任编辑：张　蓉　史钰颖　责任校对：张吲哚　责任出版：张志平

出　版　者　科学技术文献出版社
地　　　址　北京市复兴路15号　邮编 100038
编　务　部　（010）58882938，58882087（传真）
发　行　部　（010）58882868，58882870（传真）
邮　购　部　（010）58882873
官 方 网 址　www.stdp.com.cn
发　行　者　科学技术文献出版社发行　全国各地新华书店经销
印　刷　者　北京地大彩印有限公司
版　　　次　2024 年 3 月第 1 版　2024 年 3 月第 1 次印刷
开　　　本　787×1092　1/16
字　　　数　462千
印　　　张　20.5
书　　　号　ISBN 978-7-5235-1178-7
定　　　价　198.00元

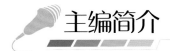

主编简介

社会任职

现任中华医学会超声医学分会常委兼腹部学组副组长、中国医师协会超声医师分会常委兼介入专业委员会主委、中国超声医学工程学会介入超声专业委员会副主委、天津市医学会超声医学分会主委、天津市超声医学质控中心主任、国家卫健委超声医学专科能力建设项目专家委员会委员、中国医师协会超声专业医师定期考核编委、中华医学会医疗鉴定专家库成员、中国抗癌协会（CACA）肿瘤消融专业委员会常委、中国临床肿瘤学会（CSCO）肿瘤消融治疗专家委员会常委，担任《中华超声影像学杂志》《中华医学超声杂志（电子版）》等杂志编委。

专业特长

曾从事肝胆外科临床工作10年，现主攻方向为介入超声诊断与治疗。2007年在美国Thomas Jefferson大学做访问学者。在肝、胆、胰腺肿瘤超声早期诊断及肿瘤消融领域有着深入研究。累计完成超声引导下穿刺诊断与治疗数万例，实体肿瘤消融治疗近万例。在国内较早开展肝脏肿瘤热消融、术中及腹腔镜超声、超声造影，以及多模态影像融合导航技术。

学术成果

获得天津市科技进步二等奖1项、三等奖2项。承担国家及省部级课题9项，获得科研成果17项。作为第一作者或通讯作者发表论文100余篇，其中SCI收录论文35篇。担任主编、副主编及参编超声专著或教材13部。

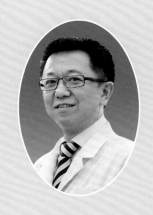

经　翔

二级主任医师，教授，天津市第三中心医院超声医学科主任，硕士研究生导师，享受国务院政府特殊津贴，获得"白求恩奖章""中国好医生""中国杰出超声医师""天津名医（首届）"等荣誉称号。

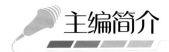

主编简介

社会任职

现任中华医学会超声医学分会第十届委员会青年学组成员、中国医师协会超声医师分会介入专业委员会和腹部专业委员会委员、中国抗癌协会肿瘤消融治疗专业委员会委员、天津市医师协会超声科医师分会副会长，担任《中华超声影像学杂志》通讯编委。

专业特长

擅长超声引导各种疾病的穿刺诊断和治疗，肝、肾、甲状腺等实体肿瘤的热消融治疗，以及下肢曲张静脉热消融闭合术等。

工作经历

2003年就职于天津市第三中心医院，2005年从事介入性超声工作，2017年赴美国Thomas Jefferson大学做访问学者，2022年获医学博士学位，同期被南开大学选聘为医学院硕士研究生导师，2023年获天津市"津门医学英才"。

学术成果

荣获天津市科技进步奖二等奖、三等奖各1项。荣获天津市科技成果7项。作为第一或通讯作者发表学术论文30余篇。参编医学专著3部。

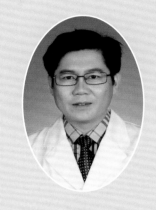

丁建民

主任医师，天津市第三中心医院超声医学科副主任

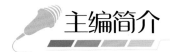

主编简介

社会任职

中华预防医学会肝胆胰疾病预防与控制专业委员会委员、中国肝胆外科术中超声学院特聘讲师、中国抗癌协会肿瘤影像专业委员会青年委员、海峡两岸医药卫生交流协会超声医学专家委员会青年委员。

专业特长

在临床一线从事超声诊断及介入治疗工作20年，在疑难疾病的超声及造影诊断、术中及腹腔镜超声应用，以及介入治疗方面积累了丰富经验。完成各类介入手术万余例、超声造影万余例。

工作经历

2003年至今一直在天津市第三中心医院工作。

学术成果

主持及参与引进10项新技术。以第一发明人获超声介入专利4项。获天津市科技进步二等奖、三等奖各1项。以第一完成人获天津市科技成果2项。参编《中华介入超声学》《肝脏外科术中超声基础》等专著。

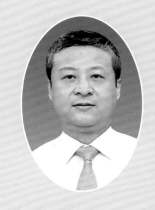

王彦冬

　　主任医师，天津市第三中心医院超声医学科

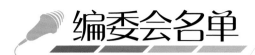

编委会名单

主 编

经 翔	天津市第三中心医院
丁建民	天津市第三中心医院
王彦冬	天津市第三中心医院

副主编

卢 漫	四川省肿瘤医院
卢 强	四川大学华西医院
余松远	同济大学附属第十人民医院

编 者
（按姓氏笔画排序）

于波洋	四川大学华西医院	陈 霰	天津市第五中心医院
王 东	天津市第三中心医院	陈 曦	天津市第三中心医院
刘百敬	天津市宝坻区人民医院	金凤山	同济大学附属第十人民医院
刘鸿欣	唐山市第二医院	周 铁	天津市第三中心医院
关 博	天津市第五中心医院	周 燕	天津市第三中心医院
李 阳	大连医科大学附属第二医院	周洪雨	天津市第三中心医院
李 丽	河北省人民医院	周琛云	四川大学华西医院
李佩佩	河北省人民医院	赵 琳	天津市第三中心医院
李海泽	唐山市第二医院	秦正义	天津市第三中心医院
何正中	天津市第三中心医院	郭 倩	上海市第六人民医院
张 琼	四川大学华西医院	韩海云	天津市宁河区中医医院
张英霞	内蒙古医科大学附属医院	程馨玉	武汉市第四医院
陈 磊	上海市第六人民医院	温 静	天津市第三中心医院
陈 影	天津市第三中心医院	阚艳敏	天津市第三中心医院

编写秘书

| 杨 悦 | 天津市第三中心医院 |

前言

　　当今超声医学已突破单一临床诊断学科的束缚，这一里程碑式的跨越正是因为介入超声医学的诞生和成长。介入超声医学作为超声医学的重要分支，自20世纪80年代初在我国兴起，由于超声具有实时显像、快速便捷的优越性，使得超声引导下的介入操作更加精准和可控，介入超声已成为超声医学最活跃的领域之一。经过半个世纪的努力，介入超声的应用几乎覆盖了全身各个脏器，并贯穿到患者诊疗流程的每一个环节。我国介入超声正处于快速发展阶段，越来越多的影像、麻醉、外科及内科医师尝试开展该技术，同时介入超声相关的医学专著、指南及培训亦逐渐完善，为该技术的普及和推广奠定了基石。

　　作为超声医学中的临床诊疗操作技术，每个病例背后都蕴藏着操作者的个体化思考、临床经验乃至多学科会诊的结果，这些也是介入超声的精髓所在。本书旨在通过对日常诊疗工作中的典型病例、疑难病例，以及罕见病例进行深度剖析，尝试还原操作者在每一步操作中的思考与决策，为从事介入超声工作及对介入超声感兴趣的读者提供一定的启发与帮助。

　　本书收录了作者在临床工作中所遇到的或简单、或复杂，但均具有一定代表性的超声引导下介入操作实例。以大量介入操作的细节展示（包括影像静态图、动态视频及示意图）为病例的主体部分，由此展开病例的概述、操作前影像所见、操作前考虑及患者预后和转归，并最终归纳总结具有本书特色和实用价值的小贴士。尤其是每一例或一类病例的操作经验、体会、技巧、操作误区及并发症防治等将在介入操作小贴士部分呈现给读者，使得本书具有较强的可读性和参考性。全书共分为4章，纳入了168个病例，主要包括穿刺活检、穿刺抽吸与置管引流、肌骨疾病超声介入治疗，以及消融治疗。每章节内容围绕相应介入超声技术在临床中应用的特点，在侧重常见器官部位的临床病例的同时，尽可能兼具病例覆盖面的广度，以期为不同专业的读者提供更为专业和综合的启示。

　　本书以超声介入病例实操中的临床思维及操作技巧为主线，以剖析的形式突出超声引导相关介入操作的"巧"和"妙"，既可作为已开展介入超声工作同行进阶的工具书，又可作为对介入超声医学感兴趣的临床医师的入门参考书。

本书的编写得到了国内许多介入超声专家和中青年同道的大力支持，同时他们的经验又丰富了本书的内容。在此，对提供病例和给予宝贵意见的同道表示衷心感谢！本书的病例报道仅代表作者在现阶段病例实际操作中的体会与思考，如有错误、疏漏或不妥之处，敬请广大读者不吝指正！

目录
Contents

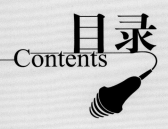

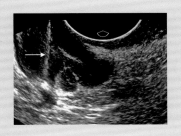

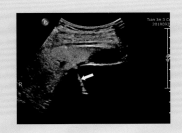

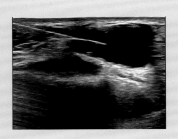

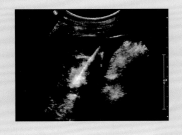

1

第一章

穿刺活检

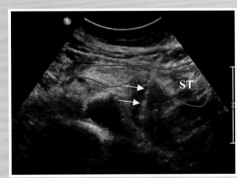

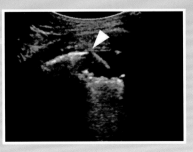

第一节 肝脏

病例1 抽吸式活体组织检查（简称活检）针的应用

🖋 病历摘要

患者男性，57岁，临床诊断为胰头癌，拟行胰头十二指肠切除术，术前超声检查发现肝S5区低回声小结节，转移癌不除外，为明确性质拟穿刺活检。

🖋 操作前影像学检查

超声表现示例见图1-1-1。

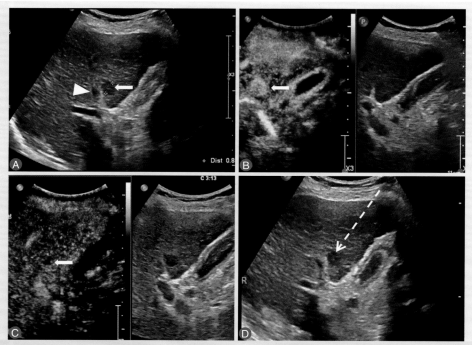

图1-1-1 灰阶超声显示肝S5区门静脉右前下支（△）旁低回声结节（↑），边界较清，直径0.8 cm（图A）；超声造影（contrast-enhanced ultrasound，CEUS）显示动脉期结节（↑）表现为团状高增强，延迟期结节周边呈等增强，中心为低增强，不除外恶性（图B、图C）；箭头所示为穿刺方向和路径，针尖刺入过深可能损伤结节后方右前下支门静脉（图D）

🖋 介入操作

超声表现及病理结果示例见图1-1-2（含视频）。

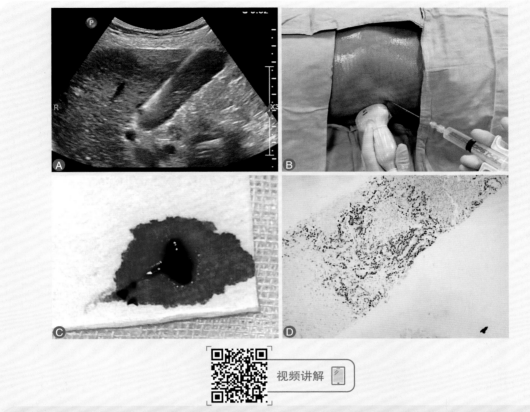

视频讲解

图1-1-2　超声引导下18 G抽吸式组织学活检针（Sure-cut）准确刺入病灶而未损伤背侧门静脉，抽吸活检针每次进针深度均可控，安全性更高（图A）；实操图（图B）；取出足够组织（图C）；病理结果为转移性腺癌（图D，免疫组织化学染色CK20，×40）

☀ 小贴士

1.对于紧邻重要组织或脏器的病例，全自动切割针活检可能损伤重要组织或脏器，采用抽吸式活检针可最大限度降低并发症发生风险。

2.对于直径较小的病灶（<1 cm），全自动切割活检针容易"脱靶"，导致取材病理结果"阴性"，采用手动抽吸式活检针可有效避免"脱靶"问题。

病例2　超声造影引导下穿刺活检（1）

✍ 病历摘要

患者男性，66岁，原发性肝癌热消融治疗后3个月，复查超声造影发现消融灶旁动脉期异常，为进一步明确诊断准备穿刺活检。

操作前影像学检查

影像学表现示例见图1-1-3。

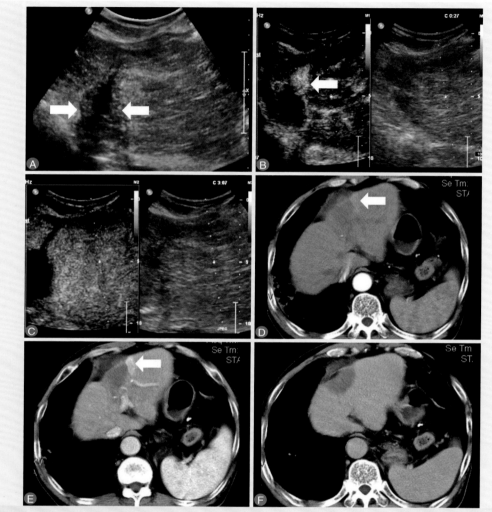

图1-1-3 灰阶超声可见肝左内、外叶交界处不均质回声病变，边界不清，形态不规则，不能评估消融疗效（↑，图A）；超声造影动脉期显示消融灶和针道旁可见高增强区（↑，图B）；延迟期呈等增强，未见廓清，不除外肿瘤局部进展（图C）；增强CT动脉期、门静脉期可见消融灶旁明显强化（↑，图D、图E）；平衡期呈等密度，同样不能明确诊断（图F）

介入操作

超声表现示例见图1-1-4。

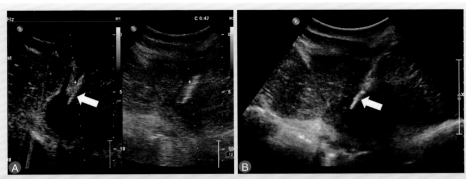

图1-1-4 超声造影引导下在动脉期精准穿刺异常增强区，成功取材（↑，图A）；灰阶超声显示穿刺取材的位置（↑，图B）

病理结果

高级别腺瘤样增生，局部癌变。

病例3 超声造影引导下穿刺活检（2）

病历摘要

患者女性，61岁，乙型肝炎（简称乙肝）肝硬化12年，甲胎蛋白27.31 ng/mL（↑），常规超声检查未见明确病灶，超声造影检查右肝可见明显的动脉期增强、延迟期廓清病灶，考虑肝细胞癌（hepatocellular carcinoma，HCC），行超声造影引导下穿刺活检。

介入操作

超声表现及病理结果示例见图1-1-5。

小贴士

1.超声造影肝内"靶向定位"作用：对于肝内多发结节难以选择或常规超声不可见的病灶，可尝试通过超声造影寻找靶目标。

2.超声造影病灶内"靶向定位"作用：对于具有干扰因素（如可疑病灶位于消融灶旁、病灶内回声不均匀）的病灶，可在超声造影引导下，对具有动脉期高增强的活性部分进行穿刺，可确保穿刺取材的成功，提高诊断阳性率。

3.部分病灶动脉期增强时间较短或者动脉期增强不明显，难以满足引导穿刺的需求，此时可利用延迟期的廓清引导穿刺。

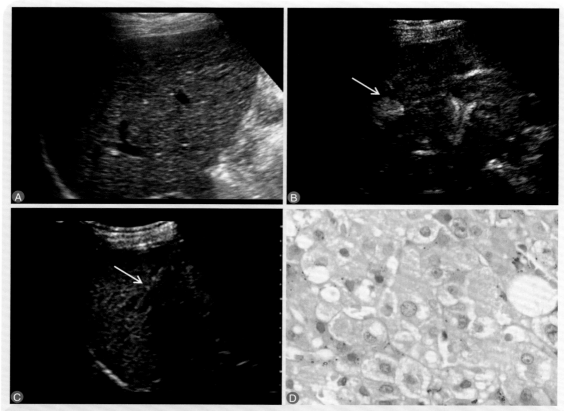

图1-1-5　灰阶超声扫查肝右叶未见明确占位性病变（图A）；超声造影动脉期显示肝右后叶高增强结节（↑），边界较清（图B）；超声造影延迟期病灶显示为低增强，在超声造影引导下，18 G切割针（↑）准确穿刺廓清区域，成功取材（图C）；病理诊断为HCCⅠ级（图D，HE，×400）

病例4　同轴针的应用

病历摘要

患者女性，72岁，主因乏力3天入院，既往有慢性丙型肝炎（简称丙肝）、肝硬化病史。钆塞酸二钠MRI和超声造影均考虑肝S8区HCC，拟行热消融治疗。

操作前影像学检查

影像学表现示例见图1-1-6。

介入操作

超声表现示例及术区表现和穿刺标本见图1-1-7（含视频）。

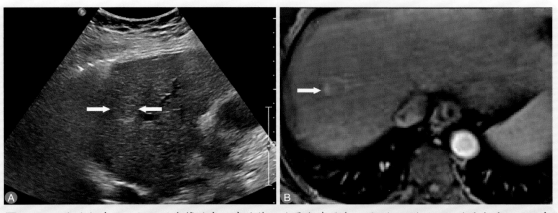

图1-1-6 灰阶超声显示肝S8区中等稍高回声结节，边界尚清（↑，图A）；增强MRI动脉期病灶显示高信号（↑，图B）

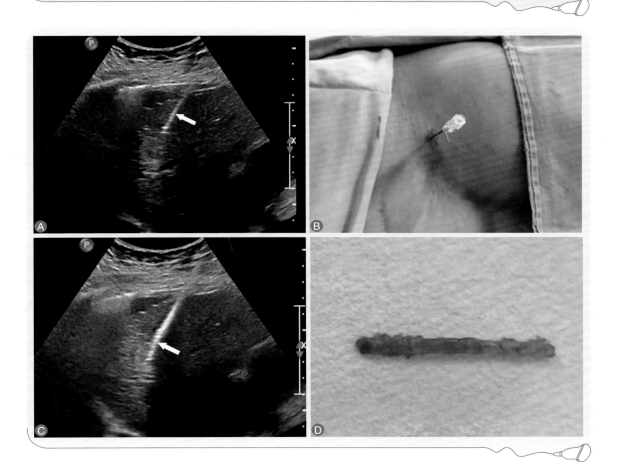

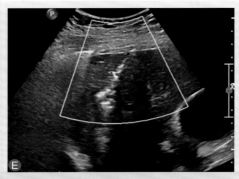

视频讲解

图1-1-7 超声引导将同轴套管针穿刺进入肿瘤前缘,不进入肿瘤(↑,图A);术区可见同轴套管针刺入皮肤内(图B);自动切割活检针沿同轴针鞘插入,至目标后激发活检枪(↑),调整套管针角度后再次取材(图C);穿刺标本饱满(图D);活检标本取材满意后退出同轴针鞘,经针鞘推入可吸收明胶海绵止血后拔出,CDFI未见穿刺针道活动性出血(图E)

小贴士

1.使用同轴套管针可经同一针道多次穿刺取材,有效降低肿瘤种植和出血风险。

2.对于出血高风险患者,可经同轴针鞘推入可吸收明胶海绵达到预防出血的目的。

病例5 高频超声引导下穿刺活检

病历摘要

患者男性,7岁,因"纳差、腹胀1月余,加重伴呼吸困难5天"入院,当地医院腹部彩色多普勒超声及CT检查怀疑肝包虫病。体格检查:腹部膨隆,腹壁可见曲张静脉,腹软,轻微压痛,于右侧肋下5 cm触及肿大肝脏,表面光滑,无压痛及叩痛。左侧肋下2 cm触及肿大的脾脏。实验室检查:CA125 170 U/mL(↑),烯醇化酶23.5 ng/mL(↑),白细胞计数11.23×10⁹/L,中性分叶核粒细胞百分率77.3%(↑),单核细胞绝对值1.04×10⁹/L(↑),门冬氨酸氨基转移酶154 IU/L(↑),碱性磷酸酶634 IU/L(↑),谷氨酰转肽酶566 IU/L(↑),总胆红素46.3 μmol/L(↑),直接胆红素37.2 μmol/L(↑),镁0.61 mmol/L(↓),无机磷0.94 mmol/L(↓)。为明确诊断,拟行超声引导下穿刺活检。

操作前影像学检查

超声表现示例见图1-1-8。

操作前考虑

囊肿的"活性部分"位于具有增强表现的囊壁。常规腹部探头由于频率较低,对囊壁显示困难,取材难度较大。选择距离肝包膜较近的囊肿壁作为穿刺靶点,在高频探头的显示及引导下对囊肿壁进行穿刺,可有效提高取材满意度。

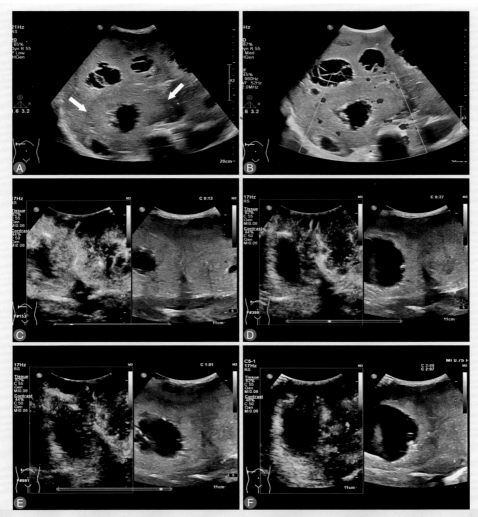

图1-1-8 灰阶超声显示肝脏肿大，形态失常，肝实质内可见多个大小不等的厚壁囊性肿块，较大者位于右肝，大小约10 cm×7 cm（↑），边界欠清，形态欠规则，部分内可见分隔（图A）；CDFI显示肿块厚壁内点状血流信号（图B）；超声造影显示肿块厚壁动脉期呈高增强，动脉晚期开始廓清，门静脉期和延迟期呈低增强，考虑肿瘤性病变（图C～图F）

介入操作

超声表现示例见图1-1-9。

病理结果

穿刺活检病理：镜下见肿瘤细胞团巢状浸润，小圆细胞恶性肿瘤浸润。基因突变检测：未检出*DICER1*（22/23/24号外显子）突变；未检出*CTNNB1*（3号外显子）突变。FISH检查：检出*EWSR1*基因易位；未检出*EWSR1-FLI1*基因融合。

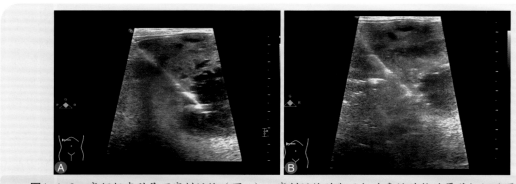

图1-1-9 高频超声引导下穿刺活检（图A）；穿刺活检的靶目标为囊性肿物的厚壁组织（图B）

（本病例由卢强提供）

病例6 融合影像引导下穿刺活检（1）

病历摘要

患者男性，60岁，乙肝肝硬化病史25年，左外叶肝癌切除术后6个月，复查钆塞酸二钠MRI肝胆期肝S8区可见微小低信号结节，直径0.8 cm，可疑复发。

操作前影像学检查

影像学表现示例见图1-1-10。

介入操作

影像学表现示例见图1-1-11。

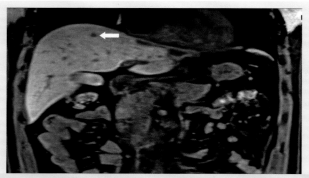

图1-1-10 钆塞酸二钠MRI肝胆期肝S8区可见T_1低信号结节（↑），常规超声及超声造影检查均未见明显异常病灶

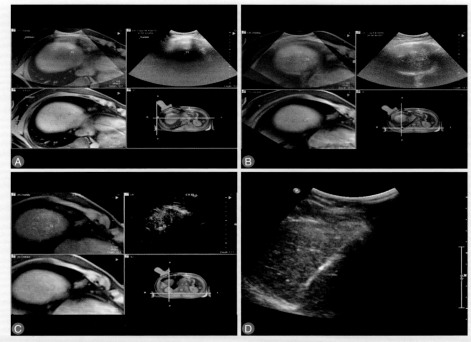

图1-1-11 MRI和超声融合后发现结节所在位置被肺气遮挡（图A）；调整呼吸后，定标位置超声图像上可见低回声结节，边界不清（图B）；超声造影动脉期可见该低回声结节呈高增强（图C）；确认靶目标后，超声引导下穿刺活检（图D）

病理结果

高分化HCC。

小贴士

1.融合影像的定位作用：对于常规超声及超声造影显示不清但增强CT/MRI提示的可疑病灶，可借助增强CT/MRI对病灶的清晰显示，利用融合成像技术将增强CT/MRI与超声图像进行融合，从而实现病灶的"定位"。

2.融合影像的定性作用：通过融合成像对病灶进行定位后，可在融合影像下进行超声造影检查，进一步对病灶进行定性诊断。

3.对于融合影像超声造影提示为恶性的病灶，在融合成像下实时引导穿刺活检可解决病灶在常规超声"不可见"的问题。

附加病例 融合影像引导下穿刺活检（2）

操作前影像学检查

影像学表现示例见图1-1-12。

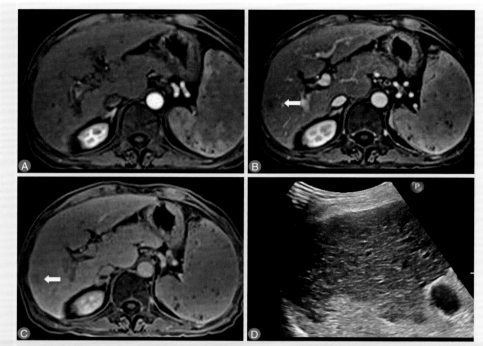

图1-1-12 增强MRI显示肝S$_6$区动脉期T$_1$等信号，门静脉期、延迟期低信号结节（↑），直径0.9 cm，可疑HCC（图A～图C）；超声扫查未见确切病灶（图D）

介入操作

影像学表现示例及病理结果见图1-1-13。

肝脏穿刺活检小结

1.活检针的选择：

超声引导下肝脏组织及占位穿刺活检较常采用的是全自动切割式活检针（Tur-cut），其操作简便，取材质量高，但并不适用于肝内所有病灶。对于部分紧邻重要结构或管道（如血管、胆管、胆囊、胃肠道、心脏、膈肌及肺等）的靶目标取材时，如不能精准控制进针深度，则可能损伤邻近重要组织结构，引起较严重的并发症。对于此类病灶，临床上可灵活选择半自动活检针或者手动抽吸式活检针（Sure-cut）取材，对微小病灶手动抽吸式取材的每次进针、提插过程都在超声实时监控下完成，可有效控制进针方向和深度，是一种安全、有效的取材方法。

2.影像引导方式的选择：

声像图清晰显示穿刺针和病灶是超声引导穿刺活检取材成功的关键，但对于某些等回声、微小、易受气体遮挡部位的病灶，常规超声难以显示，需要借助超声造影、融合成像及融合成像下超声造影等手段引导穿刺。例如，对于直径较大、内部存在坏死区域的病灶，可在超声造影引导下穿刺具有动脉期增强的组织，或者对于有明显廓清病灶，延迟相或血管后相持续时间较长，也可作为引导穿刺活检的有利时机，以确保穿刺成功率。对于直径较小（<2 cm）的病灶，当其边界不清或呈等回声时，在超声造影引导下可提高取材阳性率。此外，对于部分CT/MRI检出，而灰阶超声和超声造影无法显示的病灶，可借助融合影像引导进行穿刺活检。融合影像导航超声造影结合了CT/MRI高分辨力及超声造影实时动态观察血流灌注的优势，其"第二眼诊断"可有效弥补常规超声及超声造影的不足，提高微小病灶检出率和定性诊断准确率，并可精确引导穿刺活检。

3.辅助措施及个体化穿刺：

超声引导下肝脏穿刺活检对于肝脏局灶性病变的诊断和鉴别诊断是安全、有效的，但在临床上仍会出现一定并发症，相对以出血和肿瘤种植多见。用同轴套管针技术建立穿刺通道，可有效降低肿瘤针道转移和出血的风险，其在肝包膜上仅留一个针孔，对于凝血功能较差、腹腔积液或血管损伤等出血高风险的患者可在退针时推入明胶海绵封堵针道，从而达到止血目的。另外，通过改变同轴针鞘的角度和方向可对病变多部位取材，达到一次穿刺、多点取材的目的，保证取得满意的标本，用于病理诊断。

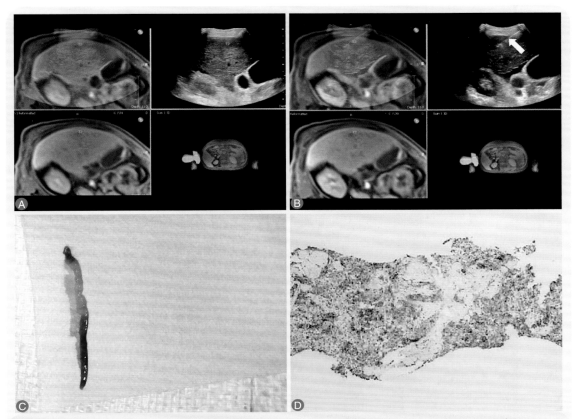

图1-1-13 增强MRI与超声融合成像，通过MRI门静脉期所定标结节，超声可见稍低回声微小结节（图A）；融合影像引导下行穿刺活检取材，箭头为穿刺针（图B）；组织条饱满，两端暗红色为肝组织，中心白色部分为肿瘤组织（图C）；病理结果为HCC（图D，免疫组织化学染色GPC3，×100）

第二节 胰腺

病例7 经胃穿刺活检

病历摘要

患者女性，62岁，查体发现胰腺体尾部肿物，临床高度怀疑恶性，拟穿刺取病理。

操作前影像学检查

影像学表现示例见图1-2-1。

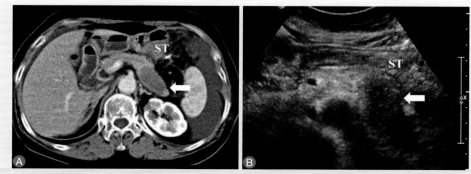

图1-2-1 增强CT胰体尾部乏血供低密度占位（↑），边界较清，约3.4 cm×2.1 cm（图A）；灰阶超声显示胰体尾部低回声占位，边界较清，较均匀（↑，图B）。ST：胃

介入操作

超声表现示例及病理结果见图1-2-2（含视频）。

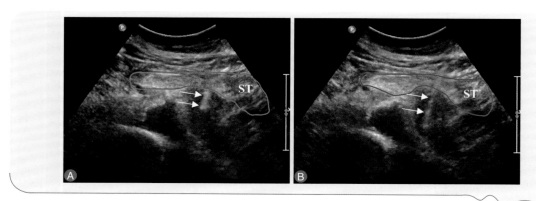

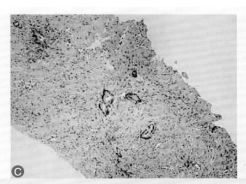

视频讲解

图1-2-2　超声引导下20 G抽吸式活检针（↑）经胃穿刺取材，进针深度可控（图A、图B）；病理结果为腺癌（图C，HE，×200）。ST：胃

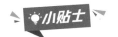

胰腺活检可在禁食水后经胃穿刺取材。本例患者采用20 G 抽吸式活检针经胃穿刺胰体尾部肿物，在临床操作中必要时也可使用18 G活检针经胃穿刺胰腺。

病例8　同轴针的应用

病历摘要

患者男性，47岁，因"腹痛2月余，加重1个月"入院。CEA 5.54 ng/mL（↑），CA724 7.82 U/mL（↑），AFP、CA125、CA153、CA199均正常。

操作前影像学检查

影像学表现示例见图1-2-3。

介入操作

超声表现示例及肿瘤标本和病理结果见图1-2-4。

（本病例由卢强提供）

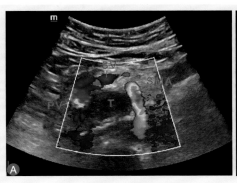
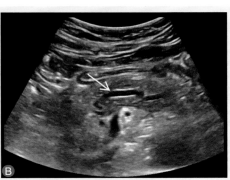

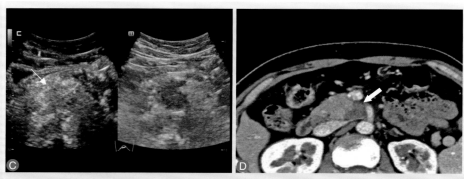

图1-2-3　超声显示胰腺钩突部3.0 cm×2.5 cm实性低回声占位（图A）；超声显示主胰管明显扩张，约0.6 cm（↑，图B）；超声造影可见动脉期及静脉期该占位均呈低增强（↑），内部未见明显无增强坏死区（图C）；增强CT显示胰头后方软组织密度肿块（↑），边界不清，轻度强化，主胰管扩张，考虑胰腺癌，周围血管可疑受累且合并胰源性门静脉高压（图D）。PV：门静脉；SV：脾静脉；SMA：肠系膜上动脉；T：肿瘤

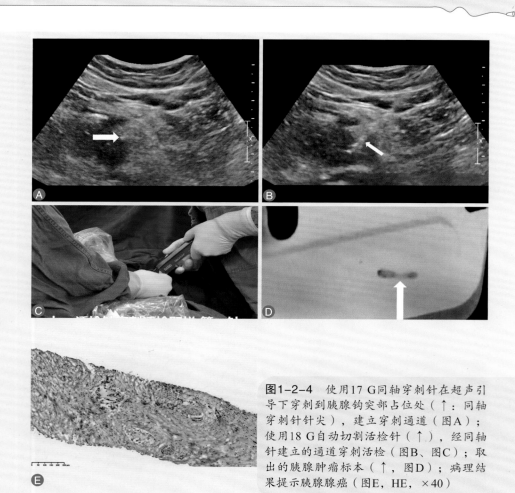

图1-2-4　使用17 G同轴穿刺针在超声引导下穿刺到胰腺钩突部占位处（↑：同轴穿刺针针尖），建立穿刺通道（图A）；使用18 G自动切割活检针（↑），经同轴针建立的通道穿刺活检（图B、图C）；取出的胰腺肿瘤标本（↑，图D）；病理结果提示胰腺腺癌（图E，HE，×40）

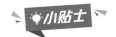

使用同轴穿刺针可在超声实时引导下"Z"形调整进针，避开血管；并且同轴针建立穿刺通道后可实现单针道多次取材的目的，降低出血、胰漏及针道转移风险。

胰腺穿刺活检小结

胰腺穿刺时要尽量避免穿过正常胰腺组织尤其是胰管，穿刺针直接进入病灶，以免胰液外漏和诱发急性胰腺炎。同时胰腺较薄，其周围又有重要大血管，穿刺前应仔细测量自动活检针的进针距离，以免导致其周围大血管损伤，手动抽吸式活检相对安全。18 G粗针穿刺活检相较于细针抽吸，可为胰腺癌的诊断及分子分型提供足够样本，但副损伤风险也相应增加，对于是否选择20 G细针组织学活检，可根据各自经验和实际情况进行选择。

对于胰头及钩突部病变多采用垂直进针，对胰体尾部病变取材，进针方向尽量与胰体尾部长轴平行。胰腺体部肿瘤紧邻胃后壁，探头适当加压后多数可推开胃肠道，选择从足侧向头侧的进针路径可避开胃肠道。即使穿刺路径无法避开胃肠道，空腹经胃穿刺也是安全的选择，但禁忌经过结肠穿刺。超声引导下多点次、多方向直接穿刺胰腺病变，避开液化坏死区及出血区，减少假阴性的发生，对较大的肿块在不同部位取材2～4针。

第三节　肺及胸膜病变

病例9　穿刺角度的选择

病历摘要

患者男性，67岁，CT检查发现右肺下叶小结节，拟穿刺取病理。

操作前影像学检查

影像学表现示例见图1-3-1。

操作前考虑

病灶紧邻胸膜处且常规超声可见，理论上可行超声引导下穿刺活检。但需要注意的是本病例中病灶大小约2.4 cm×1.8 cm，病灶呈椭球体生长。考虑到穿刺针的弹射长度为2.2 cm，沿病灶短轴穿刺具有损伤肺组织，造成气胸的风险。因此，应调整穿刺角度，沿病灶长轴（2.4 cm）穿刺，确保穿刺路径安全。

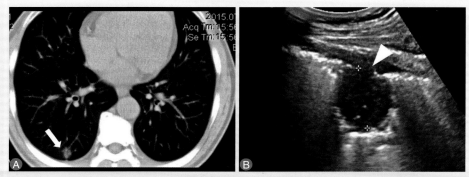

图1-3-1 CT显示右肺下叶稍高密度小结节（↑），约2.4 cm×1.8 cm，可见浅分叶，局部胸膜牵拉（图A）；灰阶超声显示邻近胸膜处低回声结节，纵向长度为2.4 cm（定标点间），且近胸膜处基底部较窄（△，图B）

🔬 介入操作

超声表现示例及病理结果见图1-3-2（含视频）。

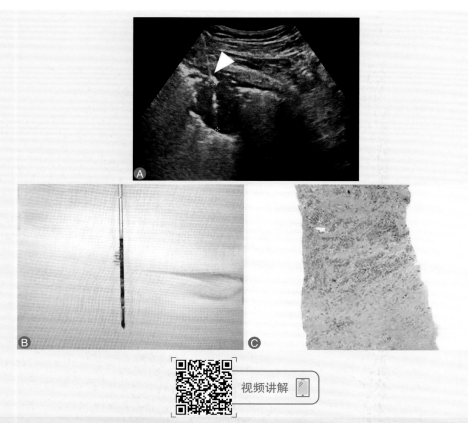

视频讲解

图1-3-2 超声引导下18 G自动切割活检针（△）沿结节长轴方向进针，弹射前准确测量出弹射后针尖的位置，弹射后针尖未突破病灶而损伤深部肺组织，取材成功（图A）；切割针槽内组织条饱满，颜色黑白相间，标本满意（图B）；病理诊断：肺鳞状细胞癌（图C，HE，×200）

病例10　抽吸式活检针的应用

病历摘要

患者男性，61岁，CT检查发现右肺下叶背段小结节，拟穿刺取病理。

操作前影像学检查

影像学表现示例见图1-3-3（含视频）。

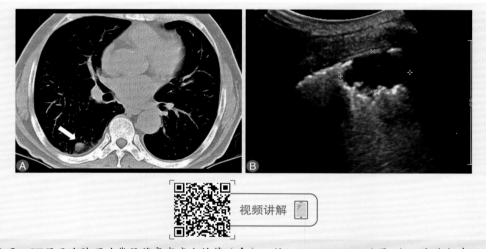

视频讲解

图1-3-3　CT显示右肺下叶背段稍高密度小结节（↑），约1.6 cm×1.3 cm（图A）；灰阶超声显示邻近胸膜处低回声结节，形态欠规则，病灶随呼吸运动幅度较大，穿刺难度较大（图B）

操作前考虑

超声显示邻近胸膜处低回声结节，病灶呈椭球形，与胸壁平行生长，病灶垂直胸壁的最大经线仅为1.3 cm，难以满足常规穿刺切割活检针的弹射长度，同时病灶随呼吸运动幅度较大，穿刺难度较大。考虑操作安全性，采用18 G抽吸式活检针。

介入操作

影像学表现示例及病理结果见图1-3-4（含视频）。

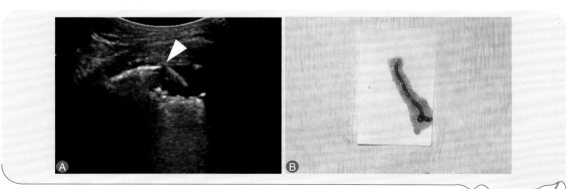

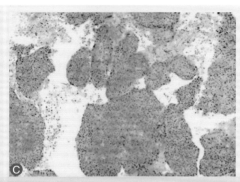

视频讲解

图1-3-4 超声引导下采用18 G抽吸式活检针（Sure-cut，Δ）取材，尽量保证进针方向与结节长轴夹角最小，每次进针方向及深度均可清晰显示，避免进针过深破深部肺组织及气管（图A）；取材组织条饱满，标本满意（图B）；病理诊断：肺鳞状细胞癌，免疫组化CK（＋）、P63（＋）、TTF-1（－）、CKAE1（－）、CKAE3（＋）（图C，HE，×400）

病例11 超声造影引导下穿刺活检

病历摘要

患者男性，69岁，咳嗽伴痰中带血2周，外院影像学检查发现右上肺占位，临床要求穿刺活检。

操作前影像学检查

影像学表现示例见图1-3-5。

操作前考虑

CT引导下病灶穿刺病理结果为坏死组织，建议再次活检。考虑到病灶（9.8 cm×5.2 cm）较大，存在大量坏死的可能，"盲目"穿刺可能再次导致取材失败。超声造影剂作为纯血池造影剂，可真实有效地反映组织的血供情况、检出病灶活性部分，因此，在超声造影引导下对有血供的活性组织进行穿刺活检，可有效提高取材成功率。

介入操作

影像学表现示例及病理结果见图1-3-6。

肺及胸膜病变穿刺小结

超声引导下经皮肺穿刺活检可以为临床提供可靠的定性诊断，对于超声可显示的外周肺结节均可取材。通常采用自动活检针，穿刺取材角度应尽可能平行胸壁或沿病灶长轴进行，穿刺前应精确测量弹射射程，对穿刺针尖达到的位置做到精准评估，避免弹射距离不当而造成深部肺组织、气管或血管的误损伤。注意事项：不同型号的弹射活检针射程不一，应在穿刺前熟悉不同针的特点，选择合适针具。

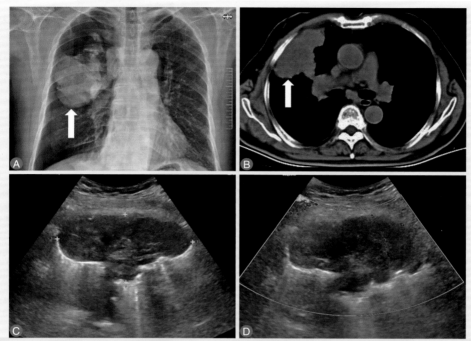

图1-3-5 胸部X线及CT显示右肺上叶稍高密度占位（↑），约9.8 cm×5.2 cm，考虑周围型肺癌（图A、图B）；灰阶超声显示右肺近胸壁肿物，形态欠规则，可见分叶，CDFI病灶内可见稀疏血流信号（图C、图D）

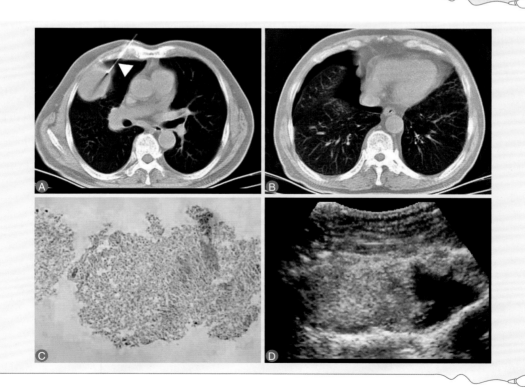

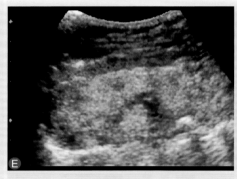
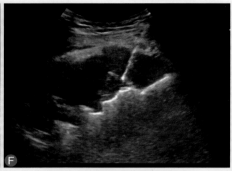
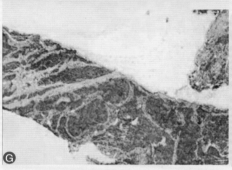

图1-3-6　　CT引导下采用18 G弹射式活检针（△）取材，经过了少量正常肺组织，显示准确刺中肿物（图A）；拔针后即刻出现右侧气胸（图B）；病理诊断：见坏死组织，以及少量细胞残影，建议再检（图C，HE，×200）；拟在超声引导下重新穿刺活检，先进行超声造影评估肺肿物内血流灌注情况，发现不同肋间扫查病灶内造影剂灌注不均匀，局部可见无灌注坏死区（图D、图E）；根据超声造影结果选择合适肋间进针，避开了坏死区，成功取材（图F）；病理诊断：非小细胞肺癌，倾向鳞癌，特殊染色支持诊断（图G，HE，×100）

对于微小结节采用弹射式活检针取材有困难时，可灵活采用手动抽吸式活检针（Sure-cut）取材，其优势在于每次提插过程中，针尖方向及深度均可清晰显示，可控性好，避免了弹射活检时因术前射程计算不准或弹射方向偏离而导致的副损伤，所采用的穿刺针具应根据结节大小、位置、形态、长轴方向等综合考虑。

对于部分体积较大的肺占位性病变，病灶内部常常会合并出血、坏死、囊性变，这种病变的穿刺活检应避免穿刺液化坏死区。超声造影可实时评估病灶整体的造影剂灌注情况，从而选择血供较丰富的活性区域取材而获得高质量的组织标本。注意事项：通常病灶周边区域组织活性较好，适合穿刺取材，中心容易液化坏死，尽量避免穿刺。对于较大病灶可选择不同部位多点穿刺，以提高标本取样的全面性及定性诊断率。

第四节　　甲状腺及甲状旁腺

病例12　甲状腺外侧被膜下病灶的细针穿刺活检（1）

病历摘要

患者男性，43岁，查体发现甲状腺右侧叶中部结节，约7 mm×6 mm×5 mm，TI-RADS 4c类，拟行细针穿刺活检（fine needle aspiration biopsy，FNAB）。

🖊 操作前影像学检查

超声表现示例见图1-4-1。

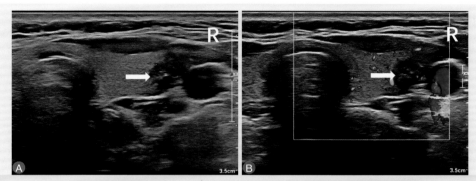

图1-4-1 灰阶超声显示甲状腺右侧叶中部外侧结节（↑），结节外侧紧邻被膜（图A）；CDFI周边可见点、条状血流信号（↑，图B）

🖊 介入操作

超声表现示例及病理结果见图1-4-2（含视频）。

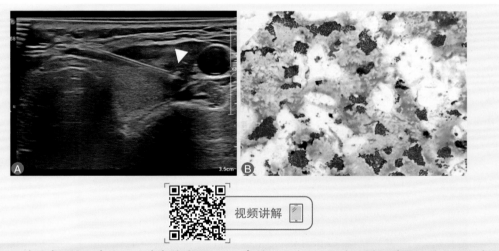

视频讲解

图1-4-2 自峡部方向经部分甲状腺实质进针行细针穿刺活检（△，图A）；病理诊断：符合甲状腺乳头状癌，*BRAF*基因（+），Bethesda Ⅵ级（图B，HE，×400）

病例13 甲状腺外侧被膜下病灶的细针穿刺活检（2）

🖊 病历摘要

患者男性，55岁，体检发现甲状腺右叶结节，约7 mm×5 mm×5 mm，TI-RADS 4b类，拟行细针穿刺活检。

📄 操作前影像学检查

超声表现示例见图1-4-3。

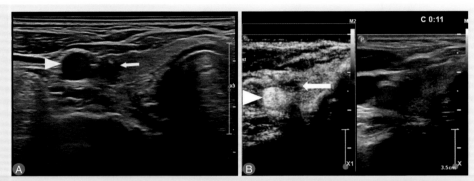

图1-4-3　灰阶超声显示甲状腺右叶被膜下低回声结节（↑），边界欠清，内可见强回声钙化，结节与颈总动脉（Δ）关系密切（图A）；超声造影显示甲状腺右叶结节动脉期呈低增强（↑），紧邻高增强的颈总动脉（Δ，图B）

📄 介入操作

超声表现示例及病理结果见图1-4-4。

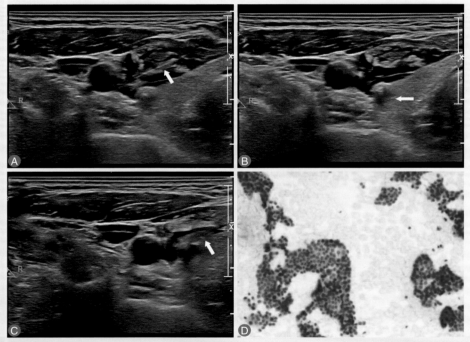

图1-4-4　超声引导5 mL注射器于甲状腺右叶结节与颈总动脉间注射生理盐水，箭头示注射针（图A）；生理盐水注射后甲状腺右叶结节与颈总动脉明显分离，结节较注射前显示更加清晰（↑，图B）；超声引导经正常甲状腺组织进行穿刺完成细针穿刺活检，箭头示穿刺针（图C）；病理诊断：符合甲状腺乳头状癌，*BRAF*基因（＋），Bethesda Ⅵ级（图D）

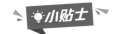

1.对于甲状腺外侧被膜下结节的穿刺，如直接穿刺进入结节内，不符合规范，应从内侧经过部分正常甲状腺组织向外侧病灶进针。

2.对于甲状腺外侧被膜下结节的穿刺，无论从哪侧进针均存在误伤颈总动脉的可能，在甲状腺与颈总动脉之间注射生理盐水隔离，使得颈总动脉向外侧移位，增大目标结节与颈总动脉之间的距离，且在注水后改善声窗可使得结节显示更加清晰。

病例14　不完整蛋壳样钙化病灶的细针穿刺活检

病历摘要

患者女性，52岁，甲状腺右侧叶发现低回声结节，8 mm×5 mm×6 mm，纵横比＞1，周边蛋壳样钙化，TI-RADS 4b类，拟行细针穿刺活检。

操作前影像学检查

超声表现示例见图1-4-5。

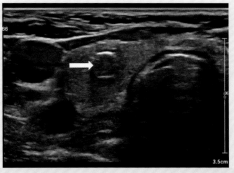

图1-4-5　灰阶超声显示甲状腺右侧叶结节（↑），周边可见蛋壳样钙化

操作前考虑

对于周边具有蛋壳样钙化的病灶，尤其是具有完整环状钙化的病灶，通常不建议行细针穿刺活检，这是由于钙化部分质硬不易刺破，难以获得有效病变细胞，从而导致穿刺失败。本病例中穿刺时应避开钙化明显部分，利用病灶周围钙化缺失部分进针穿刺，可有效提高取材满意度。

介入操作

超声表现示例及病理结果见图1-4-6（含视频）。

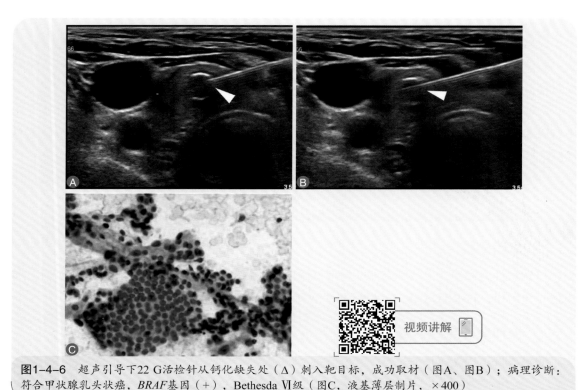

图1-4-6　超声引导下22 G活检针从钙化缺失处（△）刺入靶目标，成功取材（图A、图B）；病理诊断：符合甲状腺乳头状癌，*BRAF*基因（＋），Bethesda Ⅵ级（图C，液基薄层制片，×400）

病例15　超声引导下粗针活检的应用

病历摘要

患者女性，44岁，体检超声发现甲状腺左侧叶结节2年，可疑甲状腺乳头状癌。甲状腺功能正常，为明确诊断，拟行细针穿刺活检。

操作前影像学检查

超声表现示例见图1-4-7。

细针穿刺活检操作

超声表现示例见图1-4-8。

病理诊断

第1次细针穿刺活检标本类型：穿刺涂片及细胞块。病理诊断：可疑滤泡性肿瘤，建议结合临床进行处理。

第2次细针穿刺活检标本类型：穿刺涂片及液基。病理诊断：见极少量滤泡上皮细胞（＜6团），建议必要时再次穿刺。

第3次细针穿刺活检标本类型：穿刺涂片及细胞块。病理诊断：见少量不明意义的滤泡性病变，建议必要时再次穿刺。

🔬 粗针活检操作

超声表现示例见图1-4-9。

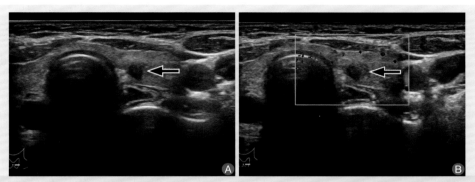

图1-4-7 结节位于甲状腺左侧叶下部，大小约6 mm×3 mm×4 mm，结节靠近内侧及深面被膜，纵横比＞1，边界不清楚，形态不规则（↑，图A）；结节内部及周边未见血流信号，Adler血流分级为0级（↑，图B）

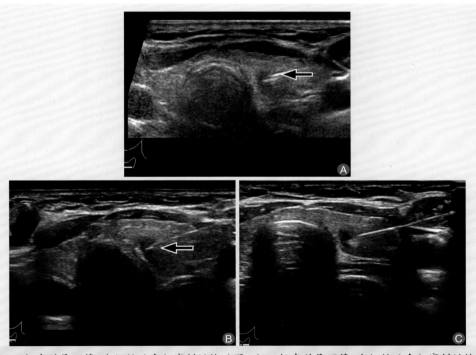

图1-4-8 超声引导下第1次细针（↑）穿刺活检（图A）；超声引导下第2次细针（↑）穿刺活检（间隔3个月，图B）；超声引导下第3次细针穿刺活检（间隔9个月，图C）

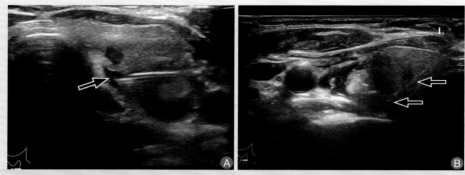

图1-4-9　患者超声检查提示甲状腺乳头状癌，但3次细针穿刺术均未获得较明确的病理结果，遂在第一次细针穿刺术后21个月行超声引导下针穿活检（core needle biopsy，CNB）。粗针穿刺活检前，在左侧叶后方注射生理盐水，形成隔离带（↑，图A）；穿刺过程中，使用18 G半自动活检枪，从峡部进针，穿刺针凹槽位于结节内部（↑），针尖位于深面被膜处（↑，图B）

最终病理诊断

针穿活检病理诊断：送检为甲状腺组织，甲状腺滤泡大小不等，腔内含不同浓度的胶体，间质纤维组织增生，倾向结节性甲状腺肿。

（本病例由卢强提供）

小贴士

1.由于细针穿刺术受到结节大小、位置、操作者经验和病理医生读片能力等诸多因素的影响，甲状腺细胞学病理存在一定的不能明确诊断的情况。甚至两次或多次细针穿刺术因为穿刺细胞量不够或不典型容易出现病理诊断不明的情况，遇到这种情况可改用针穿活检的方法。

2.当结节距离甲状腺深面被膜较近，为防止针穿活检弹射时针尖突破被膜损伤周围重要器官，可采用注水形成隔离带的方法，同时推荐使用半自动活检针，可有效降低活检针弹射时的误损伤风险。

3.粗针穿刺活检的风险可控，能够获得足够的样本，对细针穿刺术不能明确诊断的可疑甲状腺恶性结节是一种补充的穿刺方法。

病例16　甲状旁腺穿刺活检

病历摘要

患者女性，76岁，主因入院前2天间断出现躁动、乏力、纳差，发现甲状旁腺结节1月余入院，拟行甲状旁腺结节穿刺活检。患者入院前1个月于当地医院诊断为原发性甲状旁腺功能亢进症、甲状旁腺腺瘤，间断监测血钙并给予鲑降钙素鼻喷雾剂6小时/次控制血钙水平。本次入院后完善各项检查，血钙达4.42 mmol/L，甲状旁腺激素＞2500 pg/mL（↑）。既往有高血压病史。

✍ 操作前影像学检查

影像学表现示例见图1-4-10。

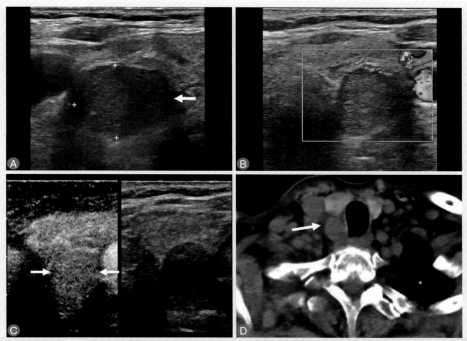

图1-4-10 甲状腺右叶后方可见大小约24 mm×16 mm×17 mm低回声结节，边界清（↑，图A）；CDFI结节周边可见条状血流信号（图B）；超声造影显示结节（↑）动脉期与甲状腺同步增强，血供丰富（图C）；CT可见甲状腺右叶后方低密度结节（↑，图D）

✍ 介入操作

超声表现示例见图1-4-11。

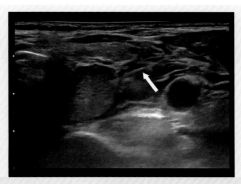

图1-4-11 建立液体隔离带后，超声引导18 G自动切割活检针（↑）穿刺活检。病理结果为甲状旁腺腺瘤（主细胞型）

> **小贴士**

甲状旁腺结节穿刺须采用粗针（18 G）活检，以除外甲状旁腺癌。但甲状旁腺结节通常血供丰富，穿刺时注意避开粗大血管，穿刺后观察有无出血。

甲状腺及甲状旁腺穿刺活检小结

甲状腺穿刺主要包括细针穿刺抽吸活检和粗针穿刺组织学活检。对于有可疑恶性征象的结节，超声引导下的细针穿刺抽吸活检是消融或者外科手术前通常采用的方法，以明确诊断、评估风险和判断预后，同时也可以避免不必要的良性结节外科手术。细针穿刺可获得细胞学标本（涂片或液基，细胞量多时亦可用石蜡包埋），该方法创伤小、操作简便、经济安全、适用范围广，一般采用22～25 G针。粗针能获得组织学标本，进行免疫组化染色，适用于较大的结节，与细针互补，有利于特殊病例诊断，如髓样癌、淋巴瘤、未分化癌、滤泡性癌等，缺点是创伤较大、操作相对复杂、并发症偏多，最常采用16～18 G Tru-cut切割活检针。

细针穿刺可采用负压抽吸法或非负压抽吸法。穿刺时常规采用CDFI避开甲状腺被膜周围及腺体内粗大血管进针，应在结节不同部位多次进针取材，针尖避开结节囊性部分，对准实性部分、血流丰富区域取材。当甲状腺结节紧邻被膜时，避免直接穿刺结节，需要经过部分甲状腺实质对结节进行穿刺活检，以防因穿刺针刺破包膜而影响甲状腺癌的分期，影响后续治疗方案的确定。

超声造影引导可提高取材成功率和病理诊断准确性，结节性甲状腺肿在病程演变过程中会出现结节内坏死，甚至"僵尸"结节的可能，此类结节在常规超声上往往表现为恶性结节特征，超声造影能够有效识别"僵尸"结节，避免不必要的穿刺；同时可以识别出活性区域，提高细针穿刺活检的精准性。

第五节　腹盆腔肿物

病例17　同轴针穿刺的应用

病历摘要

患者女性，61岁，发现上腹部肿物2年余，无腹胀、腹痛、压痛等，近1个月明显增大，出现压痛。肿瘤标志物：CA125 37.3 U/mL（↑）。影像学检查提示腹腔多发淋巴结肿大，为明确诊断，拟行腹腔淋巴结穿刺活检。

操作前影像学检查

影像学表现示例见图1-5-1（含视频）。

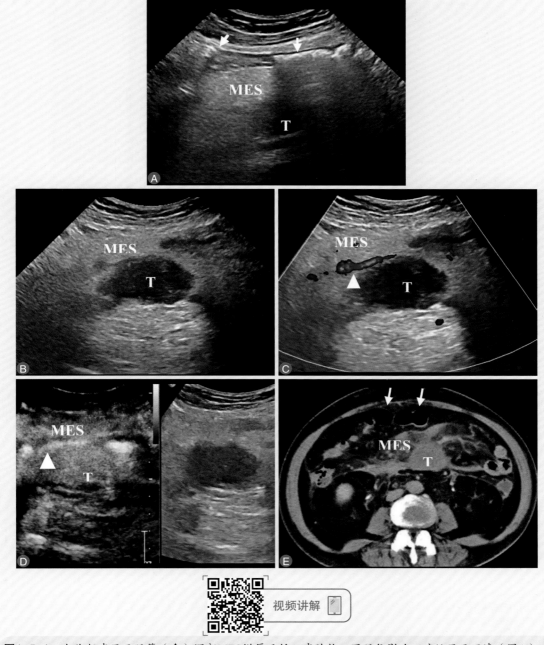

图1-5-1 灰阶超声显示肠管（↑）深部MES增厚及低回声肿物，因肠气影响，病灶显示不清（图A）；探头挤压并推开肠管后，增厚的肠系膜及低回声肿物显示清晰，肿物大小约4.2 cm×2.7 cm（图B）；CDFI显示肿物前方粗大动脉（△）绕行（图C）；超声造影显示动脉期肿物表现为高增强，前方可见明显粗大动脉（△）显影（图D）；CT显示肿物及增厚的肠系膜被肠管（↑）遮挡（图E）。MES：肠系膜；T：低回声肿物。

🔊 介入操作

超声表现示例及病理结果见图1-5-2（含视频）。

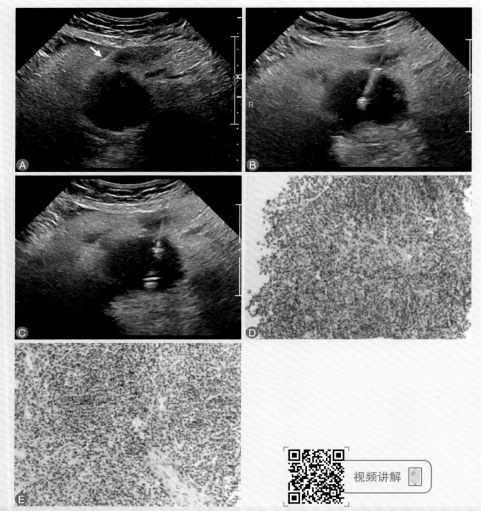

图1-5-2 通过探头挤压推开肠管，对增厚的肠系膜进行穿刺活检（↑：活检针，图A）；对低回声肿物进行不同方向的穿刺活检（图B、图C）；增厚的肠系膜与肿物病理表现一致，肿瘤细胞弥漫分布，浸润脂肪，肿瘤细胞以中等大小为主，核型不规则，符合滤泡性B细胞淋巴瘤，1～2级（图D，HE，×200；图E，HE，×400）

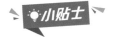

1.肠道深部病变穿刺前需要通过挤压将前方遮挡的肠管推开，务必保证不损伤肠管。

2.通过CDFI或超声造影观察和辨识肠系膜血管及病灶内血管，尽量避开较粗大的血管进行穿刺。

3.对于肠系膜增厚病变进行穿刺活检时，进针角度尽量与腹壁保持最小夹角，以避免刺穿病变区损伤深部重要结构。

4.穿刺后利用CDFI或超声造影来判断有无活动性出血，如有出血及时处理。

5.术后需要腹带加压包扎。

病例18 水隔离带的应用

病历摘要

患者女性，58岁，因"子宫恶性淋巴瘤术后，腹腔、腹膜后淋巴结增大2年余"入院。患者2年前因子宫弥漫性大B细胞淋巴瘤于外院行"腹腔镜下子宫+双侧附件切除术"，术后复查，腹部CT提示腹主动脉旁、双侧髂血管旁及盆腔多发不规则软组织密度影，考虑淋巴瘤，随后行多次化学治疗（简称化疗）。

操作前影像学检查

影像学表现示例见图1-5-3。

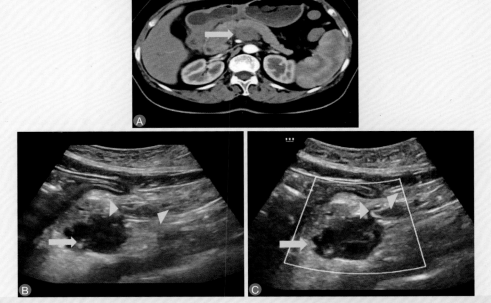

图1-5-3 腹部增强CT提示腹主动脉旁、双侧髂血管旁及盆腔多发不规则软组织密度影，考虑淋巴瘤（箭头示肿大淋巴结，图A）；腹部灰阶超声及CDFI提示腹腔、腹膜后多发淋巴结肿大，较大者约2.8 cm×2.6 cm，形态失常，淋巴门结构不清，血流信号不丰富（箭头示肿大淋巴结，三角箭头示肠管，图B、图C）

介入操作

超声表现示例及术中操作示意和穿刺出的组织条见图1-5-4。

病理诊断

支持为非霍奇金淋巴瘤，符合弥漫性大B细胞淋巴瘤（WHO分型，侵袭性），多系非生发中心B细胞来源，且表达Bcl-2和c-myc蛋白。

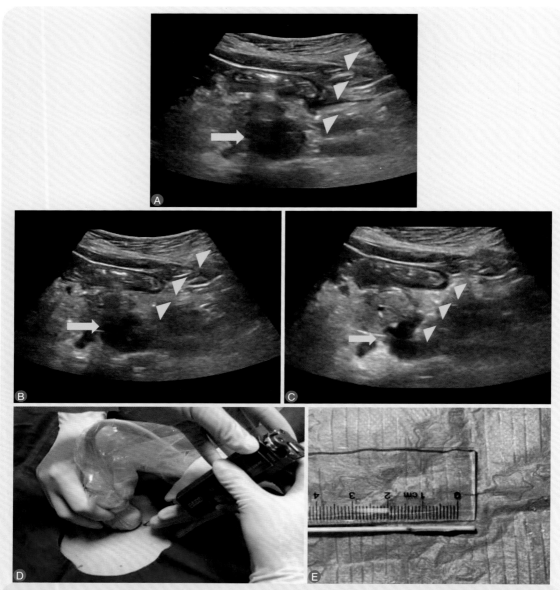

图1-5-4　超声引导下先使用穿刺针注射生理盐水分离肠管，扩大安全穿刺间隙（箭头示肿大淋巴结，三角箭头示穿刺针，图A）；超声引导下使用17G同轴针穿刺到肿大淋巴结内，退出针芯，建立穿刺通道（箭头示肿大淋巴结，三角示穿刺针，图B）；通过建立的穿刺通道，用18G活检枪多次取材（箭头示肿大淋巴结，三角箭头示穿刺针，图C）；超声引导下通过同轴针活检及穿刺出的组织条（图D、图E）

（本病例由卢强提供）

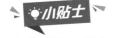 小贴士

　　腹膜后淋巴结位置较深，前方有胃肠道遮挡，穿刺路径选择困难，可通过探头适当加压、注射生理盐水推挤胃肠道扩大安全穿刺间隙等方法避免损伤胃肠道。穿刺时，推荐使用同轴穿刺技术避开肠管和血管，一次穿刺建议多次取材，以降低穿刺损伤和针道转移风险。

病例19 腔内超声的应用（1）

病历摘要

患者女性，55岁，左下腹不适两周，查体发现左附件占位，诊断不清，拟穿刺取病理。肿瘤标志物：CA125 127.80 U/mL（↑），CA153 8.29 U/mL，CEA 1.82 ng/mL，CA724 1.23 U/mL，CA199 21.80 U/mL。

操作前影像学检查

影像学表现示例见图1-5-5。

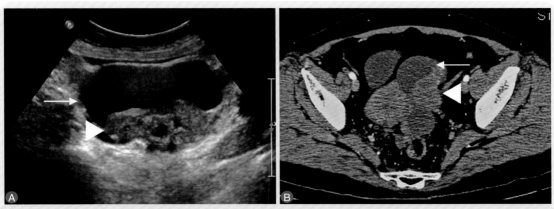

图1-5-5 经腹超声及增强CT显示左附件囊实性肿物，大小约7.4 cm×4.3 cm，回声不均匀，肿物囊性部分（↑）贴近腹壁，位于浅层，且囊腔内张力较高，实性部分（△）位于深层

操作前考虑

影像学检查提示肿物囊性部分贴近腹壁，位于浅层，且囊腔内张力较高，实性部分位于深层，如采用经腹经囊性部分穿刺实性部分取材，可能诱发囊性部分破裂，囊液外溢而引起出血或肿瘤种植播散的可能，因此决定采用经阴道超声引导下穿刺活检的路径。

介入操作

超声表现示例见图1-5-6。

病理诊断

病理诊断为恶性肿瘤，考虑肠转移性腺癌。免疫组化：CK（＋），P53（＋），P16（＋），SMA（＋），P63（－），特殊染色支持诊断。

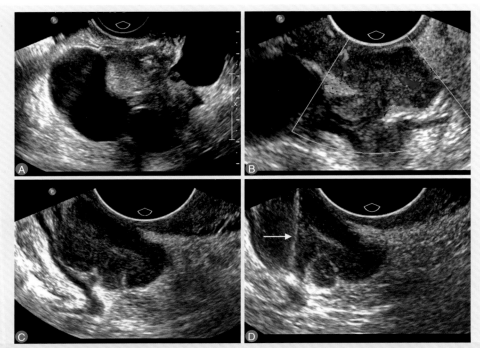

图1-5-6　经阴道超声显示左附件肿物为囊实性，探头可直接贴近肿物实性部分（图A）；CDFI显示肿物实性部分内血流较丰富，可见粗大条状血流信号（图B）；调整探头角度，使肿物实性部分完全贴近探头（图C）；经阴道超声引导下18 G切割式活检针（↑）准确刺入肿物实性部分内成功取材（图D）

病例20　腔内超声的应用（2）

病历摘要

患者女性，49岁，因"宫颈癌术后排便困难5个月"就诊，5个月前患者宫颈癌术后出现排便困难伴腹胀，无腹痛、肛周疼痛，无发热、恶心、呕吐等症状。于当地治疗无明显好转，1个月前于当地腹部CT诊断为直肠、肛管结合部占位，实验室检查未见异常。为明确诊断，拟行穿刺活检。

操作前影像学检查

影像学表现示例见图1-5-7。

操作前考虑

该患者肿瘤位于肛管，常规经腹无穿刺路径，可使用直肠双平面探头，在超声实时引导下经会阴穿刺活检。经会阴穿刺时，可利用穿刺引导架辅助完成，或者徒手穿刺。

介入操作

超声表现示例及穿刺出的组织条见图1-5-8。

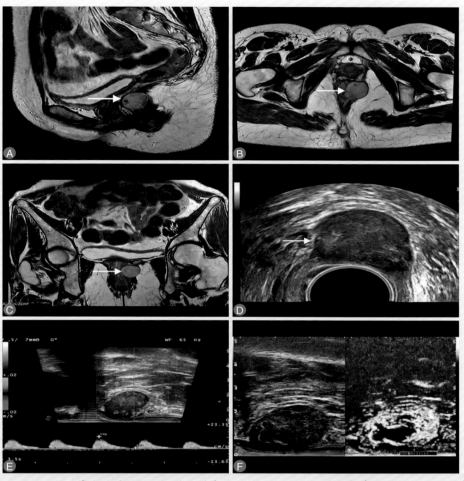

图1-5-7 MRI显示肛管左侧壁见软组织肿块（↑，图A～图C）。经直肠超声显示2～5点钟肛管壁内大小约2.5 cm×1.8 cm×3.0 cm的低回声团块（↑），下缘距肛门约2.2 cm，团块向肠腔外挤压外括约肌，与外括约肌分界不清，向内挤压内括约肌，二者分界清楚，内括约肌走行光滑、连续，团块边界欠清，形态欠规则，内可见斑片状强回声，血流信号较丰富。经肘正中静脉注射SonoVue后，超声造影显示团块动脉期呈不均匀高增强，内可见小片状无增强区域（图D～图F）

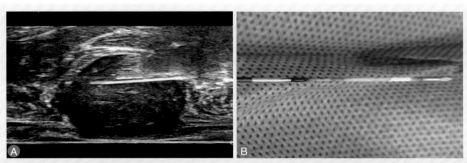

图1-5-8 使用经直肠双平面超声探头引导经会阴穿刺病灶，避开中心坏死组织（图A）；18 G自动活检针，穿刺出两条长度约1.5 cm、直径约0.1 cm的灰白组织条（图B）

穿刺病理诊断

病理诊断为（肛管肿块）胃肠间质瘤。

后续治疗

胃肠外科行直肠肿瘤切除术，完整切除肿瘤，肿瘤位于距肛门2 cm肛管左侧黏膜下肌层内，大小约3 cm×2 cm×2 cm。术后病理诊断：胃肠间质瘤（中风险度）。

（本病例由卢强提供）

病例21 腔内超声的应用（3）

操作前影像学检查

病理诊断及超声表现示例见图1-5-9。

介入操作

超声表现示例及穿刺出的组织条见图1-5-10。

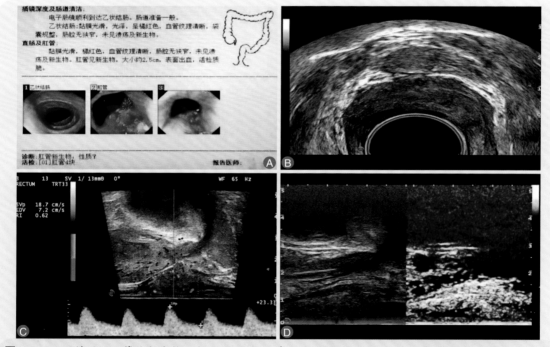

图1-5-9 肠镜显示肛管见新生物，大小约2.5 cm，表面出血，活检质硬，病理诊断为炎性肉芽组织及炎性坏死渗出物（图A）；经直肠超声显示直肠壁半环状增厚（9~15点钟），其上下径约3.6 cm，最大厚度约1.6 cm，下缘距白线距离约2.4 cm（图B）；肠壁层次不清，内探及动脉血流频谱，肠周未见确切肿大的淋巴结（图C）；超声造影动脉期显示病变增强欠均匀（Ⅱ级），超声诊断怀疑直肠癌（图D）

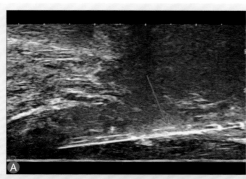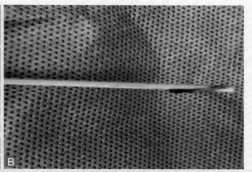

图1-5-10　使用双平面直肠探头引导，使用18 G活检针（↑），经会阴路径对增厚的直肠壁穿刺活检（图A）；穿刺出的组织条（图B）

🔖 穿刺活检病理

肉芽肿性炎伴坏死，另见较多上皮样细胞。

（本病例由卢强提供）

病例22　肝外胆管远端占位细针活检

🔖 病历摘要

患者男性，67岁，因"皮肤、巩膜黄染1月余"就诊。患者1月余前无明显诱因出现皮肤、巩膜黄染，无腹痛、腹胀、发热等症状，于外院CT提示肝外胆管远端占位。总胆红素132.3 μmol/L（↑），直接胆红素96.7 μmol/L（↑），肿瘤标志物（-）。拟行穿刺活检明确诊断。

🔖 操作前影像学检查

影像学表现示例见图1-5-11。

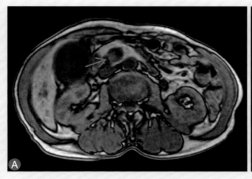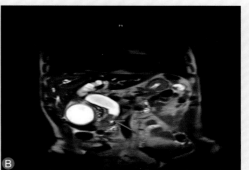

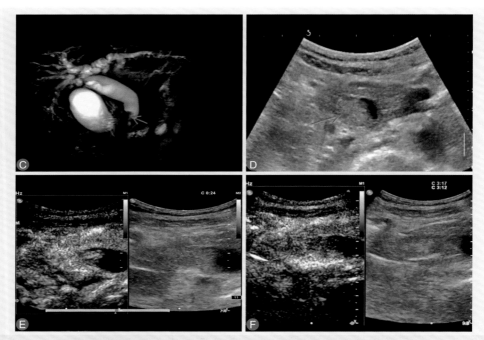

图1-5-11 上腹部MRI显示胆囊增大，肝内外胆管扩张，肝外胆管下段内可见软组织密度肿块（↑），考虑肿瘤性病变（图A~图C）；灰阶超声显示胆囊增大，肝内外胆管扩张，胆总管最大管径约2.5 cm，下段管腔内可见弱回声充填（↑，图D）；超声造影示胆总管下段弱回声（↑），动脉期呈稍高增强，静脉期呈稍低增强（图E、图F）

⚲ 操作前考虑

该病例为肝外胆管远端占位，因位置深，较少采用经皮穿刺活检。但该患者体重较轻，病灶位置较浅，探头加压可推开肠管，存在穿刺路径，因路径上可能会经过胰腺，采用23 G的千叶针抽吸更为安全。也可以采取内镜超声引导下针吸活检。

⚲ 介入操作

穿刺针及超声表现示例见图1-5-12。

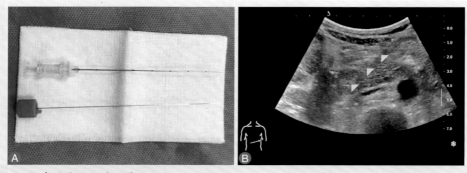

图1-5-12 超声引导下肝外胆管下段占位细针活检。病灶位于胆总管胰腺段，穿刺使用23 G细针，长度8 cm（图A）；超声引导下穿刺入肝外胆管下段实性占位内，反复抽吸后涂片（三角箭头示穿刺针，图B）

病理及后续治疗

病理提示为腺癌，患者于7日后行胆道支架置入术。

（本病例由卢强提供）

病例23 经肝右肾上腺区占位穿刺活检

病历摘要

患者男性，16岁，"发现右侧肾上腺区及右侧腹膜后占位3月余，既往体健，无高血压病史"，为明确诊断入院。实验室检查（－），临床要求穿刺活检。

操作前影像学检查

影像学表现示例见图1-5-13。

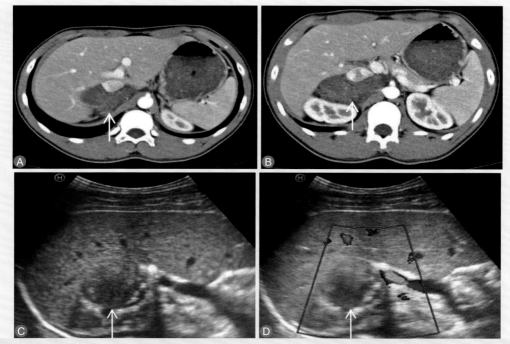

图1-5-13 增强CT显示右肾上腺区不规则软组织影（↑），内散在钙化灶，未见明显强化，向后推挤肾上腺及肾脏（图A、图B）；灰阶超声显示右侧肾上腺区大小约4.5 cm×3.4 cm的弱回声团块（↑），边界欠清，形态欠规则，内见斑片状强回声（图C）；CDFI显示团块（↑）内未见明显血流信号，提示右肾上腺区实性占位（图D）

操作前考虑

肾上腺区占位因位于腹膜后，常规穿刺路径多经背部进针，但本例患者占位向后推挤右肾及肾上腺，从背部进针会途经肾脏及肾上腺。让患者斜卧位经右肝路径风险更小，故选择经肝穿刺。穿刺过程中避开肝内大血管，使用同轴穿刺针，一次穿刺多次取材，并在穿刺全程监测患者血压。

介入操作

超声表现示例及穿刺出的组织条见图1-5-14。

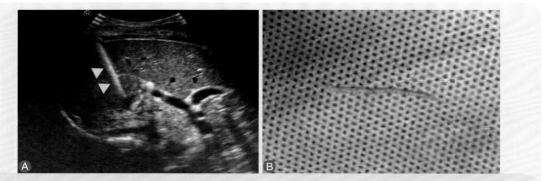

图1-5-14　因该占位被肝脏及右肾包绕，遂选择使用同轴针技术，18 G活检针（△）经右肝穿刺活检（图A）；穿刺出的组织条（图B）

1个月后于我院泌尿外科行右肾上腺及腹膜后占位切除术，术后切除标本病理诊断：（右侧腹膜后）节细胞神经母细胞瘤，混合型；组织经广泛取材，大部分区域呈节细胞神经瘤形态，仅灶性区域可见不成熟的神经节细胞呈簇状分布。免疫组化：肿瘤细胞S-100（部分+），NF（+），CR（部分+），Syn（部分+），GFAP（散在+），Ki-67阳性率<1%，支持上述诊断。

（本病例由卢强提供）

第六节　其他

病例24　舌侧缘肿块超声引导下穿刺活检

病历摘要

患者男性，68岁，因舌部肿块就诊，拟行穿刺取病理。

操作前影像学检查

超声表现示例见图1-6-1。

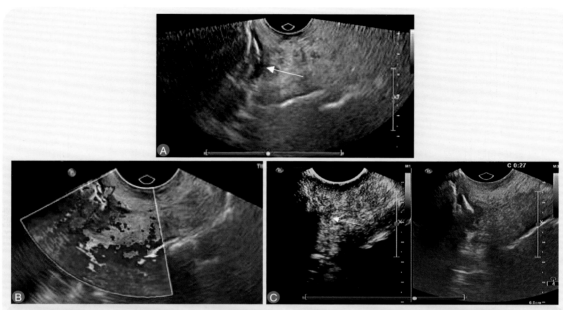

图1-6-1 灰阶超声扫查示：舌右侧缘可探及大小约1.5 cm×1.2 cm低回声包块，边界欠清，形态欠规则，内部回声不均匀（↑，图A）；CDFI：肿块内点状血流信号（图B）；超声造影显示动脉期呈快速高增强，静脉期快速消退（↑，图C）

介入操作

超声表现示例见图1-6-2（含视频）。

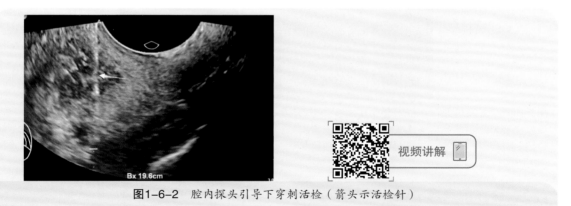

视频讲解

图1-6-2 腔内探头引导下穿刺活检（箭头示活检针）

病理结果

鳞状细胞癌。

（本病例由卢漫提供）

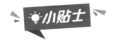 小贴士

口腔肿块往往因部位特殊造成常规超声探头无法扫查或无安全穿刺路径，致使穿刺活检受

限，此时腔内探头具有明显优势，可安全、有效地评估肿块及引导穿刺活检。在穿刺过程中应准确识别口腔内肿物，口腔内表面麻醉及防止患者呛咳、误吸是操作的关键，术后预防感染。

病例25　下颌骨肿物超声引导下穿刺活检

病历摘要

患者女性，56岁，因发现右下颌肿块就诊，为明确诊断，拟行穿刺活检。

操作前影像学检查

超声表现示例见图1-6-3。

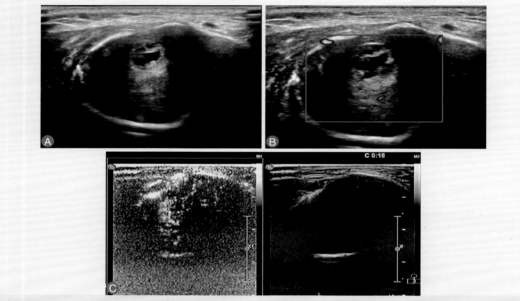

图1-6-3　灰阶超声扫查右下颌骨可探及大小约3.6 cm×2.1 cm×3.3 cm混合回声包块，边界较清楚，形态欠规则，下颌骨右侧邻近骨皮质不连续（图A）；CDFI：可探及点状血流信号（图B）；超声造影示动脉期呈不均匀高增强，静脉期缓慢消退（图C）

操作前考虑

骨肿瘤穿刺活检，多以CT引导为主，但是对于肿块明显，特别是局部骨皮质不连续病灶，超声引导下骨髓穿刺针（简称骨穿针）穿刺活检同样具有较高的应用价值。本病例经术前影像评估提示下颌骨右侧邻近骨皮质不连续，为超声引导下骨肿瘤穿刺提供了可行性。

介入操作

超声表现示例见图1-6-4（含视频）。

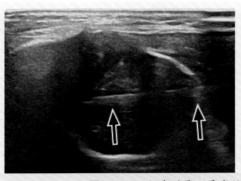

视频讲解

图1-6-4　超声引导下骨穿针穿刺活检（箭头示活检针）

病理结果

镜下可见少许增生梭形细胞伴局灶区多核巨细胞反应。

（本病例由卢漫提供）

病例26　腘窝包块穿刺活检

病历摘要

患者男性，47岁，1年前因右腘窝软组织肿瘤于外院手术（具体不详），术后病理显示软组织肿瘤，倾向脂肪源性，建议送上级医院会诊并行免疫组化检查明确诊断，但患者拒绝，术后未行放射治疗、化学治疗，也未复诊。2个月前，患者再次发现右腘窝肿块，约黄豆大小，无红肿、疼痛。1个月前患者感右腘窝肿块明显肿大，且伴右大腿胀痛、跛行。患者为进一步明确诊断及治疗，于我院就诊，门诊行MRI检查提示右侧腘窝不规则软组织肿块，考虑肿瘤性病变，为明确诊断，临床要求穿刺活检。

操作前影像学检查

影像学表现示例见图1-6-5。

介入操作

操作前体表标记及超声表现示例见图1-6-6。

病理结果

（右腘窝）富有黏液的间叶源性肿瘤，倾向脂肪源性。

（本病例由卢漫提供）

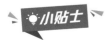

小贴士

对于浅表肿块，当肿块与周围血管、神经等软组织关系密切时，应通过超声仔细分辨，以避免穿刺误伤而出现严重并发症，此时可在超声引导下对肿块的毗邻结构进行定位和体表标记。

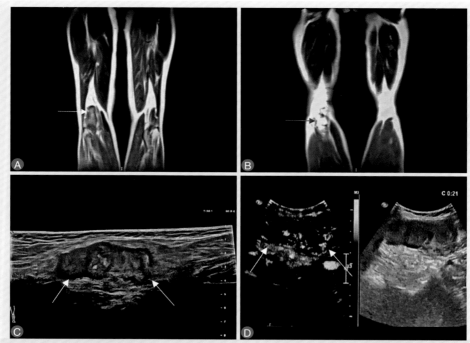

图1-6-5 膝关节平扫加增强MRI提示右侧腘窝不规则软组织肿块（↑，图A、图B）；灰阶超声显示右侧腘窝处皮下及肌层内低回声结节（↑，图C）；右侧腘窝处低回声结节行超声造影，动脉期呈不均匀高增强（↑），静脉期消退迅速（图D）

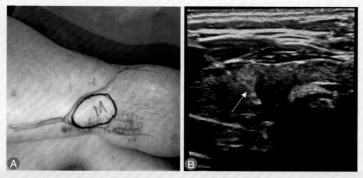

图1-6-6 超声引导下体表标记肿块与周围神经、血管的关系（图A）；超声引导下行右侧腘窝处低回声结节穿刺活检（箭头示穿刺针，图B）

病例27 融合影像引导下前列腺癌穿刺

📝 病历摘要

患者男性，87岁，体检发现前列腺特异性抗原升高，PSA 6.97 ng/mL，PSAD 0.449。1995年前列腺部分切除术后，2016年行穿刺活检，病理提示前列腺增生。多次MRI提示前列腺右侧外周带（9点）、左侧外周带（1～2点）异常低信号结节灶，前列腺癌可能性大。为明确诊断，拟行超声引导下穿刺活检。

✍ 操作前影像学检查

影像学表现示例见图1-6-7、图1-6-8。

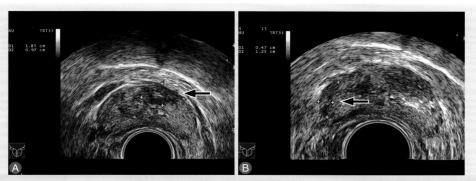

图1-6-7 经直肠超声检查（transrectal ultrasonography，TRUS）显示左侧内腺见片状低回声区（↑），范围约1.9 cm×1.0 cm（定标点间），边界欠清（图A）；右侧周缘区外侧角见片状低回声区（↑），范围约1.3 cm×0.5 cm（定标点间），边界欠清（图B）

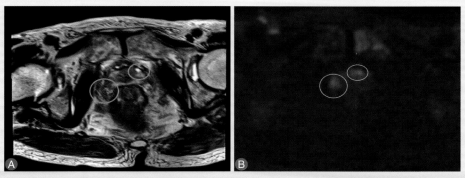

图1-6-8 MRI显示前列腺移行带T₂WI信号不均，呈混杂信号，局部见增生结节。外周带未见明显受压萎缩，信号不均匀，右侧外周带（9点钟）、左侧外周带（1～2点钟）见低信号结节灶（○，图A）；右侧外周带（9点钟）、左侧外周带（1～2点钟）增强后病灶（○）早期强化（图B）

✍ 介入操作

影像学表现示例见图1-6-9。

✍ 病理结果

左侧内腺内侧、右侧周缘区后侧、右侧内腺靠前：前列腺腺癌，Gleason评分9分（4+5），含导管内癌成分。

（本病例由陈磊提供）

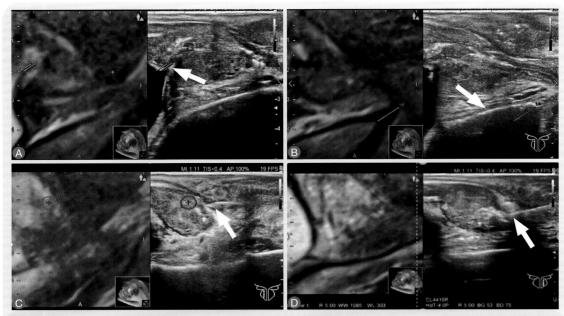

图1-6-9　选取尿道内口（↑）进行超声图像与MRI图像的融合定位（图A）；选取耻骨（↑）进行超声图像与MRI图像的融合定位（图B）；在双平面经直肠探头的引导下对右侧周缘区病灶进行经会阴穿刺取样（箭头示穿刺针，图C）；在双平面经直肠探头的引导下对左侧内腺病灶进行经会阴穿刺取样（箭头示穿刺针，图D）

💡 **小贴士**

1.MRI-TRUS融合导航技术是常用的影像融合引导方法，操作者可以根据融合图像中MRI提供的前列腺癌可疑病灶位置信息完成靶向穿刺，从而提高对可疑病灶靶向穿刺的准确性，明显提高前列腺癌的检出率，同时还能提高穿刺点阳性率，减少不必要的穿刺针数。

2.MRI-TRUS融合导航引导穿刺前列腺底部区域时易损伤膀胱，应控制进针深度，仔细计算自动活检枪的弹射距离，必须留足前向距离。

3.穿刺应避开尿道，尽量避开海绵体和精囊，特别需要注意的是经直肠途径系统穿刺含正中线区域（如13点系统穿刺）时极易损伤尿道。经直肠穿刺术后易发生感染性并发症，术前须做好肠道准备，术前、术后预防性使用抗生素。

病例28　超声引导下乳腺病灶的穿刺定位

🖊 病历摘要

患者女性，63岁，因"体检发现左乳包块5月余，穿刺确诊原位癌1月余"入院。患者5个月前体检经超声发现左乳9点乳头旁大小约0.8 cm×0.8 cm×0.7 cm低回声结节，1个月前在我院门诊复查超声并行超声引导下穿刺活检。

操作前影像学检查

影像学表现示例见图1-6-10。

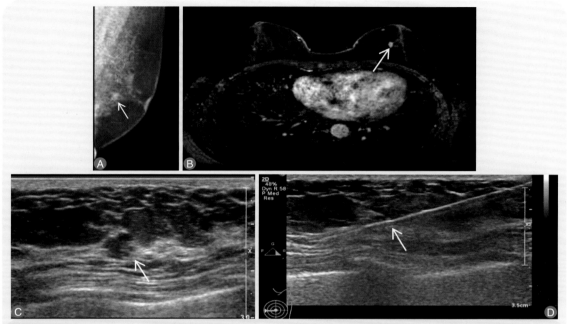

图1-6-10 钼靶显示左乳中央区大小约0.8 cm×0.6 cm的稍高密度肿块影（↑，图A）；MRI乳腺增强扫描显示左乳内象限中部约0.8 cm结节影（↑），明显强化（图B）；灰阶超声显示左乳中央区大小约0.8 cm×0.7 cm×0.7 cm低回声结节（↑），边界欠清，形态不规则，BI-RADS 4b类（图C）；行超声引导下穿刺活检（箭头示活检针），病理提示导管原位癌（图D）

介入操作

超声表现示例及体外固定导丝见图1-6-11。

预后

患者左乳结节导丝定位后，当日行"左乳肿瘤扩大切除术"，术中在导丝引导下完整切除肿瘤，术后恢复良好。

（本病例由卢强提供）

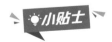

1.乳腺软组织较厚，活动度较大，为防止导丝移位，应尽量在手术当日置入导丝。

2.定位导丝分为单钩和双钩两种，临床上可根据患者具体情况选择。单钩定位相对稳固，但导丝完全释放后不能再回纳至穿刺针鞘内；双钩定位的稳固性相对较低，但导丝释放后若位置不合适，可回纳至穿刺针内调整位置重新释放。

3.在置入导丝时，须将穿刺针穿透乳腺结节，以保证钩针能钩住结节深面，防止钩针过浅受到牵拉而脱出。对于距离较近的两枚或多枚结节，可利用同一定位针贯穿定位，避免了小范围空间内多支定位针在手术时互相干扰的问题，也可减少患者费用。

4.对于保乳手术的导丝穿刺进针及路径方向，应在计划手术的切除范围内。

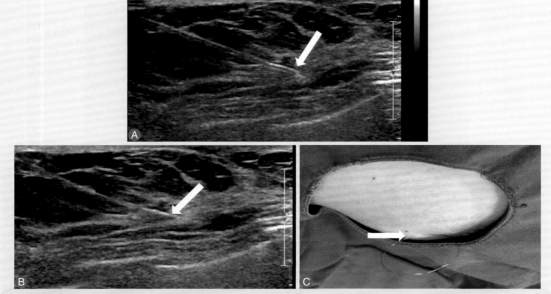

图1-6-11　患者拟行乳腺肿瘤扩大切除术，由于肿瘤较小，术前对病灶行超声引导下导丝定位。将穿刺鞘带导丝穿刺到结节内，退出外鞘，保留导丝（箭头示导丝倒钩位置，图A、图B）；体外固定导丝（↑，图C）

附加病例　超声引导下乳腺病灶的穿刺定位

操作前影像学检查

超声表现示例见图1-6-12。

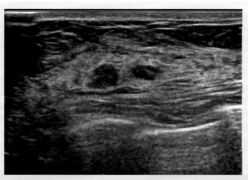

图1-6-12　灰阶超声显示右乳外上象限10点位两枚低回声小结节，分别为0.7 cm×0.5 cm、0.5 cm×0.4 cm，边界清晰，形态规则，BI-RADS 3类，患者强烈要求手术切除，拟行乳腺结节局部切除，术中送冰冻病理检查

介入操作

超声表现示例及体外导丝见图1-6-13。

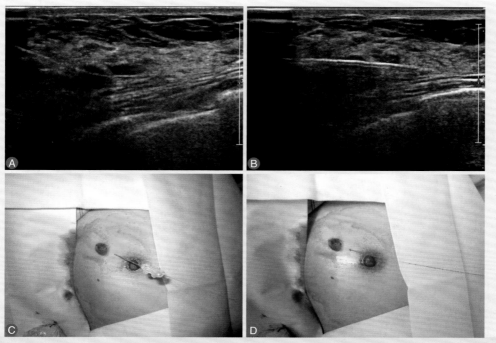

图1-6-13 肿物较小，触诊不明显，术前行导丝定位。因两枚结节距离较近，距离仅为0.4 cm，故利用一个穿刺针同时穿刺定位两枚结节（图A）；拔出针鞘后，定位导丝同时贯穿两枚结节（图B）；导丝定位针穿刺外上象限两枚结节，体表黑色标记处为稍大结节体表投影（图C）；拔出针鞘后留置的导丝（图D）

附加病例

操作前影像学检查

超声表现示例见图1-6-14。

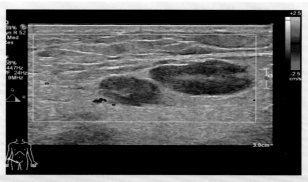

图1-6-14 超声显示右侧腹股沟区数个淋巴结，较大者约2.6 cm×1.2 cm，部分门部结构不清，部分实质增厚，内部血流信号不丰富

介入操作

导丝和穿刺鞘管及超声表现示例见图1-6-15。

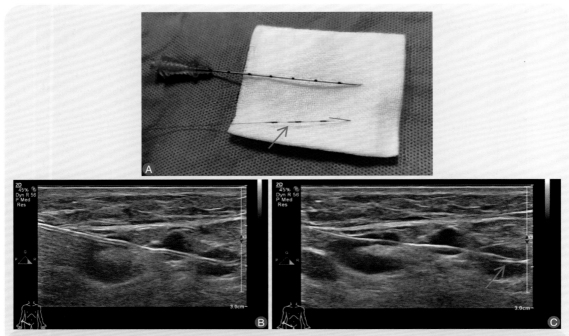

图1-6-15 拟行全麻下右侧腹股沟区淋巴结切除术，术前对可疑淋巴结行超声引导下导丝定位。用于定位的导丝（↑）及配套使用的穿刺鞘管（图A）；超声引导下将鞘管带导丝穿刺入右侧腹股沟区异常肿大淋巴结内（图B）；退出针鞘后将导丝保留在淋巴结内（箭头示导丝倒钩的位置，图C）

第七节　并发症及处理

病例29　出血（1）

病历摘要

患者男性，59岁，慢性肝损害4年，肝炎标志物（－），肝病自身抗体（－），免疫球蛋白G 15.7 g/L（↑），总补体50 52.6 U/mL（↑），免疫球蛋白E 103.0 IU/mL（↑），血小板计数127×10⁹/L，凝血功能正常，临床要求行肝穿刺活检明确诊断。

介入操作

超声表现示例见图1-7-1。

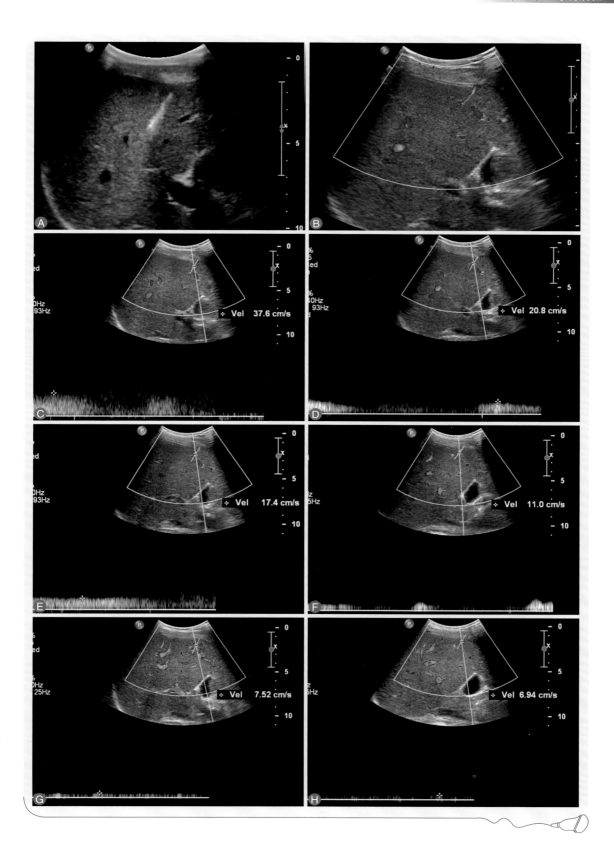

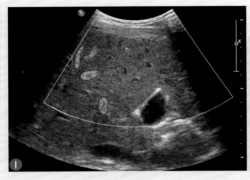

图1-7-1　超声引导下18 G自动活检针穿刺肝右前叶，避开血管（图A）；穿刺后即刻CDFI显示针道出血，表现为红色血流信号（图B）；频谱多普勒显示为静脉血流频谱，穿刺后即刻流速为37.6 cm/s，观察1分钟、3分钟、6分钟、9分钟、12分钟血流速度逐渐下降（图C～图H）；约30分钟CDFI显示出血完全停止（图I）。Vel：血流速度

病例30　出血（2）

病历摘要

患者女性，42岁，隐源性肝硬化，肝炎标志物（－），肝病自身抗体（－），血小板计数 $81 \times 10^9/L$，血红蛋白及凝血功能正常，拟行肝穿刺活检取病理明确病因。

介入操作

超声表现示例见图1-7-2（含视频）。

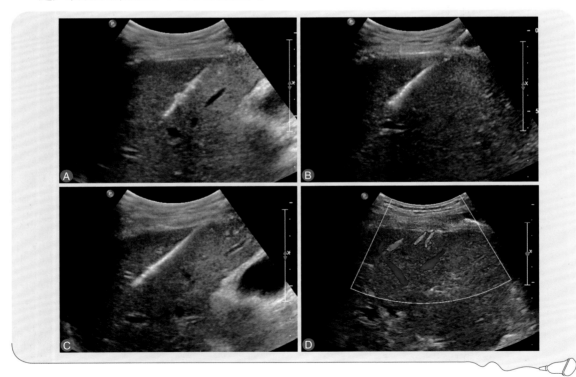

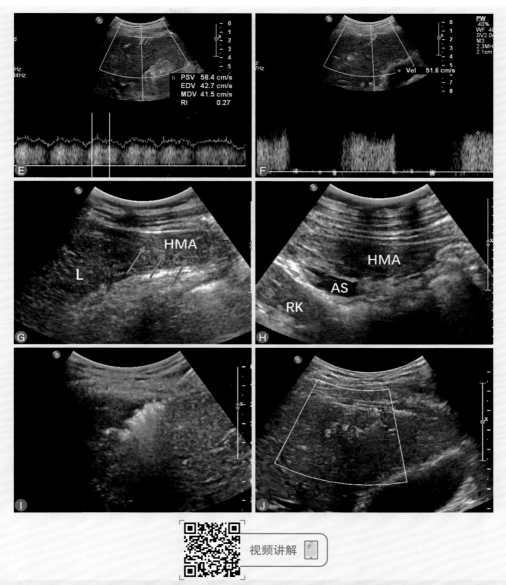

图1-7-2 超声引导下18 G自动切割活检针穿刺肝右前叶乏血供区，取材3次（图A~图C）；CDFI显示3个穿刺针道均出血（图D）；穿刺后1分钟、3分钟频谱多普勒显示针道出血为静脉频谱，血流速度分别为58.4 cm/s、51.5 cm/s（图E、图F）；短时间肝周间隙、盆腔可见明显液性暗区及大量血块回声（↑，图G、图H）；超声引导下射频消融针道进行止血（图I）；消融后即刻CDFI显示止血成功（图J）。L：肝脏；HMA：血肿；RK：右肾；AS：积液；PSV：收缩期峰值流速；EDV：舒张末期血流速度；MDV：平均舒张期流速；RI：血流阻力指数；Vel：血流速度

视频讲解

病例31 出血（3）

📝 病历摘要

患者女性，74岁，间断腹胀3个月，发现腹盆腔肿物1周。

操作前影像学检查

超声表现示例见图1-7-3。

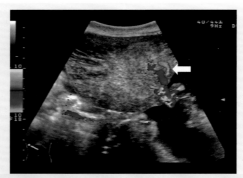

图1-7-3 超声可见腹盆腔内实性肿物，CDFI显示肿物内可见丰富条状血流信号（↑）

介入操作

超声表现示例见图1-7-4。

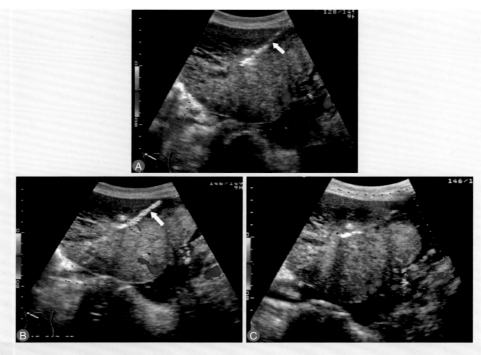

图1-7-4 CDFI引导经皮腹腔肿物穿刺（↑），尽量避开血供丰富部分（图A）；拔针后即刻CDFI显示沿针道有高速血流外溢（↑，图B）；局部加压20分钟后，CDFI显示出血停止（图C）

穿刺活检出血并发症处理小结

超声引导下穿刺活检即使在严格掌握适应证的情况下仍然有出血可能。穿刺时通过CDFI

有效避开路径中的血管，可显著降低出血的发生率。如发现穿刺后针道出血可通过CDFI或超声造影判断出血的位置并通过脉冲或连续多普勒测量出血的速度和类型。

1.如出血速度较慢，流量较小，常规给予止血药物后动态观察出血速度，通常出血速度会逐渐降低，数分钟后会自行停止。

2.如初始出血速度较快，短时间内腹盆腔、胸腔等部位出现大量积液或血块，则应根据穿刺部位和器官采取必要干预。

3.肝脏等实质性器官出血可即刻采取热消融止血，对于消融位置可根据CDFI或超声造影来引导，消融方法通常采用短时程高功率，该方法往往确切有效。如果反复消融后仍有出血，则应立即采取经血管介入栓塞或外科手术止血。

4.对于浅表部位，如甲状腺、淋巴结、乳腺等，以及部分腹盆腔表浅位置穿刺后出血，可采用局部压迫止血，按压部位、力度、时间对止血成功与否至关重要。误损伤粗大动脉而引发的出血，往往可快速形成血肿，按压难以有效止血，须及早外科手术止血。

第二章

穿刺抽吸与置管引流

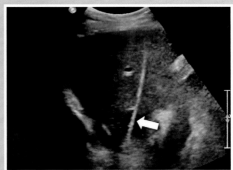

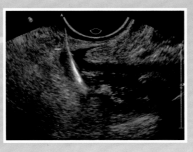

第一节 囊肿穿刺硬化治疗

一、肝囊肿

病例1 囊肿硬化以解胆管受压之围

病历摘要

患者男性，68岁，主因上腹部间断胀满不适半年，查体皮肤、巩膜未见黄染，肝功能未见明显异常。

治疗前影像学检查

影像学表现示例见图2-1-1。

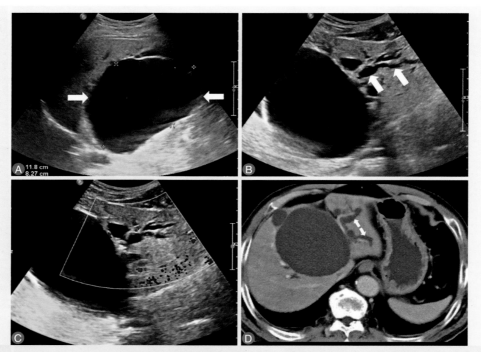

图2-1-1　肝左内叶囊肿压迫肝门部胆管导致近端肝内胆管扩张。灰阶超声可见肝左内叶大小约11.8 cm×8.3 cm无回声区，边界清，后方回声增强（↑，图A）；灰阶超声见左外叶胆管明显扩张（↑，图B）；CDFI显示扩张管道内未见血流信号（图C）；强化CT显示肝左内叶囊肿压迫导致左外叶胆管扩张（↑，图D）

介入操作

超声表现示例见图2-1-2。

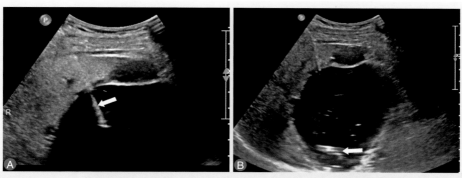

图2-1-2　超声引导下经皮经肝左内叶囊肿穿刺（↑，图A）；置入引流管（↑），囊液流净后间隔24小时分两次分别注入聚桂醇20 mL留置（图B）

预后

影像学表现示例见图2-1-3。

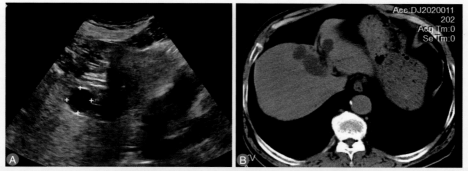

图2-1-3　治疗后3个月超声可见肝左内叶囊肿明显缩小，大小约2.1 cm×2.2 cm（定标点间），临床治愈（图A）；CT显示肝囊肿明显缩小，局部压迫解除，左外叶胆管扩张消失（图B）

小贴士

1.该病例为肝囊肿压迫胆道致肝内胆管扩张，在临床中较为少见，但良性肿瘤（包括囊肿、血管瘤等）压迫肝内胆管致其扩张确有部分文献报道。通常由位于第一肝门附近或其上方较大的良性肿瘤引起，也有报道3 cm囊肿即可引起肝内胆管扩张。绝大多数囊肿压迫肝内胆管致扩张的患者具有黄疸表现，少数可不伴黄疸。

2.在该病例诊疗过程中明确胆管扩张由囊肿压迫而非恶性肿瘤导致是关键，同时要排除Caroli病，因此须结合患者病史、临床化验、影像学检查，以及扩张胆管的位置进行综合判断。

3.在介入操作中应注意判断囊肿是否与胆道相通：①穿刺成功后，注意观察囊液性质，单纯肝囊肿囊液清澈、透亮，与胆道相通时囊液浑浊或呈黄绿色；②可采用腔内超声造影，即将配置好的造影剂与生理盐水按照1∶200～1∶100进行配置，囊液引流干净后向囊腔内注射，观察胆管是否显影。一旦怀疑囊肿与胆道相通，切勿进行硬化治疗。其他注意事项与常规囊肿硬化治疗相似。

4.超声引导下穿刺囊肿硬化治疗是一种安全、有效的微创治疗手段，可避免手术治疗。该病例在有效治疗囊肿的同时解除了囊肿产生的压迫，进而缓解了胆管扩张及黄疸。

二、肾囊肿

病例2　肾囊肿穿刺硬化治疗

病历摘要

患者女性，48岁，体检发现左肾囊肿1个月伴左腰部不适入院。

治疗前影像学检查

超声表现示例见图2-1-4。

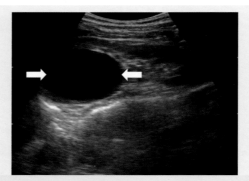

图2-1-4　灰阶超声可见左肾上极无回声区，边界清，后方回声增强，大小约6.0 cm×5.0 cm（↑）

介入操作

超声表现示例及蛋白定性试验见图2-1-5（含视频）。

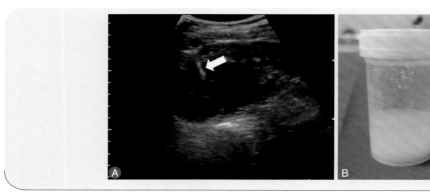

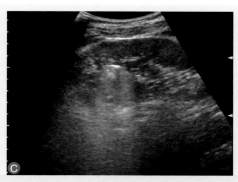

视频讲解

图2-1-5　超声引导下经皮穿刺进针（↑，图A）；抽出囊液进行蛋白定性试验（＋，图B）；抽净囊液后无水乙醇硬化治疗（图C）

小贴士

1.在硬化治疗前须确定肾囊肿是否与肾盂相通，一般采用蛋白定性试验进行验证，也可通过注入稀释的超声造影剂观察是否与肾盂相通。

2.蛋白定性试验：囊液因蛋白含量较高与无水乙醇混合后，蛋白被固化而出现白色浑浊现象，定义为阳性，而肾盂源性囊肿内囊液为尿液，正常情况下不含蛋白成分。

3.腔内超声造影：将配置好的造影剂与生理盐水按照1∶100～1∶200进行配置，抽净囊液后向囊腔内注射超声造影剂，通过观察集合系统是否显影可准确判断囊肿是否与集合系统相通，从而决定下一步治疗。

4.对于蛋白定性试验阴性或腔内超声造影提示囊肿与肾盂相通时，切勿注射硬化剂进行硬化治疗，避免损伤肾盂及输尿管，导致其狭窄或闭塞，引起严重并发症。

三、脾囊肿

病例3　脾囊肿穿刺抽吸硬化治疗

病历摘要

患者男性，61岁，左季肋部不适伴胀痛3个月。

治疗前影像学检查

超声表现示例见图2-1-6。

介入操作

超声表现示例见图2-1-7。

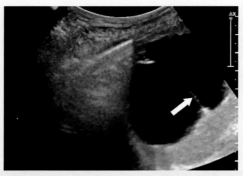

图2-1-6 灰阶超声可见脾脏内大小约7.5 cm×6.8 cm无回声区，囊壁光滑，边界清，后方回声增强，内可见纤细分隔（↑）

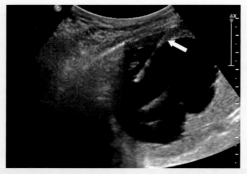

图2-1-7 超声引导下经皮经尽量少的脾实质穿刺进针（↑），注射聚桂醇硬化治疗

预后

超声表现示例见图2-1-8。

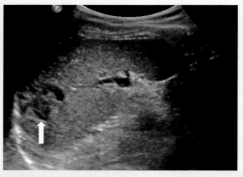

图2-1-8 治疗后6个月复查超声见脾脏上极不均质回声区，大小约2.5 cm×2.0 cm，边界清（↑），原囊肿已消失

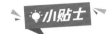

1.相对于肝肾囊肿来说，脾囊肿发病率较低，由于脾组织脆性大，易出血，超声引导下经皮穿刺硬化治疗尚未广泛开展，但只要操作得当，该技术是安全、有效的。

2.选择最短穿刺路径，尽量少经过脾组织。

3.脾上极囊肿穿刺时尽可能远离胸腔，避免损伤肺组织。

附加病例

治疗前影像学检查

超声表现示例见图2-1-9。

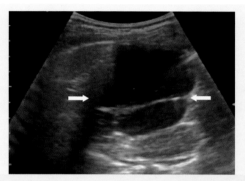

图2-1-9 灰阶超声可见脾脏内巨大无回声区，壁薄光滑，边界清，内可见纤细分隔，后方回声增强，大小约7.9 cm×6.8 cm（↑）

介入操作

超声表现示例见图2-1-10。

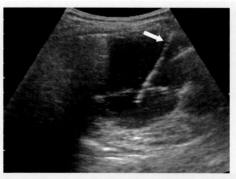

图2-1-10 超声引导下经皮穿刺进针，进针路径几乎未经脾实质（↑）

🖉 预后

超声表现示例见图2-1-11。

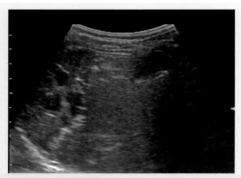

图2-1-11 治疗后3个月超声可见脾脏内几枚小无回声区，边界清，原巨大囊肿消失

四、盆腔囊肿

病例4　盆腔淋巴囊肿穿刺硬化治疗

🖉 病历摘要

患者女性，53岁，卵巢癌手术治疗后半年，发现右侧盆腔囊性包块就诊。超声引导下穿刺抽液，病理提示盆腔淋巴囊肿。

🖉 治疗前影像学检查

超声表现示例见图2-1-12。

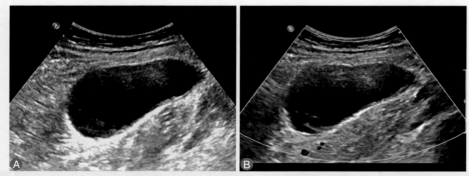

图2-1-12 右侧盆腔可见大小约7.7 cm×4.5 cm无回声区，边界清楚，形态规则，内透声差，内可见絮状漂浮物（图A）；CDFI显示其内未见明显血流信号（图B）

🖉 介入操作

超声表现示例见图2-1-13。

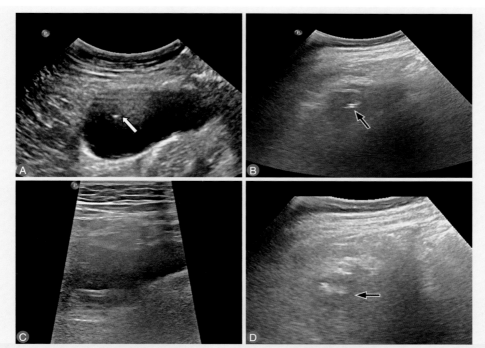

图2-1-13 超声引导下穿刺针进入囊腔（↑，图A）；置管引流后，引流管（↑）位于囊腔内（图B）；注入聚桂醇硬化治疗（图C）；硬化治疗结束后，囊腔消失，局部呈强回声（↑，图D）

预后

超声表现示例见图2-1-14。

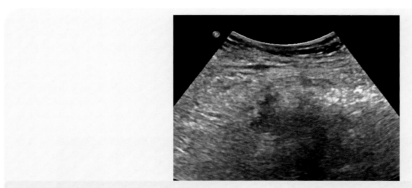

图2-1-14 术后3个月复查，囊肿消失

（本病例由卢漫提供）

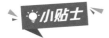

1.盆腔淋巴囊肿是盆腔恶性肿瘤术后较常见并发症之一，形成机制为手术过程中对淋巴管损伤或断端未及时闭合，导致淋巴液流出，形成包裹性囊肿。绝大多数淋巴囊肿无明显临床症状，无须特殊处理即可自行逐渐吸收。然而，仍有少数会引发不同程度的症状，包括局

部疼痛、下肢水肿、继发感染、压迫输尿管导致肾盂积水、输尿管扩张甚至下肢静脉血栓等，严重者可影响术后生活质量乃至延误后续治疗。盆腔淋巴囊肿长期存在亦可感染形成脓肿。

2.盆腔淋巴囊肿的治疗主要包括介入治疗和外科手术，根据介入治疗的方式分为穿刺抽吸术、置管引流术、腔内硬化治疗及淋巴管栓塞术。前两种方式往往难以达到囊壁的炎性粘连闭合，易复发。

3.超声引导下盆腔淋巴囊肿穿刺硬化剂注射治疗是一种微创且疗效显著的治疗手段，术前详细询问患者有无过敏史，术中硬化剂（医用无水乙醇或聚桂醇）注入前用生理盐水和利多卡因混合液反复冲洗囊腔可显著降低刺激性疼痛，术后记录引流情况，适时闭管观察囊腔大小变化，以便择期拔管。

4.若硬化治疗无效或复发，可选择淋巴管栓塞术或外科手术。

第二节　脓肿穿刺抽吸与置管引流

一、肝脏

病例5　肝尾状叶脓肿穿刺置管引流术（1）

病历摘要

患者男性，54岁，间断发热10余天伴寒战，最高体温39.1 ℃；白细胞13.4×10⁹/L（↑）。中性粒细胞百分比78.0%，临床诊断为肝脓肿，拟行穿刺置管引流。

治疗前影像学检查

影像学表现示例见图2-2-1。

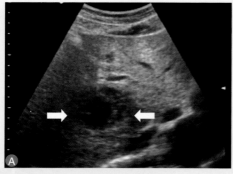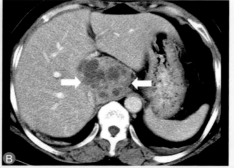

图2-2-1　灰阶超声可见肝尾状叶囊实性肿物，考虑脓肿（↑），占据整个尾状叶（图A）；增强CT显示肝尾状叶肿物不均匀强化，诊断为脓肿（↑，图B）

介入操作

超声表现示例见图2-2-2。

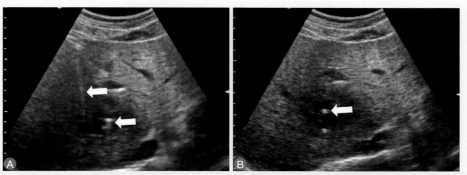

图2-2-2 超声引导下经皮经肝左内叶穿刺尾状叶脓腔，置入导丝（↑，图A）；沿导丝置入引流管（↑，图B）

预后

影像学表现示例见图2-2-3。

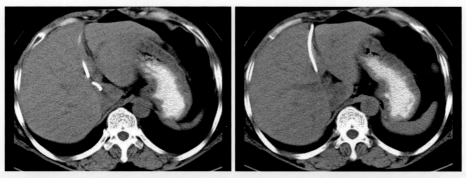

图2-2-3 治疗后两周患者体温、白细胞和中性粒细胞恢复正常。拔管前复查CT显示脓肿消失，引流管经肝左内叶引出

病例6　肝尾状叶脓肿穿刺置管引流术（2）

病历摘要

患者女性，48岁，间断发热1周，最高体温38.9 ℃；白细胞11.1×10⁹/L（↑），中性粒细胞百分比76.0%，临床诊断为肝脓肿，拟行穿刺置管引流。

治疗前影像学检查

超声表现示例见图2-2-4。

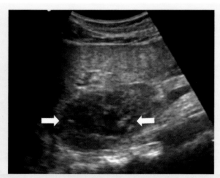

图2-2-4 灰阶超声可见肝尾状叶囊实性肿物，考虑脓肿（↑）

介入操作

超声表现示例见图2-2-5。

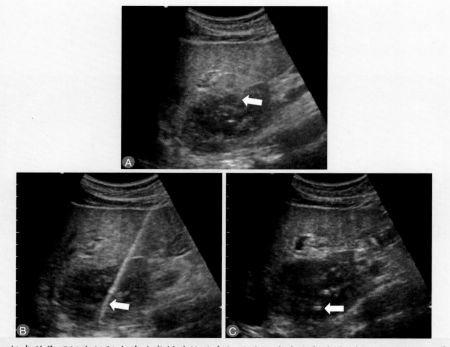

图2-2-5 超声引导下经皮经肝左外叶穿刺进针（↑）至尾状叶脓腔内（图A）；沿针鞘置入导丝（↑，图B）；置入引流管并盘曲在脓腔内（↑，图C）

病例7 肝尾状叶脓肿穿刺置管引流术（3）

病历摘要

患者女性，72岁，发热1周伴寒战，最高体温38.5 ℃；白细胞13.2×10^9/L（↑），中性粒细胞百分比68.0%，临床诊断为肝脓肿，拟行穿刺置管引流。

🔖 治疗前影像学检查

超声表现示例见图2-2-6。

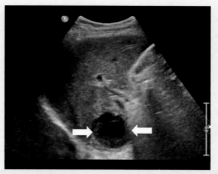

图2-2-6 灰阶超声可见肝尾状叶偏囊性肿物，壁厚，液化明显，考虑脓肿（↑）

🔖 介入操作

超声表现示例见图2-2-7。

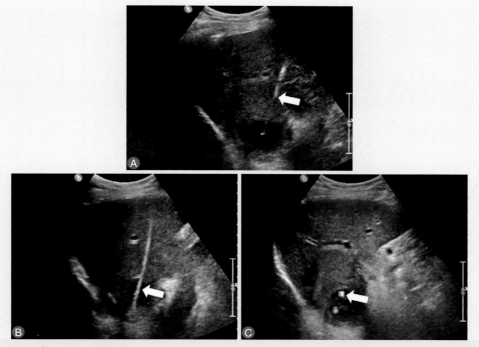

图2-2-7 超声引导下经第一肝门上方左右肝之间穿刺进入尾状叶脓腔内（↑，图A）；沿针鞘置入导丝（↑，图B）；引流管盘曲在脓腔内（↑，图C）

预后

影像学表现示例见图2-2-8。

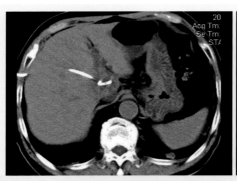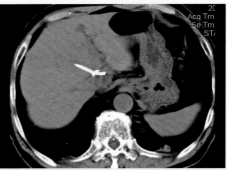

图2-2-8　治疗后1周患者体温、白细胞和中性粒细胞恢复正常。CT显示脓肿消失，引流管经左右肝之间引出

小贴士

肝尾状叶位置深，位于第一肝门和下腔静脉之间，而且大部分为游离缘，所以对于初学者，尾状叶脓肿的穿刺置管引流是具有难度的。穿刺路径可根据具体情况选择经左外叶、左内叶、肝右叶3种途径，无论采用何种路径都应避开重要管道，选择相对短的路径。尽量在患者平静呼吸状态下穿刺，避免深呼吸状态穿刺后引流管折曲幅度过大。

病例8　产气杆菌感染肝脓肿的超声引导下穿刺置管引流术

病历摘要

患者女性，71岁，间断性高热伴腹泻6天，最高体温39.0 ℃，白细胞11.9×10^9/L（↑），中性粒细胞百分比为81.3%，临床诊断为肝脓肿。

治疗前影像学检查

影像学表现示例见图2-2-9。

操作前考虑

该病例中，在强回声气体的干扰下仅凭借超声图像无法区分肝内脓肿与胃肠道，盲目穿刺可能导致严重并发症。CT图像确认为肝内脓肿，且具有安全穿刺路径，为穿刺引流提供了参考。因此，该病例若仅有超声图像而无CT影像信息时，即使高度怀疑肝脓肿，也不能盲目穿刺。

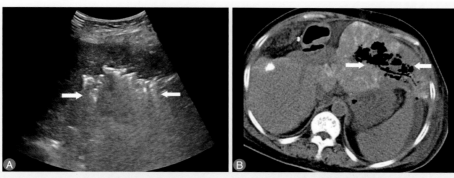

图2-2-9　灰阶超声可见肝左外叶大范围强回声，边界欠清，不规则，后方回声衰减（↑，图A）；CT显示肝左外叶病变内可见大量气体密度影（↑，图B）

介入操作

超声表现示例见图2-2-10（含视频）。

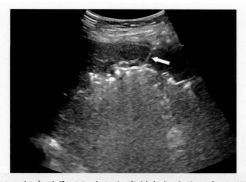

视频讲解

图2-2-10　超声引导下经皮经肝穿刺含气脓腔，出现"落空感"后停止进针，置入导丝探查（箭头示穿刺针）

预后

影像学表现示例见图2-2-11。

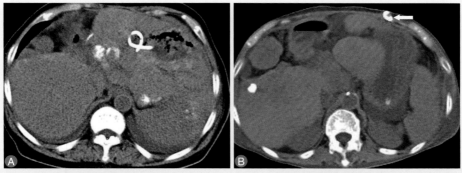

图2-2-11　治疗后3天CT显示脓肿缩小，引流管盘曲脓腔内，感染症状减轻，患者体温最高37.5℃、白细胞和中性粒细胞百分比恢复正常（图A）；治疗后1个月CT显示脓腔完全消失，引流管脱出至皮下（↑，图B）

💡 **小贴士**

1.产气杆菌引起的肝脓肿占肝脓肿的7%~24%，大部分发生于糖尿病患者中。对于脓腔内充满气体、声像图视野受限的脓肿，超声引导受到很大限制，穿刺需要一定经验和技巧。超声医师应通过CT图像对脓肿及毗邻结构进行全面、整体的评估，确定穿刺路径，切勿仅依靠超声图像进行盲穿。

2.当穿刺针有"落空感"即暂停，以免盲目进针损伤血管，然后拔出针芯进行抽吸，如果抽出气体或脓气混合物，则置入导丝，依靠手感探寻脓腔所在位置，成功后沿导丝置入引流管。置管后多引出气液混合物，若引流不畅，应通过复查CT查看引流管位置。

3.当超声引导下穿刺置管困难时，可在CT引导下完成。

病例9　超声造影引导经皮穿刺肝脓肿置管引流术

📡 病历摘要

患者男性，61岁，主因发热5天入院，入院前5天无明显诱因便出现发热，伴寒战，最高体温40.0 ℃，白细胞10.21×10^9/L，中性粒细胞百分比73.2%。

📡 治疗前影像学检查

超声表现示例见图2-2-12。

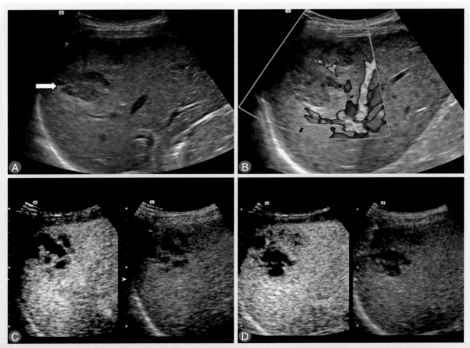

图2-2-12　灰阶超声显示肝右叶顶部可见不均质回声病灶（↑），未见明显液性暗区（图A）；CDFI显示其内局部可见血流信号（图B）；超声造影可见病灶内部多发无增强区（图C、图D）

介入操作

超声表现示例见图2-2-13（含视频）。

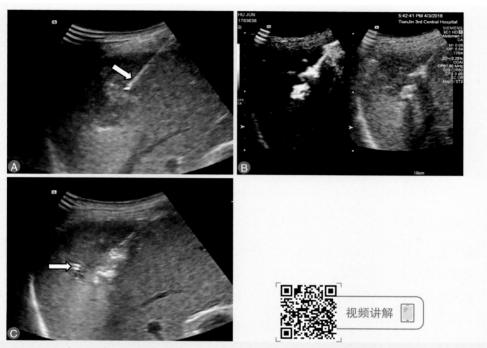

视频讲解

图2-2-13 根据超声造影表现，超声引导18 G PTC针（↑）穿刺脓肿内较大腔隙（图A）；穿刺后回抽见少量脓液，后注入稀释超声造影剂观察针尖所在液性腔范围（图B）；置管后脓腔内可见引流管（↑，图C）

预后

超声表现示例见图2-2-14。

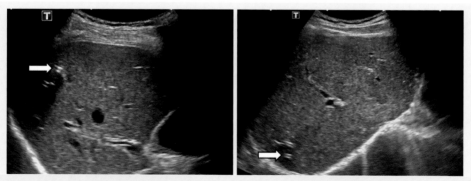

图2-2-14 治疗后1个月超声显示脓肿明显缩小，局部回声欠均匀，可见引流管（↑）

小贴士

1.常规超声难以判断脓肿有无坏死、液化时，经静脉超声造影可清晰显示有无血供区域，引导进行诊断性穿刺。

2.穿刺成功后利用腔内造影的方法进一步判断是否液化、液化的范围，从而决定是否行穿刺抽吸、冲洗或置管引流。

3.针对脓腔冲洗建议使用稀释碘伏盐水，也可使用医用无水乙醇以利于液化。冲洗时务必注意低压冲洗，出量大于入量。

4.当穿刺针、引流管显示不清时腔内超声造影可以帮助判断其位置。

病例10　液化不全肝脓肿的穿刺置管引流

病历摘要

患者女性，66岁，主因上腹胀痛伴发热5天，最高体温39.0 ℃，临床诊断为肝脓肿。患者感染消耗严重，电解质紊乱，一般情况差，卧床。

实验室检查：白细胞18.2×10^9/L（↑），中性粒细胞百分比94.8%，降钙素原28.87 ng/mL；肝功能：白蛋白 28.5 g/L。

治疗前影像学检查

超声表现示例见图2-2-15。

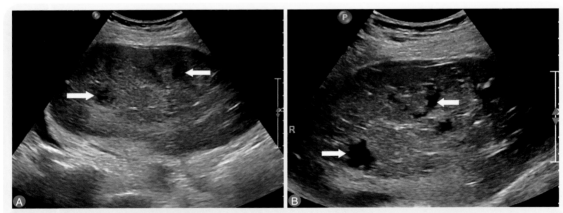

图2-2-15　入院后常规超声可见肝右后叶混合回声病变，边界欠清，不规则，内可见几处极小液性暗区（↑），病变大小约12.4 cm×7.0 cm（图A）；保守治疗2天感染难以控制，复查常规超声显示液性暗区较前稍增大（↑），肝周见少量液性暗区，遂决定行超声引导下穿刺治疗（图B）

介入操作

影像学表现示例见图2-2-16、图2-2-17（含视频）。

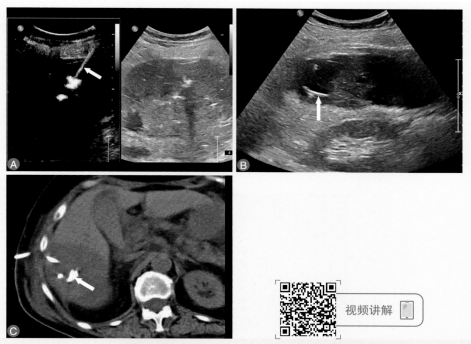

图2-2-16　超声引导穿刺脓肿内较大液性腔，注入稀释超声造影剂（↑，图A）；同时肝周积液置管引流（↑，图B）；引流3天后复查CT（箭头示引流管，图C）

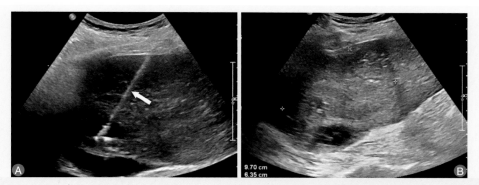

图2-2-17　2天后感染不能控制且继续加重，再次穿刺置管引流。超声引导下脓肿内较大脓腔穿刺置管引流（箭头示穿刺针，图A）；引流1周后脓腔缩小，病灶大小约9.7 cm×6.4 cm（图B）

预后

影像学表现示例见图2-2-18。

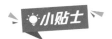

1.本例患者特点：无论是临床症状、体征还是实验室检查，均显示严重感染，而且液化不明显，第一次置管后感染控制不理想，继续加重，并出现顽固性高血压、脑梗死、消化道出血，以及高钠血症等并发症，曾入重症监护室支持治疗。同时，临床积极选择穿刺液化区

再次置管引流，经过长期引流感染终于得到控制，患者转危为安。

2.穿刺引流的前提是脓肿出现液化，但有些脓肿在诊断时往往无液化或液化不理想，特别是感染早期，而这个时期患者全身感染症状非常明显。对于脓肿范围大、一般情况差且感染难以控制的患者，根据本例治疗经验，建议对液化不理想的脓肿要积极对待，尽可能穿刺置管引流并反复使用稀释碘伏盐水低压冲洗脓腔（也可采用无水乙醇冲洗，利于坏死组织液化），一方面能够减轻脓腔压力；另一方面可获得标本进行病原菌的检测和药敏试验，更有针对性地应用抗生素。

3.腔内超声造影可帮助选择液化范围更大的区域置管，并了解引流范围判断预后。

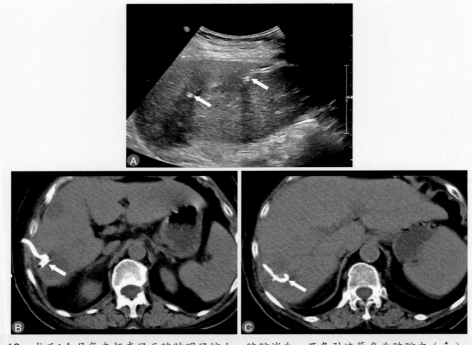

图2-2-18　术后1个月复查超声显示脓肿明显缩小，脓腔消失，两条引流管盘曲脓腔内（↑），感染症状消失（图A）；同期复查CT显示脓腔完全消失，局部呈低密度（箭头显示的是不同断层上的两条引流管，图B、图C）

二、胰腺

病例11　胰周脓肿穿刺置管引流

病历摘要

患者男性，38岁，腹痛半月余入院，诊断为重症胰腺炎，保守治疗无效后行全麻下腐胰清除术、胆囊切除术。术后间断性发热，体温最高38.9 ℃。

治疗前影像学检查

影像学表现示例见图2-2-19。

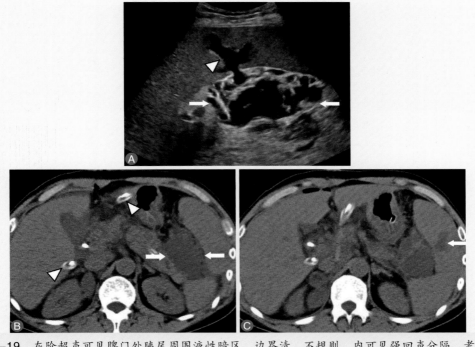

图2-2-19 灰阶超声可见脾门处胰尾周围液性暗区，边界清，不规则，内可见强回声分隔，考虑腐胰清除术后包裹性积脓（↑），脾内可见不规则无回声区（△），考虑脾脏受累感染（图A）；CT显示脾门处胰尾旁低密度区（↑），腹腔内另可见外科手术放置的引流管（△，图B）；脾脏内可见低密度区（↑），考虑脾脏受累（图C）

介入操作

影像学表现示例见图2-2-20（含视频）。

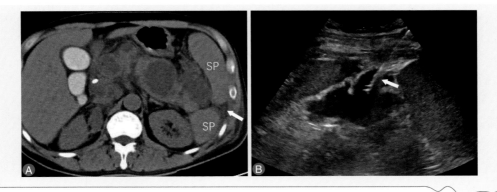

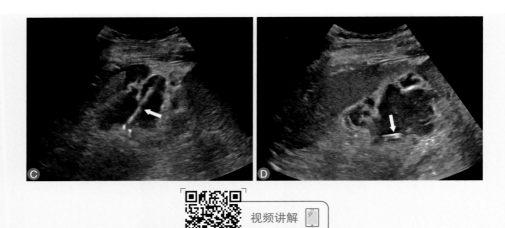

视频讲解

图2-2-20 CT确认脾切迹（↑），制定穿刺路径（图A）；超声引导下避开脾脏经脾切迹路径穿刺进针（↑，图B）；沿针鞘置入导丝（↑，图C）；引流管盘曲在液性腔内（↑，图D）。SP：脾脏

预后

影像学表现示例见图2-2-21。

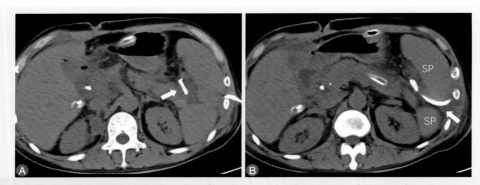

图2-2-21 治疗后10天患者体温逐渐恢复正常，复查CT。局部可见引流管盘曲（↑，图A）；引流管从脾切迹引出体外（↑，图B）。SP：脾脏

小贴士

1.胰周脓肿是重症胰腺炎常见并发症，脓液多数进入腹膜后间隙，若不及时引流，病死率几乎达100%。穿刺路径应避开胃肠道，选择经侧腹、腰背部、前腹、左肝等途径。

2.本例患者胰周脓肿累及脾脏，经CT评估后可经脾切迹不经脾实质进行脓肿穿刺置管引流，术后患者恢复良好。

3.腹部胀气明显，经皮超声引导找不到合适的穿刺路径时，可选择经内镜超声引导下行内引流直至坏死物质清除。

三、脾脏

病例12 脾脏脓肿穿刺置管引流（1）

📝 病历摘要

患者男性，23岁，左上腹痛伴发热3天入院，体温最高39.2 ℃，既往2型糖尿病5年，因胰腺炎反复发作多次住院治疗，白细胞23.5×10^9/L（↑），中性粒细胞百分比91.2%（↑）。

📝 治疗前影像学检查

影像学表现示例见图2-2-22。

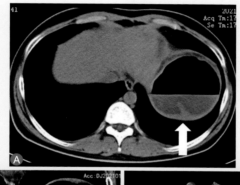

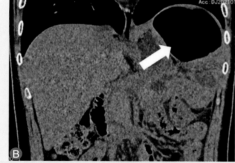
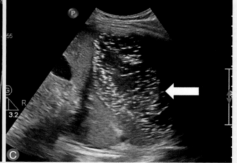

图2-2-22 CT平扫显示脾实质内巨大含气液平肿物（↑），约9.7 cm×7.8 cm，考虑脾脓肿（图A、图B）；灰阶超声显示脾实质内混杂回声（↑），液体内可见大量气体漂浮（↑，图C）

📝 介入操作

超声表现示例见图2-2-23。

📝 预后

影像学表现示例见图2-2-24。

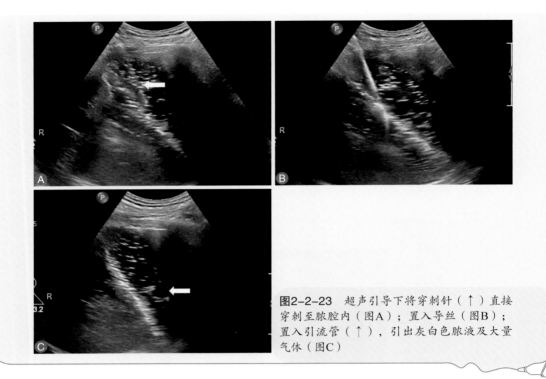

图2-2-23 超声引导下将穿刺针（↑）直接穿刺至脓腔内（图A）；置入导丝（图B）；置入引流管（↑），引出灰白色脓液及大量气体（图C）

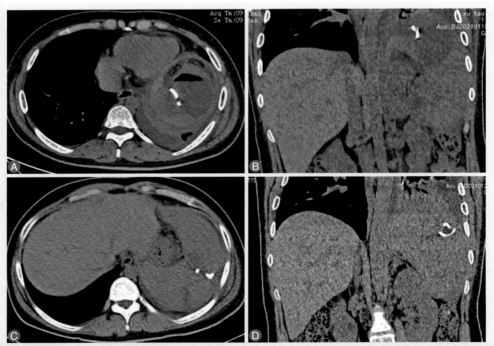

图2-2-24 术后1周CT平扫显示脾脓肿缩小，大小约4.3 cm×3.5 cm（图A、图B）；术后2周CT平扫示脾脓肿基本吸收，引流管周围未见明显液体及气体（图C、图D）

病例13　脾脏脓肿穿刺置管引流（2）

病历摘要

患者男性，45岁，左上腹痛伴发热入院。最高体温38.6 ℃，白细胞18.5×10⁹/L（↑），中性粒细胞百分比85.2%（↑）。

治疗前影像学检查

超声表现示例见图2-2-25。

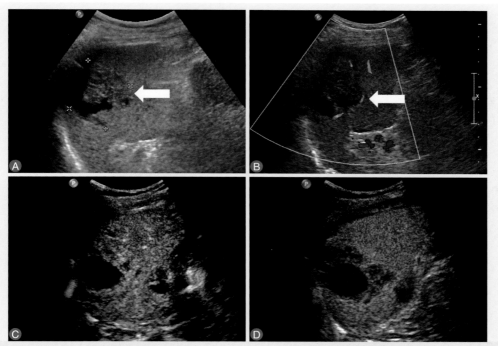

图2-2-25　灰阶超声显示脾中部实质内混合回声（↑），大小约5.6 cm×4.2 cm，部分液化（图A）；CDFI显示病灶周边可见较丰富条状血流信号（↑，图B）；超声造影可见动脉期25秒显示脾占位周边粗环状高增强，内部无增强（图C）；静脉期90秒显示病灶周边廓清至低增强，内部仍呈无增强（图D）

介入操作

超声表现示例见图2-2-26。

预后

术后7天引流管无引流液，白细胞正常范围，患者临床症状消失，顺利拔管。

小贴士

1.与肝脓肿穿刺尽量经过肝实质不同，由于脾脏质脆且血供丰富，脾脓肿的穿刺应尽量不经过或经过少量脾实质，避免引起出血并发症。

2.当患者病情较重且保守治疗无效时，为挽救患者生命，可采用经脾实质穿刺脓肿进行引流，当需要经过脾实质时应尽量避开较粗大的血管，以免引起出血，常采用CDFI或超声造影来评估。

3.在引流前需要对脓肿的液化情况进行综合评价，采用超声造影来观察脓肿内液化坏死的情况比较客观，当脓肿液化较好时，可及时穿刺引流，当液化不良时则不可轻易穿刺。

4.穿刺时可采用右侧卧位或右前斜位。术后应卧床24小时，密切监测生命体征及引流液性状，降低脾破裂出血风险。

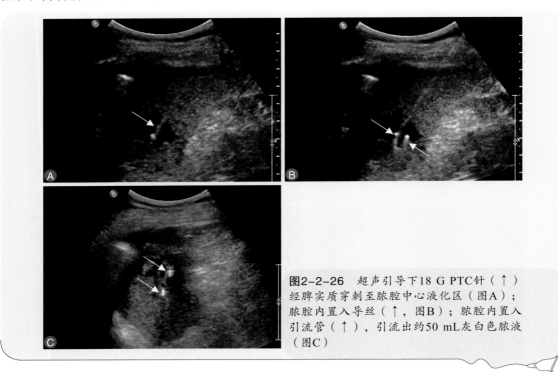

图2-2-26 超声引导下18 G PTC针（↑）经脾实质穿刺至脓腔中心液化区（图A）；脓腔内置入导丝（↑，图B）；脓腔内置入引流管（↑），引流出约50 mL灰白色脓液（图C）

四、肾脏

病例14 肾周脓肿穿刺置管引流

✍ 病历摘要

患者女性，58岁，间断性发热1周，最高体温38.4 ℃，既往有糖尿病病史。临床诊断为肾周感染。

✍ 治疗前影像学检查

影像学表现示例见图2-2-27。

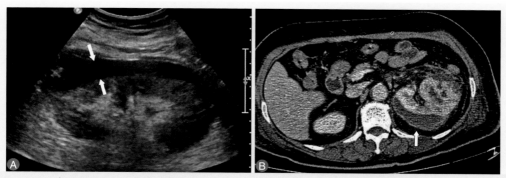

图2-2-27　灰阶超声显示肾周液性暗区，边界清（↑，图A）；增强CT可见左肾周低密度区（↑），挤压肾脏（图B）

介入操作

超声表现示例见图2-2-28。

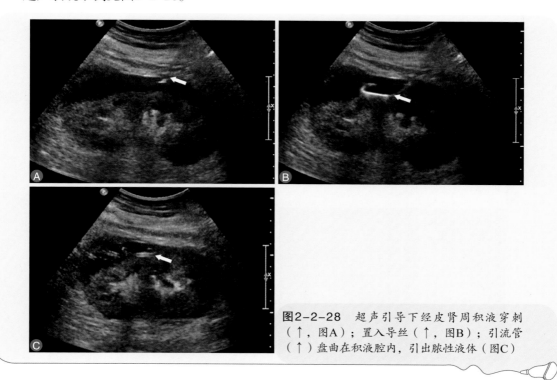

图2-2-28　超声引导下经皮肾周积液穿刺（↑，图A）；置入导丝（↑，图B）；引流管（↑）盘曲在积液腔内，引出脓性液体（图C）

预后

影像学表现示例见图2-2-29。

小贴士

肾周脓肿为腹膜后感染，穿刺路径的选择是重点，对于腹膜后感染性病变，应在穿刺引流时不经过腹膜腔，以免引起腹腔的继发感染。

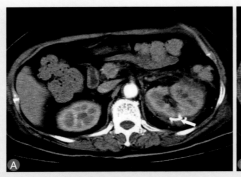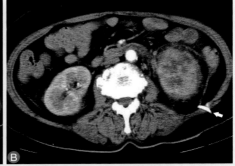

图2-2-29 治疗后1周复查CT显示肾周积液消失，引流管盘曲在局部（↑，图A）；引流管由腋后线引出体外（↑，图B）

五、腹盆腔脓肿

病例15　经网膜穿刺置管引流

🩺 病历摘要

患者男性，63岁，胰十二指肠切除术后2周，间断性发热，最高体温38.0 ℃，白细胞10.5×10^9/L，中性粒细胞百分比75.0%。

🩺 治疗前影像学检查

影像学表现示例见图2-2-30。

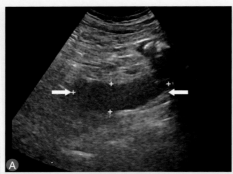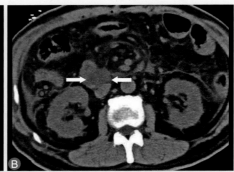

图2-2-30 超声探头加压可见腹腔内网膜后方液性暗区，边界清，不规则，大小约10.0 cm×2.5 cm（↑，图A）；CT显示下腔静脉前方包裹性积液（↑），其与腹壁之间可见大量网膜和肠管（图B）

🩺 操作前考虑

本例患者的腹腔包裹性积液紧邻下腔静脉前方，位置较深，但超声探头加压后可推开肠管，进而通过前方网膜穿刺积液腔。

✎ **介入操作**

超声表现示例见图2-2-31（含视频）。

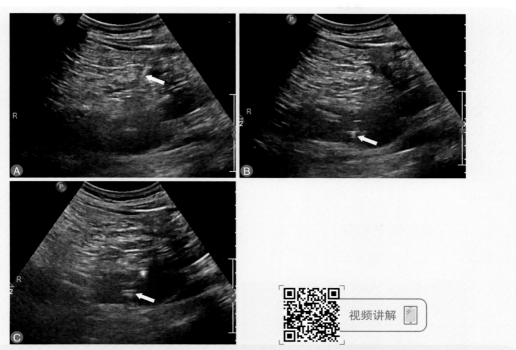

图2-2-31 超声引导下经皮经网膜穿刺进针（↑），采用边推注生理盐水边进针的方法（图A）；沿针鞘置入导丝（↑，图B）；引流管盘曲在液性腔内（↑，图C）

✎ **预后**

影像学表现示例及引流液见图2-2-32。

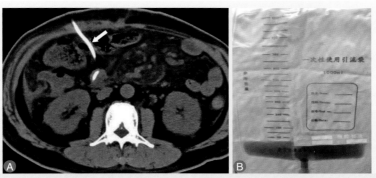

图2-2-32 置管后引出胆汁样液体，患者体温恢复正常。治疗后复查CT局部可见引流管经网膜沿肠管旁引出体外（↑，图A）；引流液为黄绿色胆汁，证实为胆漏（图B）

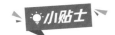

1.对于腹腔积液（或脓肿）穿刺置管引流，原则上应避免经过空腔脏器。

2.本例患者为肠间脓肿，前方大量网膜和肠管，网膜厚度达4 cm以上，穿刺时可能会导致网膜血管或肠管损伤，置管需要谨慎。

3.穿刺前以CT图像为参考，全面评估穿刺的可行性，结合超声探头加压，寻找最佳穿刺路径；穿刺时采取边注射生理盐水边进针的方法，利用注水将网膜较粗血管和肠管"推开"，可减少并发症发生的概率。

病例16　超声引导下经皮透肝穿刺引流小网膜腔感染

病历摘要

患者男性，54岁，胰十二指肠切除术后1周，上腹部不适伴发热，最高体温38.9 ℃；白细胞11.4×10^9/L（↑），中性粒细胞百分比75.0%。

治疗前影像学检查

影像学表现示例见图2-2-33。

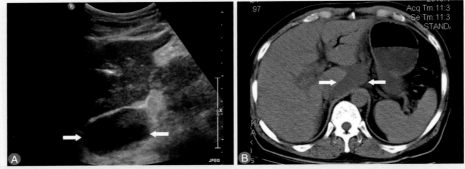

图2-2-33　灰阶超声可见小网膜腔液性暗区，边界清（↑，图A）；CT显示小网膜腔低密度液性区被肝脏和胃包围，位置深（↑，图B）

介入操作

超声表现示例见图2-2-34（含视频）。

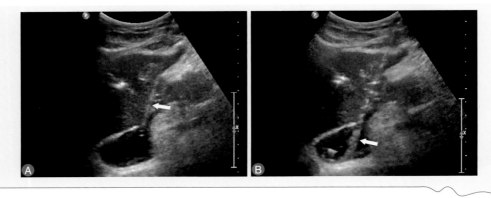

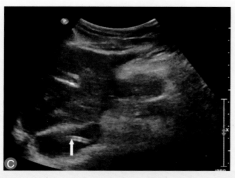

视频讲解

图2-2-34 超声引导下经皮透肝穿刺至小网膜腔（箭头示穿刺针，图A）；沿针鞘置入导丝（↑，图B）；引流管盘曲在液性腔内（↑，图C）

预后

影像学表现示例见图2-2-35。

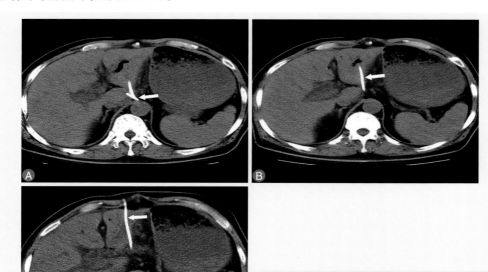

图2-2-35 治疗后患者体温、白细胞和中性粒细胞恢复至正常水平。治疗后1周复查CT显示液性腔消失，局部可见引流管（↑，图A）；引流管经肝左外叶引出（↑，图B、图C）

小贴士

经皮透肝穿刺技术经过临床实践证实是安全、有效的。应用该方法须注意以下事项。

1.穿刺前须行CT检查以明确积液与周围组织脏器的解剖关系。

2.穿刺时避开肝内管道结构可有效地避免出血和胆汁漏的发生。

3.穿刺应经过适量的肝组织（3～5 cm），以能避开肝内管道为准，肝组织过少可能造成肝脏撕裂。

4.尽可能置管于脓肿低位引流。

病例17　妊娠期阑尾周围脓肿置管引流

病历摘要

患者女性，28岁，孕20周⁺³，因右下腹痛伴高热5天入院，最高体温38.4 ℃，白细胞16.5×10^9/L（↑），中性粒细胞百分比83.7%。

治疗前影像学检查

超声表现示例见图2-2-36。

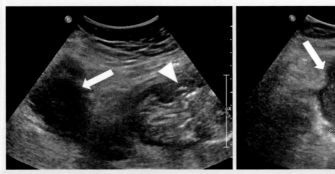

图2-2-36　灰阶超声示右下腹脓肿（↑），大小约7.4 cm×5.2 cm，液化良好，其旁子宫腔内可见胎儿回声（△），因妊娠期避免麻醉手术，拟行超声引导下穿刺置管引流

介入操作

超声表现示例见图2-2-37。

预后

术后3天引流管无引流液，患者白细胞在正常范围，临床症状消失，顺利拔管，孕妇妊娠至足月诞下一健康男婴。

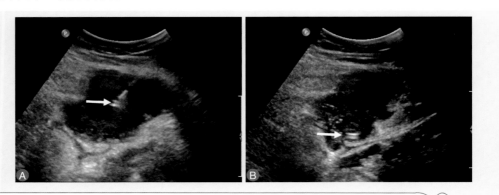

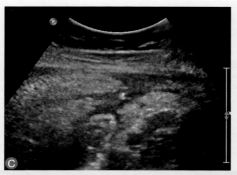

图2-2-37　超声引导下将穿刺针穿刺至脓腔中心（↑，图A）；脓腔内置入引流管（↑，图B）；引流出约80 mL脓液后，脓腔基本消失（图C）

小贴士

对于无法采取开放性手术治疗，同时药物治疗的选择性又比较小，治疗难度较大的特殊群体患者（如本例中的妊娠期患者），超声引导下经皮穿刺置管引流则是安全、有效、可行的治疗方法，并且不会对胎儿造成不良影响。

病例18　盆底脓肿穿刺置管引流（经直肠）

病历摘要

患者男性，67岁，左侧腹股沟疝修补术后1周，发热，最高体温39.3 ℃，白细胞11.5×10^9/L（↑），中性粒细胞百分比78.2%。

治疗前影像学检查

影像学表现示例见图2-2-38。

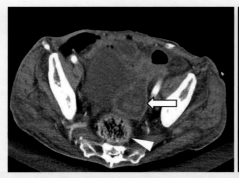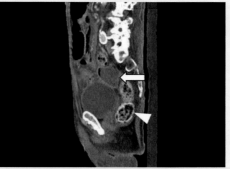

图2-2-38　增强CT横断面及矢状断面显示膀胱直肠陷窝脓肿（↑），大小约6.9 cm×5.8 cm，脓肿位于盆底，前方因肠管及膀胱阻挡无法完成经皮经前腹壁穿刺，但发现脓肿紧邻直肠（△），遂采用经直肠穿刺置管引流

介入操作

超声表现示例及引流管和引流液见图2-2-39。

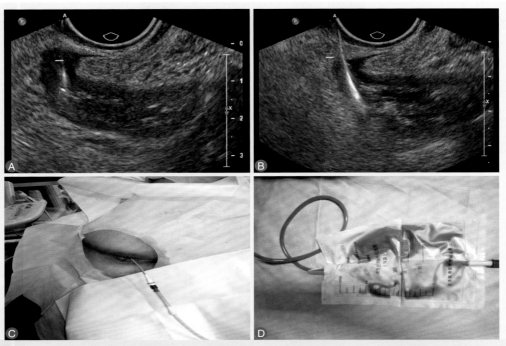

图2-2-39　腔内探头配备穿刺引导架，经直肠前壁将18 G PTC针刺入盆腔脓腔，再置入导丝及引流管（图A、图B）；引流管经肛门引出（图C）；引出液为黄褐色脓液（图D）

预后

影像学表现示例见图2-2-40。

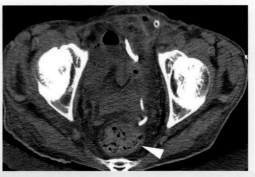

图2-2-40　术后3天CT显示盆腔引流管周围未见明显脓液，脓肿基本消失，患者症状明显缓解（△为直肠）

病例19　盆底脓肿穿刺置管引流（经臀部）

病历摘要

患者男性，74岁，腹腔镜下直肠癌根治术后10天，间断性发热伴寒战，最高体温38.5 ℃，白细胞11.5×10^9/L（↑），中性粒细胞百分比80.0%。

治疗前影像学检查

影像学表现示例见图2-2-41。

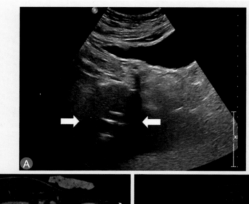

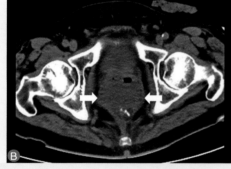 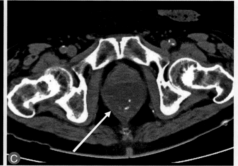

图2-2-41　灰阶超声可见膀胱直肠陷窝混合回声团，大小约7.9 cm×6.8 cm，考虑脓肿（↑），位于盆底，前方因膀胱、肠管及骨性结构遮挡无法完成经皮经前腹壁穿刺（图A）；CT显示盆底脓肿（↑，图B）；经讨论决定采用经骶髂关节下方（臀部）穿刺置管引流（↑，图C）

介入操作

超声表现示例及引流管见图2-2-42。

预后

影像学表现示例见图2-2-43。

小贴士

1.部分盆底部脓肿及积液，因盆腔组织器官（膀胱、肠管、子宫、髂血管及骨性结构等）影响无法完成经皮经腹壁穿刺时，可选择经直肠穿刺或经骶髂关节下方（臀部）途径穿刺。

2.经直肠穿刺途径，因引流管须经肛门引出，为防止引流管脱出，须在肛门旁皮肤处缝合固定引流管。不适用于刚接受直肠癌根治、低位吻合术的患者。

3.不适用经直肠引流的患者，在充分对CT图像研判并反复超声检查后，可考虑经骶髂关节下方（臀部）穿刺，但需要注意：①选择穿刺路径时应避开坐骨神经；②通过彩色多普勒超声引导以避开大血管。

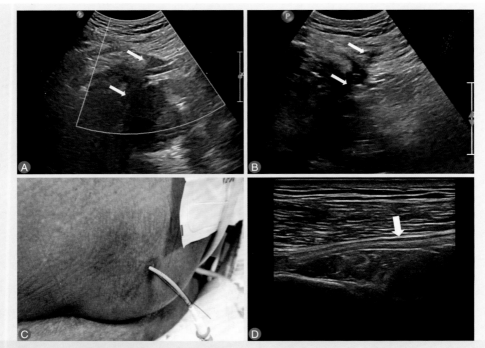

图2-2-42 彩色多普勒超声引导下经皮穿刺进针（↑），置入导丝及引流管（图A、图B）；引流管经臀部引出，引流管内可见灰白色脓液（图C）；穿刺前采用高频探头探查以避开坐骨神经（↑，图D）

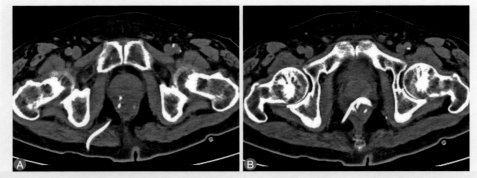

图2-2-43 引流后3天患者体温恢复正常，白细胞4.9×10^9/L，中性粒细胞百分比64.8%。拔管前复查CT显示盆底脓肿消失，局部可见引流管（图A、图B）

六、腹膜后脓肿

病例20 超声引导下腰大肌脓肿穿刺置管引流

🔊 病历摘要

患者女性，22岁，因"下腔静脉置换术后2年余，右侧腹痛1月余"入院。患者两年前因菌血症后下腔静脉血栓形成，于外院行人工血管置换术，术后3个月复查发现人工血管内血栓。患者1月余前无明显诱因出现腹痛，为间断性刺痛，伴呕吐、便秘，无胸闷、头晕、头痛等症状，疼痛与进食无关，10余天前出现右腿伸直困难，伴腹股沟疼痛，凌晨加重，走路困难，为进一步治疗至我院急诊就诊，以"下腔静脉置换术后血栓形成"收入我院。

实验室检查：白细胞9.81×10^9/L（↑），中性分叶核粒细胞百分率77.8%（↑），C反应蛋白138 mg/L（↑）。

📷 操作前影像学检查

影像学表现示例见图2-2-44。

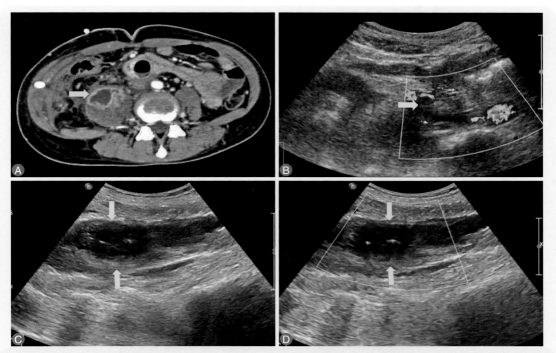

图2-2-44 腹部增强CT提示右侧腰大肌及髂腰肌肿胀，其内见不规则包裹性积液，壁明显强化（箭头示腰大肌脓肿，图A）；超声显示下腔静脉人工血管位于腹中线左侧，人工血管内未见血流信号（↑），人工血管与肠管分界不清（图B）；超声显示右下腹腰大肌内可见范围约10.8 cm×3.6 cm×5.7 cm的杂乱回声团（↑），边界不清楚，形态不规则，内可见片状低回声区，内部未见明显血流信号（图C、图D）

介入操作

超声表现示例及脓血性液体见图2-2-45。

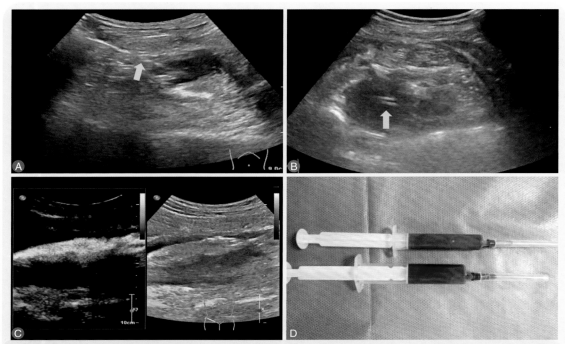

图2-2-45 脓肿范围较大，使用12 F猪尾引流管，超声引导下行一步法腰大肌脓肿穿刺并置管（↑，图A、图B）；经引流管脓腔造影，判断脓腔范围及有无分隔（图C）；抽出的脓血性液体（图D）

预后

影像学表现示例见图2-2-46。

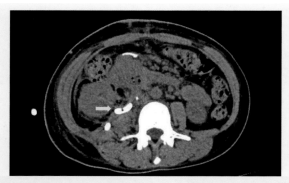

图2-2-46 术后2天腹部CT显示腰大肌脓肿基本消失，患者症状明显缓解（箭头示引流管）

（本病例由卢强提供）

小贴士

1.腰大肌脓肿在穿刺引流前需要和结核性脓肿进行鉴别，二者处理方法不同。由于结核脓肿形成的瘘道容易经久不愈，通常不建议穿刺引流而选择药物治疗或手术治疗。但结核脓肿合并细菌感染时，穿刺引流可有效缩短病程。

2.腰大肌脓肿的穿刺多经后腰部，通常脓腔内有分隔，通过脓腔内超声造影观察造影剂的分布预判引流效果，以及是否需要多管引流。

病例21 胰腺肿瘤术后局限性积液引流

病历摘要

患者男性，47岁，胰腺尾部肿瘤切除术后5天，腹痛、发热，最高体温38.8 ℃，白细胞12.7×10⁹/L（↑），中性粒细胞百分比82%（↑）。

治疗前影像学检查

超声表现示例见图2-2-47。

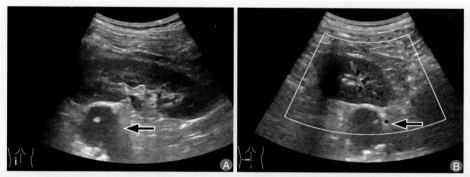

图2-2-47　左肾前方脓肿，范围约7 cm×3 cm×5 cm（↑），脓肿位于胰腺尾部手术区域下方，前方因肠管阻挡，无经前腹壁安全穿刺路径（图A）；左侧背部横断面超声显示脓肿位于左肾上极前方（↑，图B）

介入操作

超声表现示例及引流液和体外置管见图2-2-48。

预后

置管引流术后3天，超声显示脓肿消失，患者症状缓解。

（本病例由卢强提供）

小贴士

1.胰腺肿瘤行外科手术后，局限性积液或感染是常见并发症。但通常位于腹膜后，其前方通常有胃肠道或气体遮挡，会对超声引导下经皮穿刺引流造成困难。

2. 对腹膜后积液或脓肿（如胰周、肾周积液或脓肿）的穿刺原则上不经腹腔，可采用经侧腹部、背部穿刺路径，避免经过腹腔造成继发性感染。

3. 若经评估后无穿刺的安全路径，应当考虑其他微创治疗方法（例如，超声内镜引导下穿刺引流、经腹腔镜手术等）。

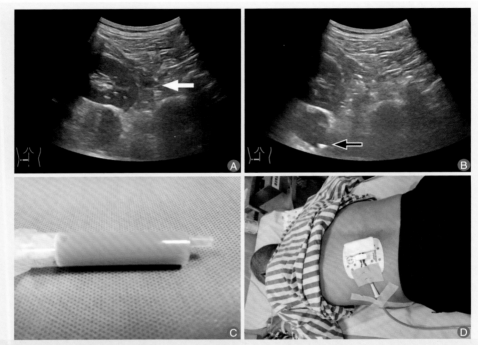

图2-2-48　使用凸阵超声探头实时引导，徒手穿刺，经皮及背部肌层局部麻醉至左肾内侧，使用18 G PTC针沿麻醉药注射路径（白箭头），斜行穿刺进入脓肿内部（黑箭头），置入导丝及引流管（图A、图B）；经引流管抽出的黄白色脓液（图C）；经背部脓腔置管后，引流通畅（图D）

七、肺、胸腔及纵隔脓肿

病例22　纵隔脓肿穿刺置管引流

病历摘要

患者男性，64岁，间断性发热2周伴寒战，最高体温38.9 ℃，临床诊断为纵隔脓肿。

治疗前影像学检查

影像学表现示例见图2-2-49。

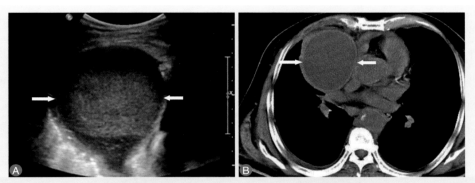

图2-2-49　灰阶超声显示纵隔内包裹性液性暗区，壁厚，边界清，内可见密集点状中强回声（↑，图A）；CT可见纵隔内边界清晰的局限性低密度区（↑，图B）

🔬 介入操作

超声表现示例见图2-2-50。

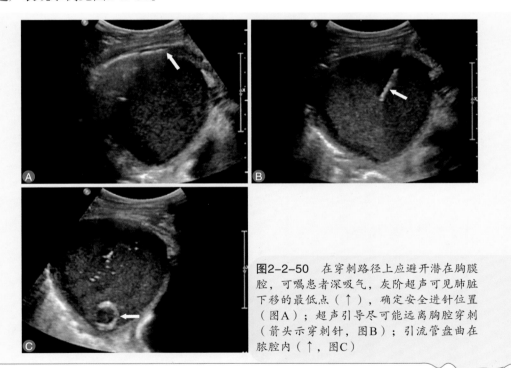

图2-2-50　在穿刺路径上应避开潜在胸膜腔，可嘱患者深吸气，灰阶超声可见肺脏下移的最低点（↑），确定安全进针位置（图A）；超声引导尽可能远离胸腔穿刺（箭头示穿刺针，图B）；引流管盘曲在脓腔内（↑，图C）

🔬 预后

影像学表现示例见图2-2-51。

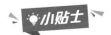

1.肋膈窦又称肋膈隐窝，为胸膜壁层的肋部和膈部返折处，左右各一。正常情况下，超声很难显示肋膈窦，在对横膈下、纵隔内等肋膈窦周围感染性病变穿刺时应注意避免经过肋

膈窦而造成胸腔继发性感染。

2.当合并胸腔积液时肋膈窦可在超声上清晰显示，借此可用于引导安全穿刺。

3.当无胸腔积液时，超声往往难以显示，此时，可采用本例患者的方法（嘱患者深呼吸，根据深吸气时含气的线状高回声确定肺脏下移的最低点，进针点选择再远离2 cm），降低并发症发生的风险。

4.需要注意的是，对于形态规则、内有密集点状强回声涌动的可疑"脓肿"，穿刺前务必通过CDFI确认其内无明显血流信号，避免误穿血管病变。

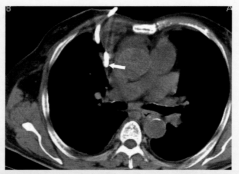

图2-2-51　治疗后1周复查CT显示纵隔脓腔消失，引流管盘曲在纵隔内（↑）

病例23　肺脏脓肿穿刺置管引流

病历摘要

患者男性，78岁，左侧胸痛伴发热8天入院，体温最高38 ℃，伴咳嗽、黄痰。

治疗前影像学检查

影像学表现示例见图2-2-52。

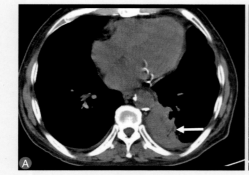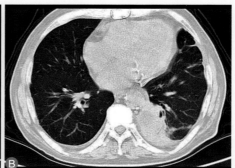

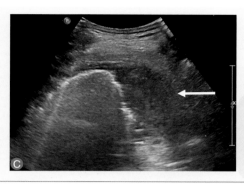

图2-2-52　CT显示左肺下叶后段团片状低密度（↑），大小约6.1 cm×4.3 cm，结合临床考虑肺脓肿可能性大（图A、图B）；灰阶超声显示左肺下叶不均匀低回声包块（↑，图C）

介入操作

超声表现示例及引流液见图2-2-53（含视频）。

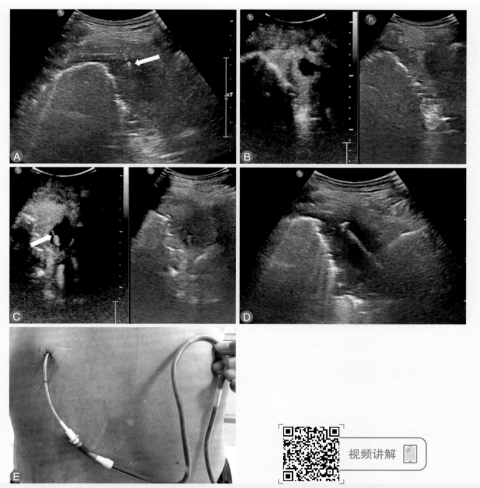

视频讲解

图2-2-53　超声引导下穿刺针（↑）刺入肺包块内，未抽出脓液（图A）；超声造影显示肺包块周围部分呈不均匀高增强，其内局部可见不规则无增强区，考虑肺脓肿局部液化（图B）；超声造影引导下穿刺针刺入液化区（↑）抽出脓液（图C）；成功将引流管置入脓肿液化区内（图D）；引流管内为红褐色黏稠脓液（图E）

预后

影像学表现示例见图2-2-54。

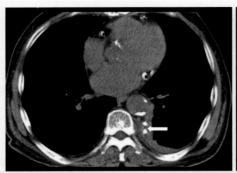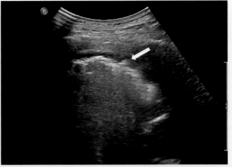

图2-2-54 引流1周后，CT及超声显示肺脓肿明显缩小，患者症状明显好转（箭头为引流管）

小贴士

1.对于灰阶超声或其他术前影像不能明确判断脓肿内是否有液化区域时，可通过静脉超声造影初步判断坏死或液化区域，以用于指导穿刺抽吸。

2.在置管成功后，也可以沿引流管向脓腔内注入稀释的超声造影剂来进行脓腔造影，用以观察脓腔实际范围及各个脓腔之间的交通关系，以决定是否需要放置多支引流管。

八、浅表部位脓肿

病例24 颈部脓肿穿刺置管引流

病历摘要

患者男性，43岁，发现咽痛、咽堵，伴右侧颌下、耳周放射性疼痛3天，间断发热，体温最高38.5 ℃，白细胞16.5×10^9/L（↑），中性粒细胞百分比85.3%（↑）。

治疗前影像学检查

影像学表现示例见图2-2-55。

介入操作

置管引流操作及超声表现示例见图2-2-56。

预后

影像学表现示例见图2-2-57。

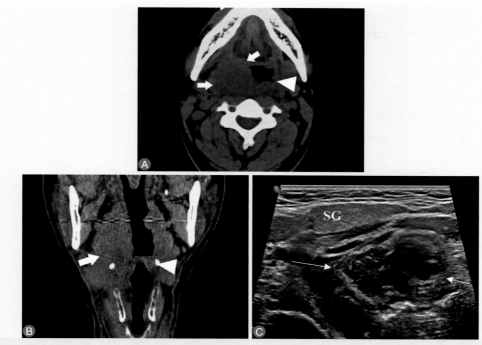

图2-2-55 CT横断面、冠状面显示右侧咽旁间隙低密度病变（↑），大小约6.0 cm×4.3 cm，挤压口咽部向左侧变形移位（△，图A、图B）；灰阶超声显示右侧咽旁间隙混合回声，部分液化，边界欠清，考虑脓肿（↑，图C）。SG：颌下腺

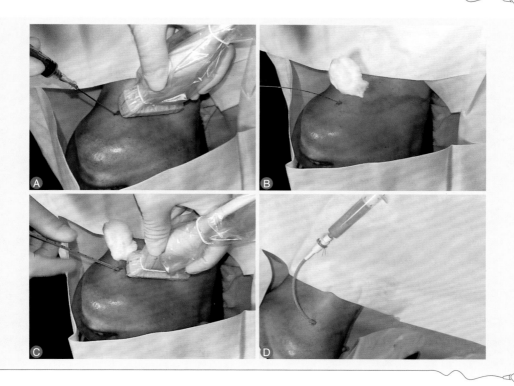

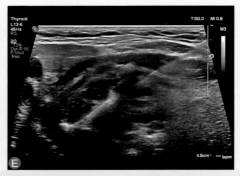

图2-2-56 超声引导下经颌下区内侧穿刺进针、置导丝、置导管，完成置管引流后抽吸出黄色脓液（图A～图D）；超声显示穿刺针刺入脓肿内（图E）

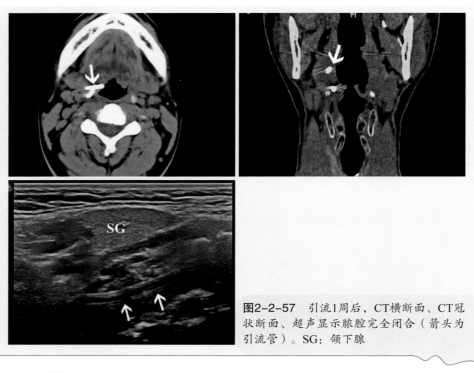

图2-2-57 引流1周后，CT横断面、CT冠状断面、超声显示脓腔完全闭合（箭头为引流管）。SG：颌下腺

小贴士

1.目前对于成人咽旁及咽后间隙脓肿的治疗没有相关指南或专家共识可遵循。传统观点认为经颈入路/经口入路切开引流是其外科治疗原则，但手术难度及风险较大。

2.我中心经验认为患侧颌下区内侧可作为安全穿刺路径。理论依据：①颌下区由浅而深的解剖层次为皮肤、颈浅筋膜（皮下组织及颈阔肌）、颈深筋膜浅层（颌下间隙及内容物）、肌层（下颌舌骨肌、舌骨舌肌、咽上缩肌），而肌层深部紧邻咽侧壁及咽旁间隙。这一解剖学特点提供了一条从皮肤直达咽旁间隙的软组织路径；②颌下腺位于颌下区外侧，颈部动脉、静脉、神经及分支主要集中在颌下区外侧近下颌角处，颌下区内侧没有腺体及血管、神经主要分支；③颌下区内侧皮肤距离咽旁间隙最短，软组织透声窗良好；④多层颈部肌肉可对引流管起到固定、保护作用，使其不易脱管和发生渗漏；⑤此处固定管后，不适感较轻，对头颈部活动影响较小。

3.采用经颌下区内侧作为穿刺路径的注意事项：①采用高频超声引导，清晰辨识解剖结构及层次，充分利用CDFI来辨识和避开血管；②颈部神经末梢较丰富，皮下组织应充分浸润麻醉；③针对脓肿最明显、最大液化区穿刺引流；④避免穿刺针刺入过深而刺破咽侧壁进入口咽腔内；⑤穿刺到位后先回抽，见到脓液再置管；⑥送入导丝或导管时应感觉无阻力或阻力很小，阻力过大时，切勿暴力送入导丝及导管，应在实时超声监测下调整送入方向和位置；⑦保留足够的置管深度，既可避免脱管，又可充分引流及预留调管空间；⑧置管成功后应自然引流，避免使用大量盐水或抗生素高压冲洗脓腔，因颈深部间隙互有交通且组织松散，易造成感染播散，如确因脓肿黏稠无法引出，可在实时超声监测下用少量稀释碘伏盐水低压冲洗数次；⑨引流时机的选择尤为重要，过早为炎症反应期，脓肿尚未液化，过晚则延误了病情，增加患者风险。

附加病例

🖉 治疗前影像学检查

影像学表现示例见图2-2-58。

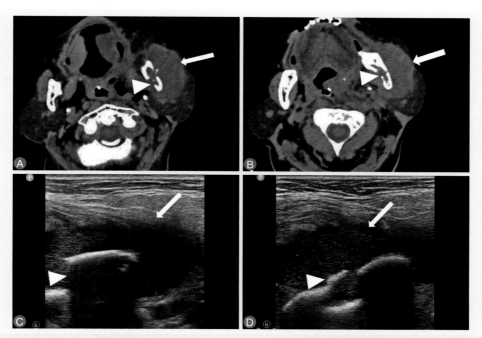

图2-2-58　CT显示左侧下颌骨皮质破坏，不连续（△），考虑化脓性下颌骨骨髓炎，周围脓肿形成（↑，图A、图B）；灰阶超声显示下颌骨不连续（△），周围积脓（↑），脓液透声差，范围约6.8 cm×4.5 cm（图C、图D）

介入操作

超声表现示例及引流液见图2-2-59。

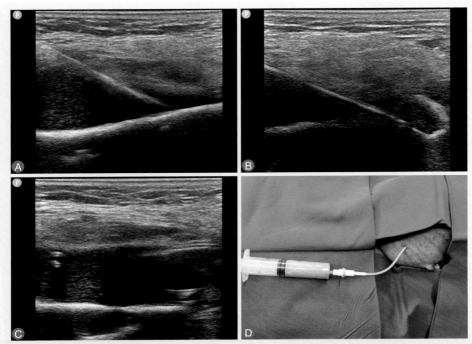

图2-2-59　超声引导下将穿刺针穿刺至脓腔中心，置入导丝和引流管（图A～图C）；抽出约60 mL灰白色脓液（图D）

预后

影像学表现示例见图2-2-60。

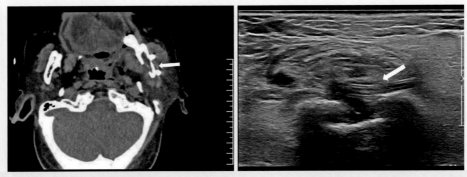

图2-2-60　引流1周后CT及超声显示左侧下颌骨旁引流管（↑）周围未见脓肿，1个月后下颌骨骨髓炎痊愈

病例25　腹壁多发脓肿穿刺置管引流

🔖 病历摘要

患者男性，72岁，发现左侧腹股沟区肿物伴疼痛3月余，间断体温出现波动，最高38.5 ℃，于当地医院口服中药治疗，症状无缓解。既往酒精性肝硬化病史8年。

🔖 治疗前影像学检查

影像学表现示例见图2-2-61、图2-2-62。

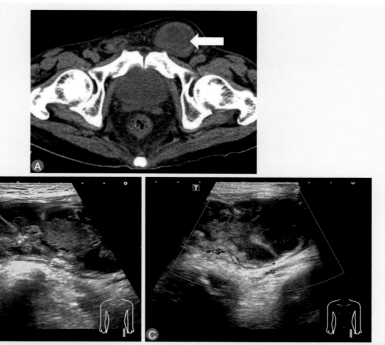

图2-2-61　CT横断面示左侧腹股沟区混杂密度，位于皮下软组织层（↑，图A）；灰阶超声显示左侧腹股沟区肿物，大小约9.3 cm×4.2 cm×3.1 cm，内以液性为主，并可见杂乱絮状及分隔状低回声（图B）；CDFI病灶周边可见点状血流信号，患者接受手术切开负压引流，引出浑浊浅绿色脓液（图C）

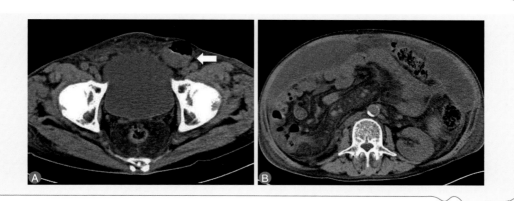

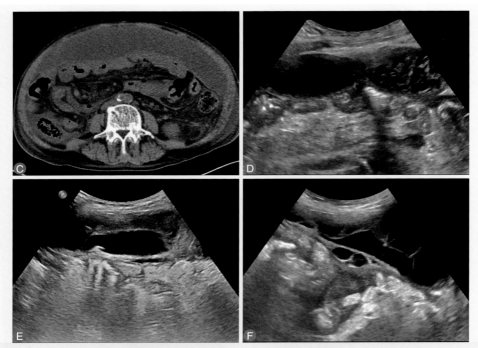

图2-2-62 术后3天出现腹盆部腹壁广泛脓肿。CT示左侧腹股沟区脓肿切开引流术后改变（↑，图A）；CT示腹壁广泛积液、积脓（图B、图C）；灰阶超声显示腹壁软组织多发积液，部分区域可见分隔及絮状物（图D～图F）

介入操作

超声表现示例见图2-2-63。

预后

影像学表现示例见图2-2-64。

小贴士

1.腹壁脓肿常因位置较深、病灶多发、液化不良、边界不清、邻近重要部位等无法直接行手术切开引流，部分患者即使切开引流后也常常预后不良，对于这种患者，超声引导下穿刺置管引流是一种值得推荐的方法。

2.多发脓肿、累积范围较广的脓肿，以及存在多发分隔的脓肿，可采取同时多点穿刺引流或先后分次、分区域引流的方式进行治疗，可快速缓解临床症状、缩短病程，是一种可靠、有效的治疗方式。

脓肿穿刺抽吸与置管引流小结

1.超声引导下脓肿穿刺抽吸与置管引流具有操作简单、创伤小、成功率高，以及适用于床旁患者等优势，其疗效可达到与外科手术相媲美的效果，是临床脓肿治疗的首选方法。

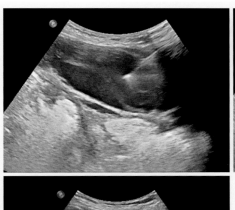
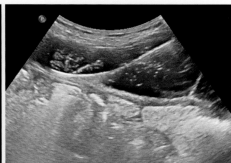
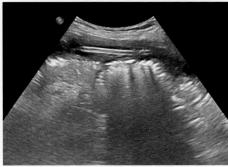

图2-2-63 超声引导下先后于右下腹壁、左下腹壁、脐下腹壁积液处引流，分别置入引流管，引出浅绿色浑浊脓性液体

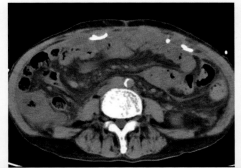
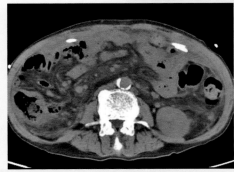
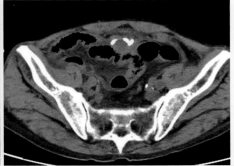

图2-2-64 引流1周后，CT横断面显示右下腹壁、左下腹壁、脐下腹壁处引流管周围积液基本消失，患者体温正常，血常规正常，顺利拔管

2.超声引导下脓肿穿刺抽吸与置管引流中操作注意事项如下：

（1）脓肿患者要重视临床症状与实验室检查。

（2）对脓腔冲洗宜轻柔、低压冲洗，避免病原菌进入血液引起败血症。

（3）对肝脓肿的穿刺应经过一部分正常肝实质，而对脾脓肿及肾脓肿的穿刺应尽可能不经过或少经过脾实质或肾实质。

（4）对腹膜后及肾脓肿的穿刺尽量不经腹腔，避免引起腹腔感染。

（5）可空腹经胃对深部脓肿做细针穿刺抽吸，但脓肿置管原则上不经过任何空腔脏器，必要时可经肝穿刺引流。

（6）脓肿的位置及毗邻关系复杂多变，在穿刺操作前通过CT影像全面评估脓肿的情况及周围结构，可帮助超声介入医师寻找安全穿刺路径，增加穿刺的可行性及安全性，尤其是对于有胃肠道遮挡及气体干扰的盆腹腔脓肿，建议术前常规行CT检查并用于指导穿刺。

3.超声引导下脓肿穿刺置管引流是危重症患者的救命"利器"，关键时刻经权衡利弊（多学科会诊讨论、知情同意）后进行超适应证穿刺可能带来极佳的疗效。

4.脓肿患者具有临床多样性，超声引导下穿刺置管引流操作应根据患者灵活变换，善用和巧用超声造影、经直肠/阴道引导穿刺、超声内镜下引导穿刺。

第三节　胸腔及心包腔积液穿刺抽吸与置管引流

一、胸腔

病例26　外伤后血气胸穿刺置管引流

病历摘要

患者男性，54岁，车祸致左侧多发肋骨骨折，左侧血气胸2小时入院，喘憋明显，血氧饱和度82%。

治疗前影像学检查

影像学表现示例见图2-3-1。

介入操作

超声表现示例及引流液见图2-3-2。

预后

术后引流出陈旧血性液体约300 mL，30分钟后患者血氧饱和度达到98%。

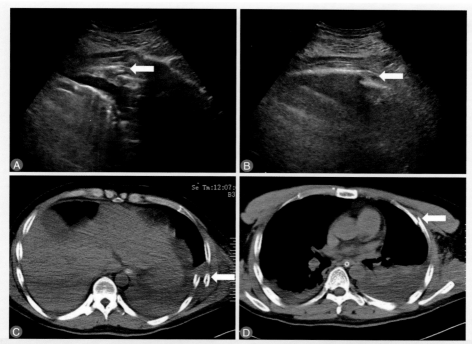

图2-3-1　灰阶超声可见多处肋间隙血肿伴骨折（↑，图A、图B）；CT显示左侧多发肋骨骨折（↑）伴血气胸（图C、图D）

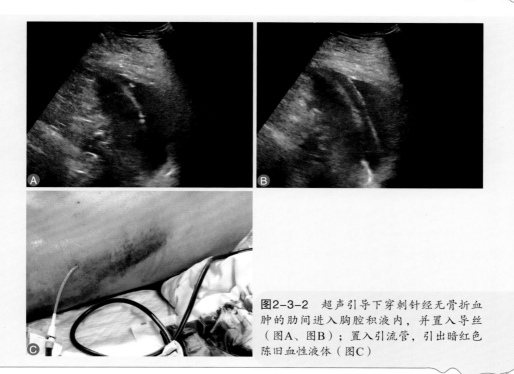

图2-3-2　超声引导下穿刺针经无骨折血肿的肋间进入胸腔积液内，并置入导丝（图A、图B）；置入引流管，引出暗红色陈旧血性液体（图C）

小贴士

1.穿刺引流是外伤后血气胸的常用治疗方法，但在选择穿刺点时应尽量选择在正常肋间隙进行（避开发生骨折的肋间及胸壁血肿区域），避免引流管牵拉导致骨折情况加重，也可减轻引流管刺激骨折区引起的疼痛。

2.穿刺引流后应密切关注引流液体的性质，以及患者状态，如引流后怀疑胸腔内有活动性出血者，应及时行胸外科手术。

3.超声造影对提示活动性出血有一定帮助。

病例27　胸腔穿刺置管之陷阱

病历摘要

患者男性，66岁，胸闷、发热1周入院。

治疗前影像学检查

影像学表现示例见图2-3-3。

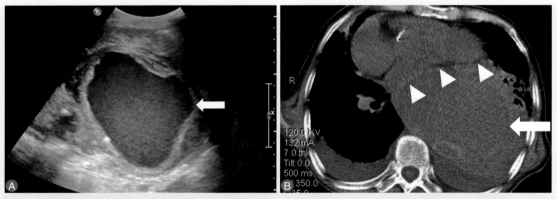

图2-3-3　灰阶超声显示左侧胸腔包裹性积液，周边壁较厚，积液透声差，考虑左侧胸腔包裹性脓肿（↑，图A）；CT平扫提示左侧胸腔脓肿（↑），挤压心脏移位（△，图B）。结合超声及CT平扫准备行超声引导下胸腔脓肿置管引流

介入操作

影像学表现示例见图2-3-4（含视频）。

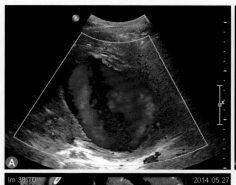
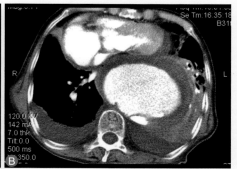
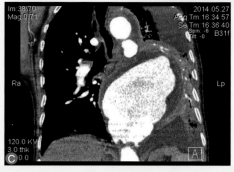

图2-3-4　穿刺前超声发现左侧胸腔"脓肿"内密集点状弱回声漩涡状移动，CDFI显示其内可见搏动性红蓝相间血流信号，考虑巨大动脉瘤可能，放弃穿刺置管（图A）；增强CT复查发现左侧胸腔内巨大胸主动脉瘤伴附壁血栓形成（图B、图C）

🔆 小贴士

1.对于胸腔内包裹性积液进行穿刺引流前应常规利用CDFI或超声造影来观察鉴别血管畸形、动脉瘤、动静脉瘘等血管病变，特别是发现液体内点状回声不停移动、搏动或漩涡状流动时一定要提高警惕。

2.本例患者如果未及时发现是胸主动脉瘤而给予常规穿刺置管，则可能出现致命危险。在日常超声介入工作中应时刻警惕这种"致命陷阱"。

二、心包积液

病例28　心包积液穿刺置管引流

✍ 病历摘要

患者女性，60岁，主因胸闷、喘息1个月，加重1天入院。既往有高血压、糖尿病、冠心病病史。11年前行左侧乳腺癌根治术，2年前乳腺癌复发，胸腔积液多次置管引流治疗。

✎ 治疗前影像学检查

超声表现示例见图2-3-5。

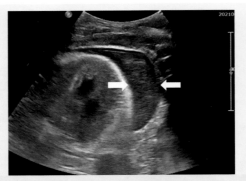

图2-3-5　凸阵探头显示心包积液（↑）

✎ 介入操作

超声表现示例见图2-3-6。

✎ 预后

术后3天患者临床症状明显好转。

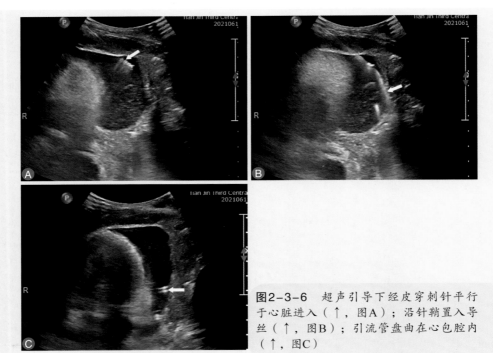

图2-3-6　超声引导下经皮穿刺针平行于心脏进入（↑，图A）；沿针鞘置入导丝（↑，图B）；引流管盘曲在心包腔内（↑，图C）

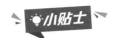

心包腔穿刺时应注意穿刺针平行于心脏周缘切线，针尖背离心脏方向可减少心脏损伤的可能。

第四节　经皮肝穿刺胆管置管引流术

病例29　靶胆管内径<2 mm的经皮肝穿刺胆管置管引流术

病历摘要

患者男性，55岁，皮肤、巩膜黄染10余天入院，总胆红素330 mmol/L（↑），既往有乙肝肝硬化病史。

治疗前影像学检查

超声表现示例见图2-4-1。

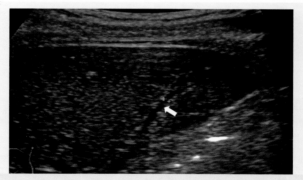

图2-4-1　灰阶超声可见肝内胆管轻度扩张，拟行穿刺靶胆管为右前下支，内径1.8 mm（↑）

介入操作

超声表现示例见图2-4-2。

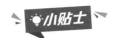

1.通常情况下，胆管≥4 mm 是经皮肝穿刺胆管置管引流术（percutaneous transhepatic cholangio drainage，PTCD）的适应证，此时具有较高的技术可行性及安全性。

2.临床中可见一些病例梗阻性黄疸已非常明显，但因肝脏严重纤维化、质地较硬导致肝内胆管无法明显扩张，而且继续等待会使肝功能进一步受损，甚至肝衰竭无法恢复。对于此类患者继续等待靶胆管扩张的意义不大，靶胆管内径约2 mm时亦可行PTCD治疗。

3.应用二步法置管，对于直径2 mm的靶胆管穿刺应尽量使穿刺针与胆管平行，减小穿刺针穿透对侧胆管壁的可能，利于导丝置入。

4.在超声引导下穿刺胆管后，在数字减影血管造影（digital subtraction angiography，DSA）下操作置管可以显著提高PTCD成功率。

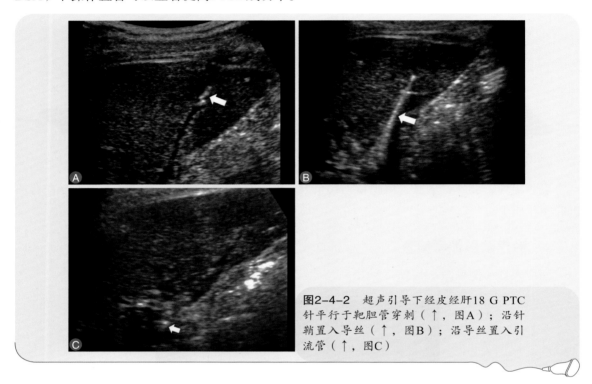

图2-4-2　超声引导下经皮经肝18 G PTC针平行于靶胆管穿刺（↑，图A）；沿针鞘置入导丝（↑，图B）；沿导丝置入引流管（↑，图C）

病例30　肝内胆管积气经皮肝穿刺胆管置管引流术（超声引导）

病历摘要

患者女性，62岁，因"发热，腹痛、黄疸4天"入院，入院前4天进食油腻食物后突发上腹部疼痛，以剑突下为主，呈间断性胀痛，伴发热、寒战、皮肤黏膜黄染，不伴呕吐、神志不清、烦躁不安等不适，最高体温39.8 ℃。实验室检查：总胆红素122.3 μmol/L（↑），直接胆红素98.7 μmol/L（↑），间接胆红素23.6 μmol/L（↑）。

治疗前影像学检查

影像学表现示例见图2-4-3。

介入操作

超声表现示例及引流液见图2-4-4。

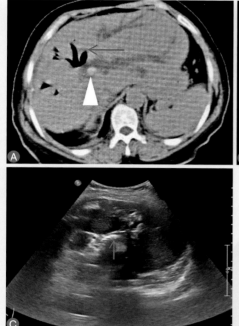
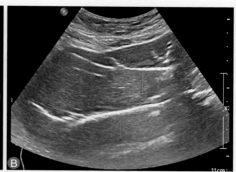

图2-4-3　CT平扫显示肝内外胆管扩张、积气（↑），肝门区胆管多发高密度结节影，较大者约1.8 cm×1.6 cm（△，图A）；灰阶超声显示左肝内胆管积气（↑，图B）；灰阶超声显示右肝内胆管结石（↑）、积气（图C）

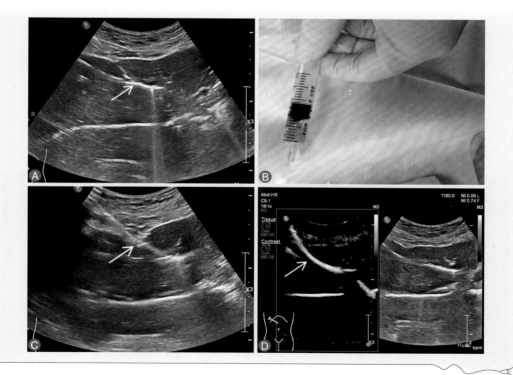

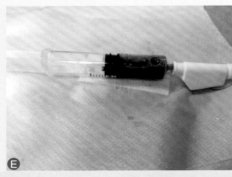

图2-4-4　超声引导下使用18 G PTC针（↑）穿刺积气的扩张胆管（图A）；穿刺成功后，从胆管内抽出液气混合物，置入导丝，沿导丝置入引流管（↑，图B、图C）；沿引流管注入1：400造影剂稀释液（↑），行胆道造影，显示肝内胆管显影，肝实质未见显影（图D）；胆汁引流通畅（图E）

🔖 预后

患者当天引流出胆汁约700 mL，体温1天后降为正常，后黄疸明显减轻。

（本病例由卢强提供）

病例31　肝内胆管积气经皮肝穿刺胆管置管引流术（超声联合DSA）

🔖 病历摘要

患者女性，69岁，间断性发热1周伴寒战，反复发作，最高体温38.9 ℃。既往因胆管癌行胆道支架置入术后2个月，临床诊断为反流性胆管炎。

🔖 操作前影像学检查

影像学表现示例见图2-4-5。

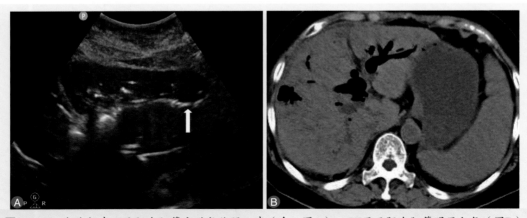

图2-4-5　灰阶超声可见肝内胆管充满气体强回声（↑，图A）；CT显示肝内胆管明显积气（图B）

介入操作

影像学表现示例见图2-4-6。

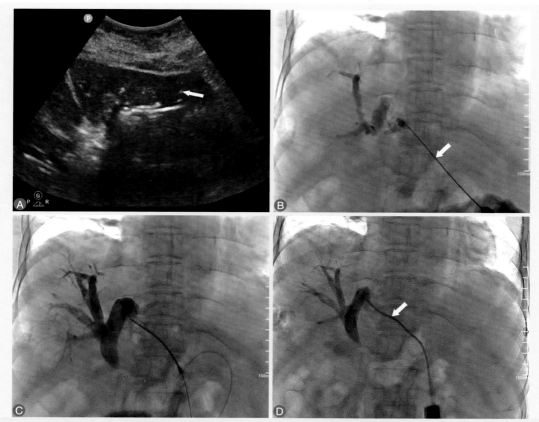

图2-4-6　超声联合DSA引导PTCD。超声引导下经皮经肝18 G PTC针穿刺充满气体的左外下支胆管（箭头示穿刺针，图A）；感到"突破感"或"落空感"后在DSA监视下经针鞘（↑）注入碘造影剂（图B）；胆管显影后沿针鞘置入导丝（图C）；沿导丝置入引流管（↑，图D）

小贴士

1.肝内胆管积气给超声引导PTCD带来了困难。积气胆道的穿刺难点在于胆道内高回声的气体干扰胆道内及后方视野，难以准确观察穿刺针是否进入胆管，易穿透胆管后壁。

2.穿刺针突破胆道前壁后，使用5 mL注射器抽吸，如未见胆汁可带负压退针，抽吸出胆汁以确认穿刺针在胆管内，再放入导丝、置管。

3.穿刺后也可通过穿刺针向胆道内注射造影剂，通过造影剂的弥散观察胆道树，用于引导导丝放置。

4.对此类患者建议采用超声和DSA联合引导的方式进行，即超声引导下穿刺，DSA下确认穿刺针是否位于胆管内，当胆管显影后在DSA引导下置入导丝、引流管。该方式可大大提高PTCD的成功率，降低并发症的发生率。

第五节　经皮经肝穿刺胆囊造瘘术

病例32　穿孔胆囊造瘘（经游离面造瘘）

病历摘要

患者男性，82岁，间断性腹痛1周，发热伴寒战，最高体温38.8 ℃，白细胞10.0×10⁹/L，中性粒细胞百分比75.0%。既往有高血压、脑梗死后遗症、冠心病病史。

治疗前影像学检查

超声表现示例见图2-5-1。

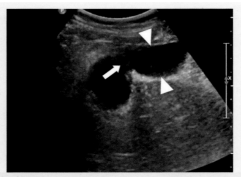

图2-5-1　灰阶超声显示胆囊底部向脏面穿孔（↑），局部可见包裹性积液（△）

介入操作

超声表现示例见图2-5-2。

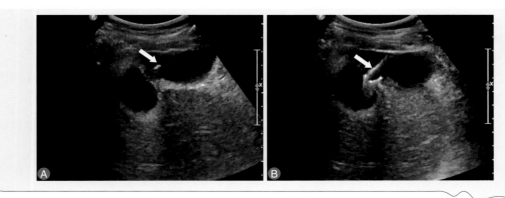

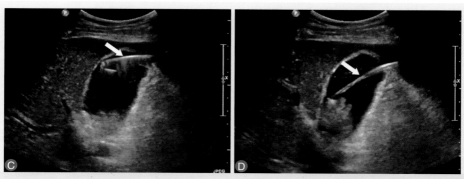

图2-5-2　超声引导穿刺针（↑）经包裹性积液对准胆囊壁"破口"位置穿刺（图A）；沿针鞘置入导丝（↑），探找"破口"直至导丝（↑）进入胆囊（图B、图C）；沿导丝置入引流管（↑，图D）

病例33　穿孔胆囊造瘘（经胆囊床造瘘）

病历摘要

患者男性，82岁，上腹胀痛1周余，加重1天，伴发热，最高体温38.6 ℃，白细胞7.1×10^9/L，中性粒细胞百分比81.0%。既往有冠心病、高血压、脑梗死后遗症病史。

治疗前影像学检查

超声表现示例见图2-5-3。

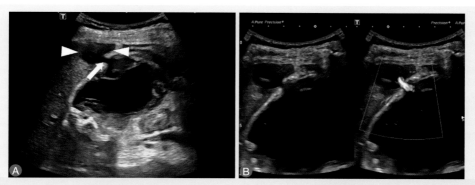

图2-5-3　急性胆囊炎胆囊床侧穿孔。灰阶超声显示胆囊向胆囊床侧穿孔（↑），肝S5区局部可见积液（Δ，图A）；CDFI可见因液体向胆囊外流动形成的"血流信号"（图B）

介入操作

超声表现示例见图2-5-4。

小贴士

1.临床上急性化脓性胆囊炎合并穿孔并不罕见，无论是脏面穿孔还是胆囊床侧穿孔的患者，均有用超声引导下经皮穿刺方法完成置管的可能。

2.此方法可降低经肝穿刺的难度和出血并发症的可能性，尤其适用于因感染严重导致凝血功能差、血小板计数降低的患者，或者本身合并严重肝脏疾病的患者。

3.对胆囊穿孔引起的肝周积液须另外置管引流。

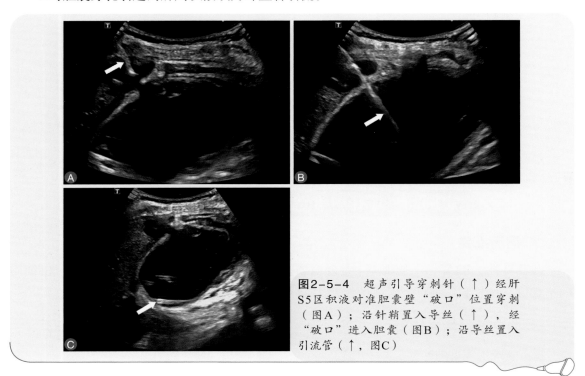

图2-5-4 超声引导穿刺针（↑）经肝S5区积液对准胆囊壁"破口"位置穿刺（图A）；沿针鞘置入导丝（↑），经"破口"进入胆囊（图B）；沿导丝置入引流管（↑，图C）

第六节 经皮肾造瘘术

病例34 彩色多普勒超声引导下经皮肾造瘘术

病历摘要

患者男性，75岁，无痛性肉眼血尿2周，间断性发热，最高体温38.0 ℃。血尿素氮31 mmol/L（↑），肌酐390 μmol/L（↑），临床诊断为输尿管癌，上尿路梗阻合并感染。

治疗前影像学检查

超声表现示例见图2-6-1。

介入操作

超声表现示例见图2-6-2。

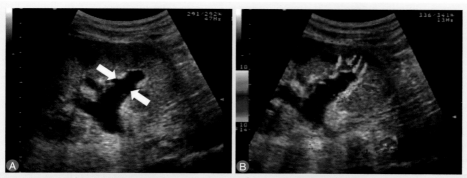

图2-6-1 输尿管梗阻，肾盂、肾盏扩张。灰阶超声显示肾盂和肾盏扩张（↑，图A）；CDFI可见穿刺路径丰富血流信号（图B）

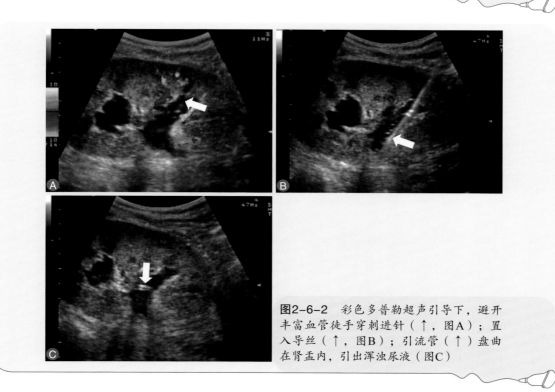

图2-6-2 彩色多普勒超声引导下，避开丰富血管徒手穿刺进针（↑，图A）；置入导丝（↑，图B）；引流管（↑）盘曲在肾盂内，引出浑浊尿液（图C）

预后

治疗后3天患者体温恢复正常，血尿素氮21 mmol/L，肌酐280 μmol/L，逐渐下降。

小贴士

1.上尿路梗阻引起的肾积水临床上引流的方法首选经膀胱镜输尿管插管引流，但对输尿管损伤或者梗阻严重者易插管失败。超声引导下经皮肾造瘘术（percutaneous nephrostomy，PCN）被证实是有效的，然而肾脏血流非常丰富，所以出血是PCN的主要并发症，严重出血可导致该侧肾脏失去引流机会，从而造成肾衰竭。

2.超声引导下PCN在穿刺时尽可能选择后侧方的Brodel无血管区，穿刺针应通过中下部肾盏或肾盏与漏斗部交界处，此处血管分布较少，可避免损伤叶间动脉或弓形动脉。CDFI引导可有效减少甚至避免血管损伤引起的出血。

第七节　其他

病例35　腔道超声造影诊断肠瘘并置管引流

🖋 病历摘要

患者女性，64岁，因"胃大部切除术后6个月，间歇性腹痛4个月，加重3天"入院。体格检查：患者上腹部切口附近扪及质韧肿块，有压痛。体温升高，最高达37.6 ℃，不伴恶心、呕吐、里急后重。中性分叶核粒细胞百分率79.3%（↑），淋巴细胞百分率14.8%（↓）。

🖋 操作前影像学检查

影像学表现示例见图2-7-1。

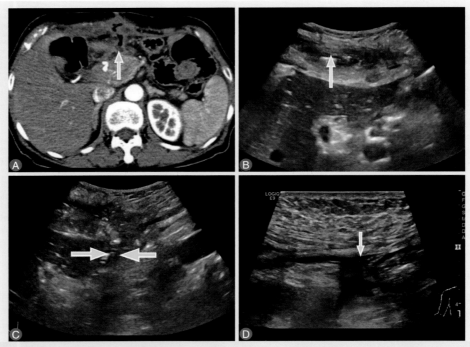

图2-7-1　增强CT显示前腹壁及邻近腹腔内可见片絮状软组织影，其内散在少许积气，局部似与十二指肠残端相通，吻合口瘘待排，病变区可见粗细不均的管状低密度影，符合积气改变（↑，图A）；灰阶超声显示上腹部腹壁肿胀，内可见积气（↑，图B）；灰阶超声显示线状低回声区从肿胀腹壁连通向腹腔深面（↑，图C）；腹腔微量积液（↑，图D）

介入操作

影像学表现示例及体外放置的引流管见图2-7-2。

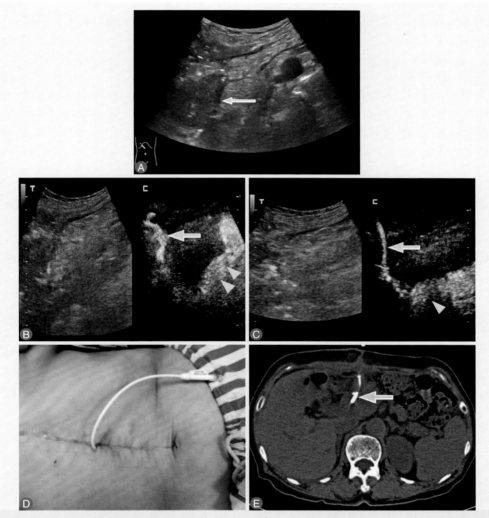

图2-7-2 超声定位腹壁内与腹腔相通的裂隙样低回声区后（简称裂隙），在超声实时引导下穿刺上述裂隙，并推注生理盐水，当推注无阻力时，可见盐水经裂隙向深面流动，但远端观察不清（↑，图A）；行腔道超声造影，裂隙显影（↑），其走行迂曲且粗细不均，较宽处约3.6 mm，可见其与腹腔相通，并可见肠管显影（△），考虑为吻合口瘘，遂在超声引导下进行置管，引流管置于瘘口旁（图B）；置管后再次造影，可见肠管显影（箭头示引流管，三角箭头示肠管，图C）；沿裂隙在患者上腹部放置的10 F引流管（图D）；CT显示引流管（↑，图E）

预后

置管后第二天患者腹部疼痛明显缓解，引流出消化液约500 mL。置管后3月余，十二指肠瘘愈合，并成功拔管。

（本病例由卢强提供）

 **小贴士**

1.吻合口瘘是消化道术后严重并发症之一，可显著增加患者的住院时间及病死率。但吻合口瘘的早期诊断比较困难，当病情进一步进展形成脓肿并伴随一系列临床症状时，应高度怀疑其发生。

2.该病例中，患者行胃大部切除术后出现腹痛加重伴低热，扪及腹壁切口区包块时才就诊，超声及CT检查提示腹壁包块内的气体影像有助于引导分析病因，但仍难以明确显示窦道的位置。

3.腔道超声造影在细小窦道的显影中发挥重要的作用。

（1）利用腔道超声造影可清晰地显示窦道走行及其交通，用于诊断是否存在吻合口瘘。

（2）在诊断吻合口瘘后，腔道超声造影可指导下一步放置引流管，达到引流的目的。

病例36　超声引导下可控压小儿肠套叠水灌肠复位

病历摘要

患儿男性，3岁，阵发性腹痛48小时，排果酱样血便1次。查体：上腹部扪及腊肠样肿块，质韧，轻压痛，全腹无明显反跳，实验室检查无特殊。临床诊断为原发性回肠-结肠型肠套叠。拟行超声引导下小儿肠套叠生理盐水灌肠复位术。

治疗前影像学检查

超声表现示例见图2-7-3。

介入操作

操作演示及超声表现示例见图2-7-4～图2-7-7。

预后

超声引导下水灌肠治疗复位成功后，患儿腹痛缓解。1周后随访，患儿无明显不适，精神、饮食、睡眠无异常。

（本病例由卢强提供）

 **小贴士**

小儿肠套叠：

以往的非手术治疗方法：X线引导下的空气或液体灌肠复位、超声引导下的简易水压灌肠复位。然而，由于电离辐射（X线引导）、压力不可控（简易水压灌肠）等因素，让患儿家属在治疗前难以抉择而错过最佳的非手术救治时机。使用可控压力的"一次性小儿肠套叠灌肠复位包"在超声实时监控下对小儿肠套叠进行生理盐水水压灌肠复位治疗，有良好的疗效（成功率达到97%以上），未出现由于此方法所致的肠穿孔等并发症。对于灌肠时的压力控制，需要依据患儿治疗中的反应而调整，绝大多数在安全压力（120 mmHg）时可以成功复位。

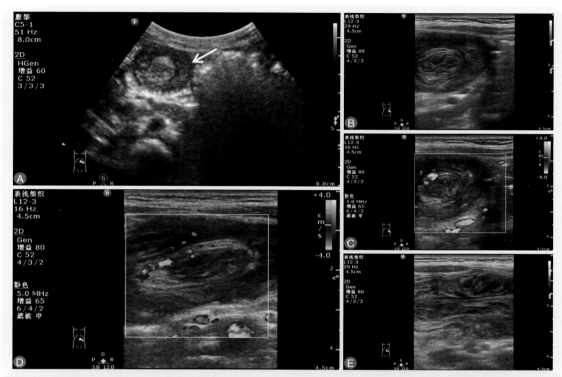

图2-7-3　腹腔内见回肠-结肠型肠套叠团块，横断面呈"同心圆征"，纵断面呈"套筒征"，套头位于左上腹（结肠脾曲平面）。凸阵低频超声：左上腹肠套叠病变横断面"同心圆"样肠道团块（↑），团块旁可见邻近充满粪块的降结肠（图A）；线阵高频超声：左上腹肠套叠病变（套头处）横断面"同心圆"样肠道团块，其最外层肠壁为结肠（鞘部），其内两层为套入部分，此病例套头部为回盲部肠管及其周围肠系膜（图B）；横断面评估病变处血流：病变区域可见血流信号（图C、图D）；纵断面呈"套筒征"，越过结肠肝曲"转折"处（图E）

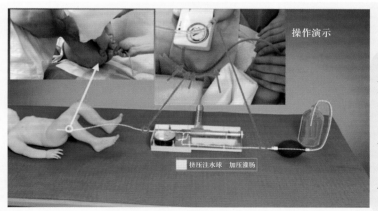

图2-7-4　由肛门插入灌肠器后即刻血便由管道流出（红色箭头所示）。肛门内的是进水管（黄色箭头所示），绿色箭头所示为排水管，设定好压力后注水，如果压力未到设定压力，那么就通过进水管进肠管，达到设定压力后水通过排水管流出，而不会再进入肠管，防止造成肠管破裂

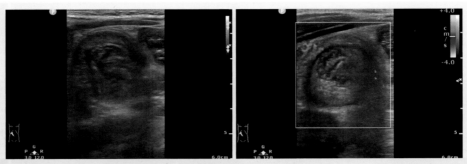

图2-7-5　末次超声检查后约20分钟，灌肠前再次复查超声。套头由原结肠脾曲水平自行移动至横结肠水平，但其内肠管及其肠系膜部分节段（邻近套头处）未见明显血流信号（超声探头移至该处时患儿哭闹明显）

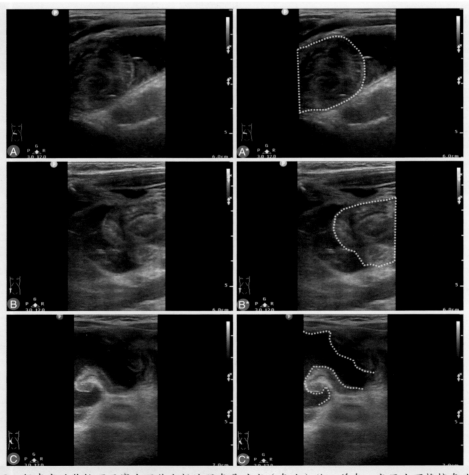

图2-7-6　超声实时监控下观察生理盐水抵达肠套叠病变（套头）处，并在一定压力下推挤套头，逐渐退出直至解剖结构复位。水流运行至套头（黄色虚线区）处，肠套叠病变逐渐退出至结肠肝曲（图A、图A*）；套头（黄色虚线区）复位至升结肠（图B、图B*）；解剖结构复位：肠套叠病变退出结肠，回盲瓣开放（黄色虚线处），水流可通过开放的回盲瓣进入回肠（图C、图C*）

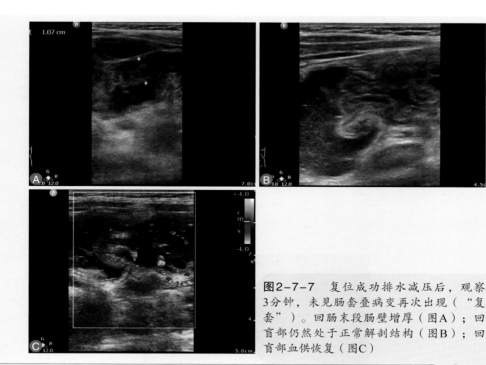

图2-7-7 复位成功排水减压后，观察3分钟，未见肠套叠病变再次出现（"复套"）。回肠末段肠壁增厚（图A）；回盲部仍然处于正常解剖结构（图B）；回盲部血供恢复（图C）

对于未累及结肠的原发性小肠套叠（回肠-回肠型、空肠-空肠型、空肠-回肠型）并不需要进行灌肠治疗。禁食及配合适当的腹部按摩，必要时给予补液、解痉等对症支持治疗，绝大部分小肠套叠病变能够在4～6小时内成功复位，少部分也几乎都在8～12小时内自行复位。通过连续5年的观察（>3万检查人次），到目前为止并未发现经过上述保守临床干预措施后，原发性小肠套叠超过24小时不能复位的病例。

另外，其他关于超声引导下水灌肠的禁忌证也需要重视。

1.病程超过48小时而全身情况显著不良者，如经内科治疗存在无法纠正的严重脱水、精神萎靡、高热或休克等症状者。

2.高度腹胀，腹部有明显压痛，肌肉紧张，疑有腹膜炎者（或者不能排除消化道穿孔者）。

3.有消化道穿孔表现者。

4.反复发生肠套叠，高度怀疑或确诊为继发性肠套叠者（此为相对禁忌，可考虑进行诊断性灌肠）。

5.高度怀疑或确诊为小肠套叠者（具体原因见上述）。

6.灌肠前有下列情况之一者：①未控制的严重感染；②严重的电解质紊乱；③活动性血管内凝血；④严重的心、肺、肝、肾等脏器功能衰竭者；⑤因其他原因不能耐受灌肠者，如近期有行肠道手术、结肠镜下息肉切除术等。

第八节 并发症及处理

病例37 肝囊肿置管引流硬化治疗后断管及取出

病历摘要

患者女性，48岁，主因间断性上腹部胀满不适1年余，体检发现肝囊肿入院。

治疗前影像学检查

超声表现示例见图2-8-1。

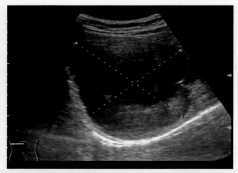

图2-8-1 灰阶超声可见肝右叶巨大无回声区，边界清，大小约10.5 cm×9.1 cm

介入操作

超声表现示例及断裂引流管见图2-8-2。

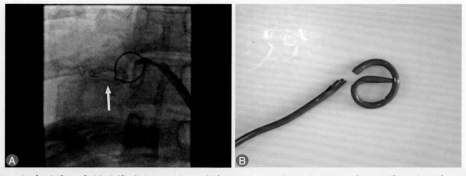

图2-8-2 超声引导下穿刺置管引流，无水乙醇冲洗，3天之内两次硬化治疗后拔管。引流管顺利拔出后未见猪尾部分。超声引导下穿刺残存囊腔建立通道，在DSA引导下利用介入抓捕器反复尝试，最终抓取出断管（↑，图A）；断裂引流管（图B）

🔖 预后

超声表现示例见图2-8-3。

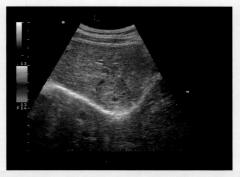

图2-8-3 硬化治疗后3个月超声可见肝右叶囊肿消失，局部见大小约2.5 cm×2.2 cm不均质回声团

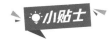

1. 对于较大（≥10 cm）的单纯性肝囊肿，通常采用置管引流联合硬化治疗方法，如此更加安全、便捷，注意避免反复穿刺。

2. 临床上多数应用的国内外引流管产品都不会因接触无水乙醇而变脆、易折断。但个别材质的引流管可受到硬化剂的侵蚀，从而导致涂层和引流管本身损伤，甚至断裂，尤其是无水乙醇。因此，要求我们在应用引流管前一定确认材质，认真阅读产品说明书中的注意事项。

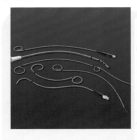

图2-8-4 某品牌引流管说明书中明确禁止与酒精接触（下划红线）

病例38 多囊肝穿刺抽液硬化治疗出血

🔖 病历摘要

患者女性，52岁，主因上腹部胀满不适1年，加重1个月入院，既往有多囊肝病史。

🔖 介入操作

超声表现示例见图2-8-5（含视频）。

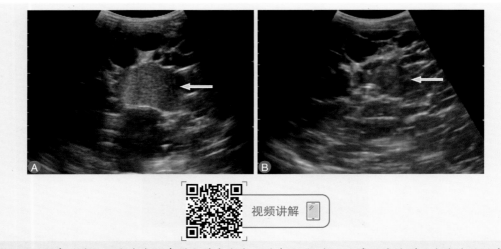

图2-8-5 超声引导下经皮多囊肝穿刺合并囊内出血（↑，图A）；当囊腔内达到一定张力后，出血停止，呈静止的雾状回声（↑，图B）

🖉 预后

24小时后超声引导下再次抽液减压治疗，未再出现出血。

💡小贴士

1.单纯肝囊肿穿刺硬化治疗导致出血并发症并不常见，但对于多囊肝，肝脏形态及肝内管道的解剖结构由于囊肿的挤压出现明显的改变，而且血流尤其是静脉血流由于受压流速减慢，因此很难被彩色多普勒超声检出，穿刺时易损伤血管而引起出血。

2.多数情况下随着囊腔内压力增加，出血可自行停止，稳定后可再行穿刺抽液或硬化治疗。若无感染，亦可不再干预，待其自行吸收。

病例39 经皮肝穿刺胆管置管引流术术后引流管不完全脱位

🖉 病历摘要

患者男性，58岁，主因"皮肤、巩膜黄染3月余，PTCD术后2月余，腹痛、发热3天"就诊，患者2个月前因黄疸于我院就诊，诊断为肝脏多发实性占位伴门静脉右支癌栓；左右肝管栓塞伴肝内胆管扩张、鼻咽部非角化型癌。遂行超声引导下PTCD，术后每日胆汁引流量约500 mL。3天前患者出现腹痛、发热，体温最高38.5 ℃，胆管引流量减少，每天约200 mL。

🖉 治疗前影像学检查

超声表现示例见图2-8-6。

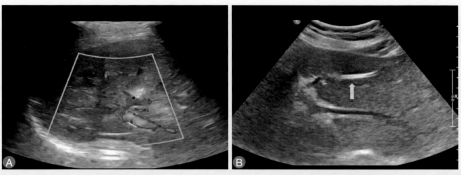

图2-8-6　肝内可见数个弱回声结节及团块，较大者位于右前叶，大小约6.5 cm×3.5 cm，门静脉右支管腔内可见弱回声充填（图A）；左肝内胆管内可见引流管回声，左、右肝管管腔内可见弱回声充填，左肝内胆管稍扩张，肝外胆管未见扩张（箭头为引流管回声，图B）

🔩 介入操作

超声表现示例及胆管引流管脱位示意见图2-8-7。

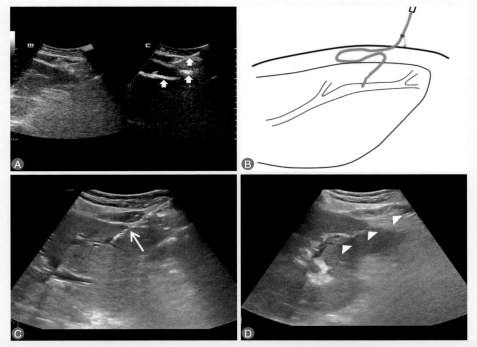

图2-8-7　抽出20 mL脓性胆汁后，经引流管缓慢推注5 mL超声造影剂稀释液，可见引流管（↑）大部分位于腹壁与肝脏之间，走行迂曲，仅少许位于胆管内（图A）；胆管引流管脱位示意（图B）；尝试经原管道置入导丝，由于管道走行迂曲，未能成功置入导丝，拔出原引流管，重新穿刺置管（箭头示穿刺针，三角箭头示引流管，图C、图D）

预后

在患者重新置管及对症支持治疗后，体温恢复正常，腹痛减轻。

（本病例由卢强提供）

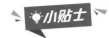 小贴士

1.当出现胆汁无引流或者引流量明显减少、腹痛、发热症状时，需要考虑引流管堵塞、引流管脱位或不完全脱位漏胆引起的腹膜炎。

2.经腔道超声造影能清晰显示引流管走行，准确判断是否有脱管或侧孔脱出至腹腔内导致漏胆。

3.当出现引流管脱管时，尝试超声引导下经原引流管置入导丝成功率很低，建议在DSA下造影，完成导丝、导管置入，可显著增加成功率，若均不能顺利完成，则应选择重新穿刺置管。

第三章

肌骨疾病超声介入治疗

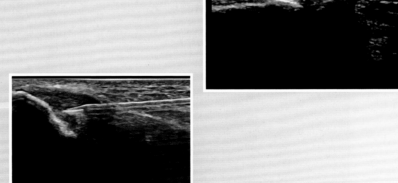

病例1　超声引导下上颌骨囊肿的硬化治疗

病历摘要

患者女性，57岁，因左面部胀痛半年就诊当地医院，诊断为左上颌骨囊肿，大小约3.0 cm×4.0 cm×3.5 cm，治疗方案拟行颌面外科手术切除部分上颌骨和左上3颗磨牙，术后可能出现左颌面部塌陷，患者因为不愿接受术后可能的面部变化而拒绝开放性手术。

治疗前影像学检查

影像学表现示例见图3-1-1。

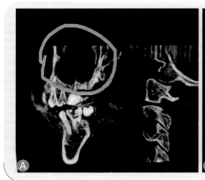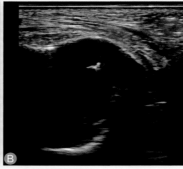

图3-1-1　CT显示上颌骨内低密度影（画圈处），提示囊性病变，囊肿底部紧邻左上牙槽，左上3颗牙尖生于囊肿骨腔面（图A）；灰阶超声显示囊肿前壁与左面部软组织直接相邻，通过面部皮肤超声可完全显示囊肿内部，壁光滑，边界清楚，囊肿透声好（图B）

介入操作

患者平卧，面部皮肤消毒铺巾，左面部超声再次检查评估穿刺路径，1%利多卡因穿刺点局部麻醉，18G PTC针超声引导下穿刺入囊肿内，抽出淡黄色液体约20 mL，每次用10 mL生理盐水冲洗后抽出，至液体清亮后抽净，再注入聚桂醇10 mL反复冲洗约3分钟后抽出，保留聚桂醇原液3 mL（图3-1-2，含视频）。术中患者未诉局部牙齿疼痛和面部麻木等不良反应，术后次日诉术区轻微胀痛，低热37.5 ℃，观察左面部肿胀，囊肿内充满渗出液，无面部麻木和牙痛等不适，未特殊处理自行好转，术后第3日出院。

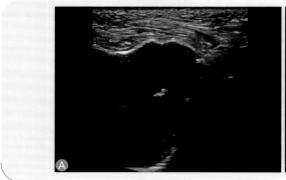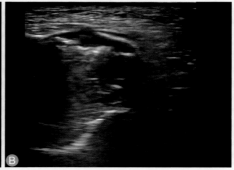

图3-1-2 超声引导下18 G PTC针经皮刺入囊肿（图A）；穿刺抽液硬化剂注射并高压冲刷，使之与囊壁充分接触（图B）

预后

1周后左面部肿胀逐渐消失，术后40天外院复查超声示左面部未见明显囊肿。随访20个月未见囊肿复发，未诉特殊不适。

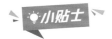小贴士

1.上颌骨囊肿根据组织来源和发病部位分为牙源性和非牙源性，是常见良性病变。传统治疗方法包括采用经唇龈切口囊肿刮除术合并化学试剂烧灼囊腔骨面、鼻内镜下经鼻开窗术治疗等。

2.上颌骨囊肿虽是骨性病变，但本例患者囊肿前方已无骨性组织遮挡，经面部皮肤、皮下组织和肌肉组织具有良好的声窗，能在高频超声下显示囊肿全貌。因此，可在超声引导下行穿刺硬化治疗。

3.操作细节包括术前影像学检查，明确囊肿性质、囊肿与上颌窦壁及鼻底牙槽位置关系，以及是否存在骨质破坏。

（本病例由余松远提供）

病例2 超声引导下甲状舌管囊肿硬化治疗

病历摘要：

患者男性，34岁，发现颈部局部隆起包块就诊，MRI考虑甲状舌管囊肿，患者拒绝手术，拟选择介入治疗。

治疗前影像学检查

影像学表现示例见图3-1-3。

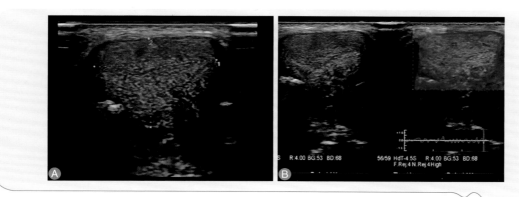

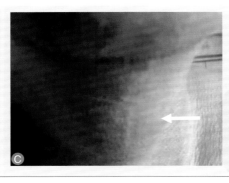

图3-1-3 右颈前囊性肿物，内可见密集点状强回声，约3.00 cm×2.10 cm×2.0 cm（图A）；弹性成像质地较软，初步诊断为甲状舌管囊肿（图B）；外观可见右颈前区局部膨隆（↑，图C）

介入操作

超声表现示例及复查结果见图3-1-4。

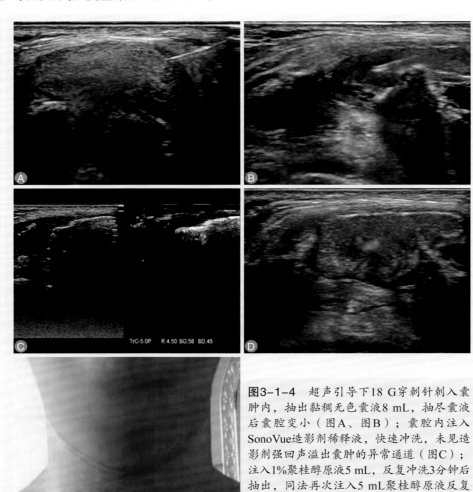

图3-1-4 超声引导下18 G穿刺针刺入囊肿内，抽出黏稠无色囊液8 mL，抽尽囊液后囊腔变小（图A、图B）；囊腔内注入SonoVue造影剂稀释液，快速冲洗，未见造影剂强回声溢出囊肿的异常通道（图C）；注入1%聚桂醇原液5 mL，反复冲洗3分钟后抽出，同法再次注入5 mL聚桂醇原液反复冲洗后保留2 mL（图D）；3个月后复查，颈部隆起包块消失（图E）

（本病例由余松远提供）

小贴士

1.甲状舌管囊肿是常见的先天性囊肿，为甲状舌管未退化或未完全退化、消失，残留上皮分泌黏液潴留所致。传统治疗方法是手术切除，但创伤较大，且若切除不彻底，易导致复发。

2.超声引导下穿刺抽液并用硬化剂破坏囊壁上皮，可达到停止分泌和囊壁粘连闭合的目的，优点是微创、治疗成本低。

3.需要注意的是：在硬化治疗前须先用适量生理盐水反复加压冲洗，再注入超声造影剂稀释液快速冲洗，观察有无造影剂溢出囊肿的异常通道，防止硬化剂误入其他组织脏器。

4.对囊液黏稠者可注入生理盐水反复冲洗2～3次后再抽净囊液，治疗完毕后常规加压包扎。

病例3　腕部滑膜囊肿超声引导下穿刺治疗

病历摘要

患者男性，57岁，右手腕滑膜囊肿切除术后2年复发就诊。

治疗前影像学检查

超声表现示例见图3-1-5。

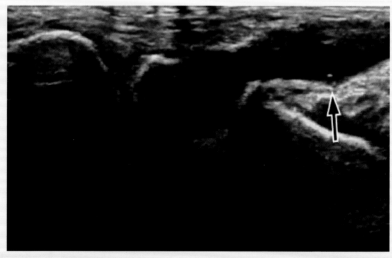

图3-1-5　灰阶超声示右手腕尺侧背部肌腱前方探及大小1.4 cm×0.6 cm×1.5 cm无回声区（↑），边界清楚，壁薄、光滑，邻近肌腱、骨及关节无异常

✎ **介入操作**

超声表现示例见图3-1-6（含视频）。

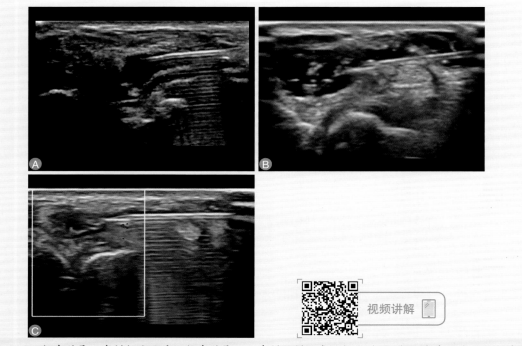

视频讲解

图3-1-6 超声引导下穿刺抽液治疗。超声引导20 G穿刺针刺入囊腔抽液（图A）；术中用生理盐水冲洗（图B）；术中囊壁损毁及类固醇药物注射治疗（图C）

✎ **预后**

术后随访无复发。

（本病例由卢漫提供）

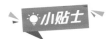 **小贴士**

1.滑膜囊肿是发生在关节囊、腱鞘附近与关节相通的含胶冻状黏液的良性包块，好发于腕、踝部等活动性较大部位。

2.滑膜囊肿的治疗方式包括密切观察、穿刺抽吸注射或手术。无论哪一种治疗方式，都有一定的复发率。超声引导下抽液开窗治疗相比手术更微创，复发率无差异。

3.超声引导下抽液治疗注意事项：

（1）超声检查时至少通过两个平面观察囊肿，并使用CDFI确保不是血管结构、各向异性的肌腱或实性肿瘤。

（2）如果使用20～22 G针不能将囊液抽出，可使用18 G穿刺针或生理盐水灌注（2～3 mL）使囊肿破裂，或者使囊壁开窗后抽吸其内容物。囊肿经刺破或开窗后不能自动减压者，可手动挤压囊肿完成减压。

（3）囊肿内及关节腔内注射药物为0.5 mL局部麻醉药加0.5 mL注射用皮质类固醇。

（4）操作中注意无菌操作，囊壁开窗是操作成功与否的关键。与关节腔相通者应附带关节腔注药治疗，降低复发率。

病例4 腱鞘囊肿超声引导下抽吸注射治疗

病历摘要

患者男性，28岁，3个月前发现右侧腕关节背侧靠桡侧单发包块，无明显疼痛及压痛，腕关节活动基本不受影响。近期腕关节活动时包块处轻微疼痛。

治疗前影像学检查

超声表现示例见图3-1-7。

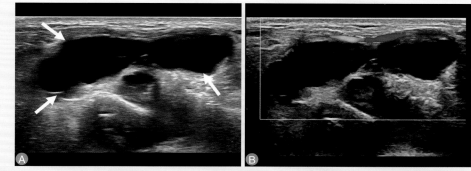

图3-1-7 灰阶超声示右侧腕关节背侧近桡侧一无回声区（↑），边界尚清，形态不规则，透声尚可，似与关节间隙相通（图A）；CDFI未见明显血流信号（图B）

介入操作

超声表现示例见图3-1-8。

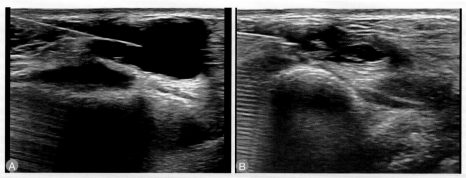

图3-1-8 术前皮下局部麻醉，超声引导下将20 mL注射器针头穿刺至囊性包块内，抽出果冻样液体8 mL，尽量抽吸干净（图A）；超声引导下注射药物（0.5 mL曲安奈德+0.5 mL利多卡因混合液）1 mL（图B）

预后

术后3个月、6个月复查超声显示未见明显囊肿复发。

小贴士

1.腱鞘囊肿是起源于关节、肌腱、腱鞘旁的常见囊性肿物，以手腕部多见。好发于青壮年人群，女性发病率高于男性。大部分腱鞘囊肿常无明显临床症状，当囊肿逐渐增大压迫周围组织或神经时，可引起疼痛等症状。

2.目前腱鞘囊肿治疗方法主要有穿刺抽液/加类固醇注射、外科手术切除等。

3.超声检查可清晰显示腱鞘囊肿大小、边界，以及与周边肌腱、神经、血管等重要解剖结构的关系。超声引导下可安全精准穿刺、完全抽吸，如果腱鞘囊肿与关节间隙或腱鞘明显相通，那么可结合类固醇激素注射，降低其复发率。

（本病例由金凤山提供）

病例5 拇指A1滑车狭窄性腱鞘炎超声引导下小针刀松解注射治疗

病历摘要

患者男性，56岁，2个月前右侧拇指掌指关节掌侧突发疼痛，伴有明显压痛点，近两周疼痛症状减轻，但拇指屈伸活动受限，出现明显卡顿症状，可以感觉到弹响，有时弯曲拇指后无法伸展，须借助外力才能打开，早晨起床后尤为明显（见下方视频）。

视频讲解

治疗前影像学检查

超声表现示例见图3-1-9。

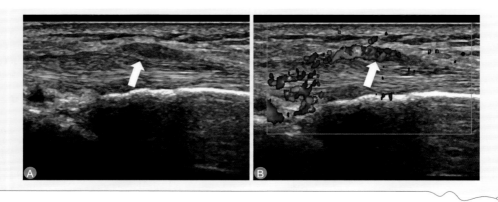

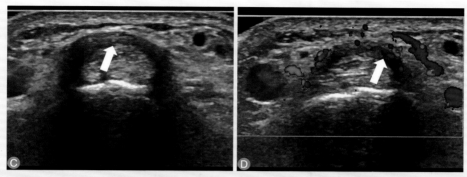

图3-1-9　灰阶超声示纵切面上拇指A1滑车明显增厚，较厚处约2.9 mm（↑，图A）；CDFI示拇指A1滑车内可见丰富血流信号（↑，图B）；灰阶超声示短轴切面上拇指A1滑车明显增厚（↑，图C）；CDFI示拇指A1滑车内可见丰富血流信号（↑，图D）

🖊 介入操作

超声表现示例及操作示意见图3-1-10（含视频）。

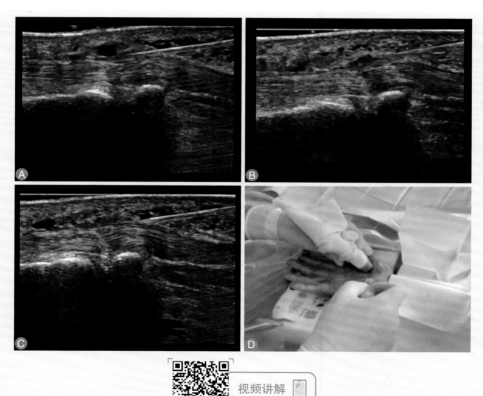

视频讲解

图3-1-10　超声引导下注射少量利多卡因至A1滑车处（图A）；超声引导下将小针刀穿刺至A1滑车处进行2～4次松解切割（图B）；超声引导下A1滑车内注射1 mL混合液（0.5 mL利多卡因+0.5 mL曲安奈德，图C）；操作示意（图D）

📔 预后

术后即刻患者拇指屈伸功能受限明显减轻，但还有轻度卡顿表现，术后两天患者拇指屈伸功能已完全恢复，术后无疼痛，术后一个月超声检查如图3-1-11所示。

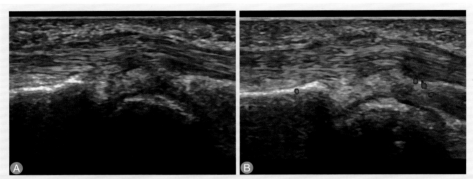

图3-1-11　治疗一个月后复查，灰阶超声示左侧拇指A1滑车较术前明显变薄（图A）；CDFI示未见明显血流信号（图B）

（本病例由金凤山提供）

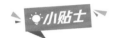

1.A1滑车狭窄性腱鞘炎，又称"扳机指"或"弹响指"，是一种常见的腱鞘疾病，其形成原因是手指屈肌腱鞘因机械性摩擦而引起的慢性无菌性炎症。该病的病理机制被认为是A1滑车增厚导致肌腱受压增粗，从而造成关节绞锁。

2.超声表现为屈肌腱周围环绕的低回声带及A1滑车远侧增粗的肌腱和腱鞘。屈曲和伸直动态扫查下可观察肌腱肿胀并与腱鞘粘连。

3.该疾病可在超声引导下通过小针刀或穿刺针进行松解治疗，具有创伤小、疗效好，以及可反复治疗的优势。另外，松解术后还可通过注射少量类固醇药物提高治疗效果，降低复发率。

4.注意事项：

（1）一旦针刀进入滑膜腱鞘内（超声长轴和短轴切面），伸展或过度伸展掌指关节可使针刀轻松到达A1滑车近端。对于拇指的扳机指，操作者需要握住患指，使其保持垂直，以便用一只手就能同时使用手术器械并伸展和过度伸展掌指关节。

（2）必须保证器械准确位于掌指关节，以免切割到任何近端的神经血管交叉结构（尤其是拇指的扳机指）。

（3）严格在滑膜腱鞘内进行松解以避免并发症发生，不易伤及表浅结构（恢复时间更长），也不要伤及下方的屈肌腱（可能导致断裂），这些都可以通过在松解前及（纵向）回拉针刀时，仔细检查刀片是否准确位于腱鞘内来避免。

病例6 腕管综合征超声引导下松解治疗

病历摘要

患者男性，54岁，右手2、3指麻木疼痛1个月就诊。

治疗前影像学检查

影像学表现示例见图3-1-12。

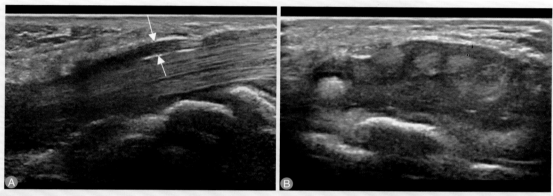

图3-1-12 右侧正中神经在腕管内稍增粗，约3 mm，回声减低（↑，图A）；右手腕管内及掌部屈肌腱增粗，腱鞘增厚，内见滑膜增生，最厚处3.5 mm（图B）

介入操作

超声表现示例见图3-1-13（含视频）。

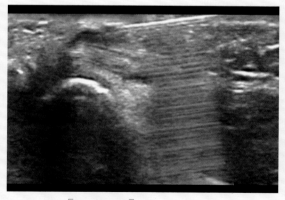

视频讲解

图3-1-13 超声引导下20 G穿刺针进入到腕管穿刺并注射曲安奈德、利多卡因及生理盐水混合液3 mL

预后

影像学表现示例见图3-1-14。

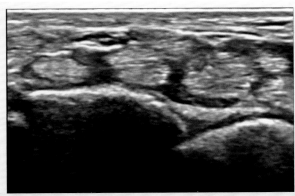

图3-1-14 治疗后2周复查，腕管内肌腱肿胀、增厚滑膜消失，患者手指疼痛、麻木症状明显好转

（本病例由卢漫提供）

小贴士

1.腕管综合征是最常见的周围神经卡压性疾患，由于腕管容积变小或内容物增多导致腕管内压力增加，从而造成正中神经受压，出现一系列正中神经损伤的症状和体征。超声引导下注射治疗能够最大程度减少并发症的发生，提高治愈成功率。

2.大多数人腕管尺侧有更好的穿刺空间，穿刺时一定要确认尺神经和动脉，确保穿刺针在这些结构的前方通过。在整个穿刺过程中确保能看到针尖，避免刺入神经内。注意体表解剖标志联合超声引导能更可靠地进针。

3.术前排除结核，术中注意神经识别，在离神经较远的位置注射，避免穿刺针刺入神经内。注重病因识别，对症处理。

4.当正中神经与周边组织粘连时，可先在正中神经周边注入5 mL生理盐水进行松解，待注射没有阻力并经超声观察到生理盐水在正中神经周边均匀聚集时，再进行注药。

病例7 肱骨外上髁炎超声引导下松解注射治疗

病历摘要

患者女性，49岁，2周前右侧肘关节外侧突发疼痛，伴有明显压痛点，视觉模拟评分法评分为7分，疼痛有时向下放射至前臂，尤其是做提壶、拧毛巾、打毛衣等活动时疼痛明显加重。局部无红肿，肘关节伸屈不受影响，但前臂旋转活动时可疼痛。

治疗前影像学检查

影像学表现示例见图3-1-15。

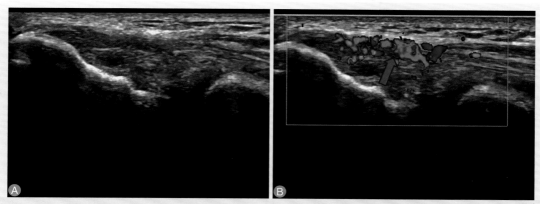

图3-1-15 灰阶超声示右侧前臂伸肌总腱（肱骨外上髁附着处）增厚，回声局部减低（图A）；CDFI示右侧前臂伸肌总腱（肱骨外上髁附着处）局部可见较丰富血流信号（↑，图B）

介入操作

超声表现示例见图3-1-16。

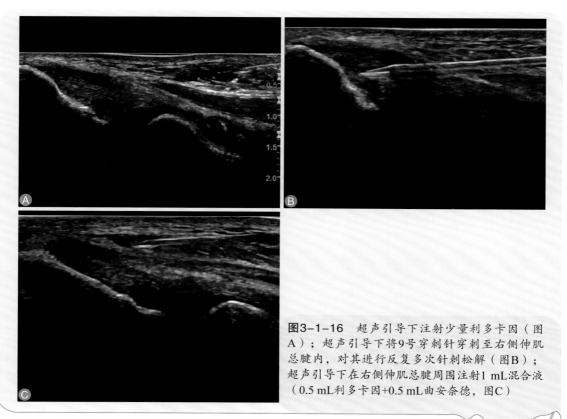

图3-1-16 超声引导下注射少量利多卡因（图A）；超声引导下将9号穿刺针穿刺至右侧伸肌总腱内，对其进行反复多次针刺松解（图B）；超声引导下在右侧伸肌总腱周围注射1 mL混合液（0.5 mL利多卡因+0.5 mL曲安奈德，图C）

🔊 **预后**

术后两天患者症状明显缓解，VAS评分为1分，活动时疼痛也无加重表现，术后1个月超声检查如图3-1-17所示。

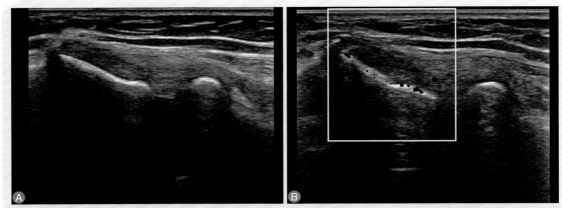

图3-1-17 治疗1个月后复查，灰阶超声示右侧前臂伸肌总腱较前变薄，内部低回声区域较前变小（图A）；CDFI示右侧前臂伸肌总腱内部未见明显血流信号（图B）

（本病例由金凤山提供）

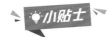

1.较顽固的网球肘如制动和规范物理治疗后症状仍不能缓解，可选择超声引导下穿刺针反复针刺伸肌总腱内病变区域，松解粘连的组织、受卡压的微血管及神经束，从而改善局部血液循环。

2.操作过程中，注意要小剂量注射麻醉药，因为肌腱组织的密度会阻碍麻醉药的扩散。

3.要从浅面到深面、从内侧到外侧反复针刺病变的肌腱，同时对骨膜也应进行弥漫性的针刺。

4.针刺的次数没有明确规定，关键是要使整个肌腱病变区域均能被针刺到。当穿刺针能在肌腱内自由穿过（几乎没有阻力）时即可结束治疗。

病例8 足底筋膜炎超声引导下松解注射治疗

🔊 **病历摘要**

患者男性，65岁，1个月前右侧足底局部突发疼痛，尤其走路脚着地时疼痛明显加重，无法忍受。

🔊 **治疗前影像学检查**

影像学表现示例见图3-1-18。

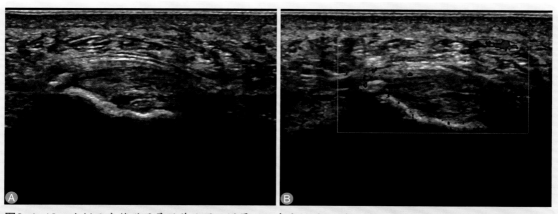

图3-1-18　右侧足底筋膜跟骨附着处明显增厚，回声减低（图A）；CDFI示增厚足底筋膜处可见少量点状血流信号（图B）

介入操作

超声表现示例见图3-1-19。

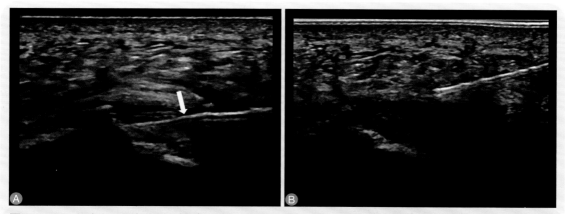

图3-1-19　术前皮下局部麻醉，超声引导下将9号穿刺针（箭头端所指）穿刺至增厚足底筋膜内，反复针刺松解（图A）；超声引导下于增厚足底筋膜周围注射1 mL药物（0.5 mL曲安奈德+0.5 mL利多卡因混合液）（图B）

预后

术后2天患者疼痛症状基本缓解，走路时仍感觉轻微不适，术后1个月患者无明显不适，术后超声检查如图3-1-20所示。

（本病例由金凤山提供）

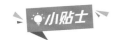

1.足底筋膜炎是导致足跟痛最常见的原因之一，既往以保守治疗为主，包括口服药物治疗、体外冲击波治疗、矫形鞋垫治疗、牵张训练等多种治疗方案。

2.对于顽固性足底筋膜炎，保守治疗常效果不佳，超声引导下穿刺松解并类固醇注射是目前最有效的治疗方式。

3.单纯注射类固醇激素对于顽固性足底筋膜炎往往效果不佳，结合足底筋膜针刺松解，才能促进药物的吸收，起到更好的消炎效果。

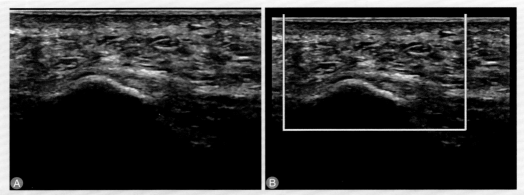

图3-1-20　治疗1个月后复查，灰阶超声示右侧足底筋膜较术前明显变薄（图A）；CDFI示未见明显血流信号（图B）

病例9 "冻结肩"超声引导下松解注射治疗

病历摘要

患者女性，53岁，1个月前右侧肩关节突发疼痛，VAS评分为7分，夜间明显加重，伴有局部压痛，活动受限，尤其是外展外旋及后伸明显受限。

治疗前影像学检查

影像学表现示例见图3-1-21。

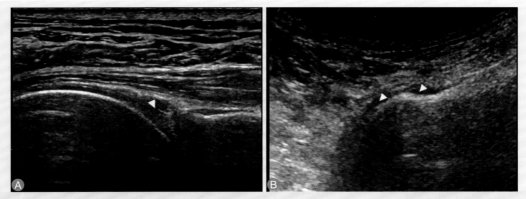

图3-1-21　灰阶超声示右侧盂肱关节后隐窝处关节囊增厚（△，图A）；灰阶超声示右侧盂肱关节腋窝处关节囊增厚（△，图B）

介入操作

超声表现示例见图3-1-22。

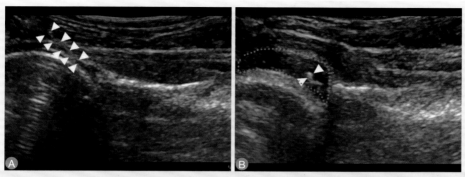

图3-1-22　超声引导下将9号穿刺针（△）穿刺至右侧盂肱关节后隐窝内，注射混合液（1 mL曲安奈德+5 mL利多卡因+15 mL生理盐水，图A）；注射时可见关节囊明显撑开，无回声区（虚线区域）为注射的药物（图B）

预后

术后2天患者症状明显缓解，VAS评分为3分，活动时疼痛也无加重表现，右侧肩关节活动受限明显缓解。1个月后重复治疗一次，患者疼痛及活动受限等症状基本消失。

（本病例由金凤山提供）

小贴士

1. "冻结肩"是指盂肱关节粘连性炎症，又称"五十肩"，因为本病的好发年龄在50岁左右，女性发病率略高于男性，多见于体力劳动者。主要表现为肩部疼痛，尤其夜间加重，肩关节活动功能受限并且逐渐加重，严重影响患者的日常生活。

2. 盂肱关节腔内注射一定量的药物（1 mL曲安奈德、5 mL利多卡因及15 mL生理盐水的混合液15～20 mL）可松解其内部粘连、消除其局部炎症、改善盂肱关节血液循环等。

3. 目前在超声引导下可视化进行注射，可进一步保证注射的准确性及安全性。进针方向为由后外侧向前内侧，超声引导下穿刺针从肱骨头与盂唇之间直接进入关节腔。

4. 在关节腔注射之前局部麻醉时，可以利用注射器建立穿刺针道。针道相对陡直，进针过浅不利于调整穿刺针位置。针尖斜面朝向肱骨关节面避免损伤关节软骨。推注药物时应实时观察药物在关节腔流动情况，确保针尖在关节腔内。若液体局限性分布在一个区域，则说明针尖不在关节腔内，此时应停止注射，重新调整针尖位置。

病例10　胫后肌腱钙化性肌腱炎的注射和针刺治疗

病历摘要

患者女性，35岁，右侧足部踝关节内侧前下方疼痛半个月就诊。

📎 **治疗前影像学检查**

影像学表现示例见图3-1-23。

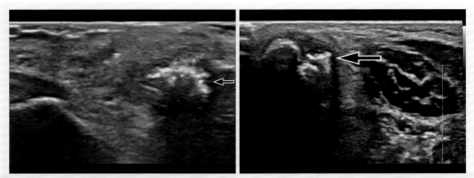

图3-1-23　右侧胫后肌腱远侧附着端局限性增厚伴钙化。胫后肌腱局限性增厚（最厚处约6 mm）回声减低，内可见稍强回声团，后伴声影（↑）

📎 **介入操作**

超声表现示例见图3-1-24（含视频）。

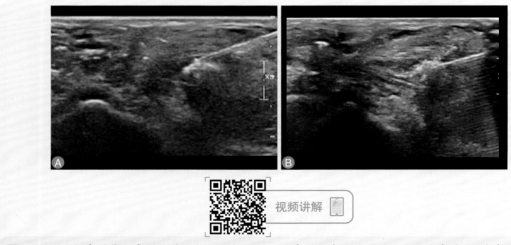

视频讲解

图3-1-24　超声引导下穿刺注药及钙化灶抽吸。20 G穿刺针在肌腱周围注入曲安奈德+利多卡因混合液2 mL后，穿刺针进入钙化灶内进行反复穿刺、生理盐水冲洗治疗

📎 **预后**

术后第2天疼痛明显减轻，1个月后电话随访无疼痛。

（本病例由卢漫提供）

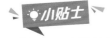

1.胫后肌腱附着端钙化性肌腱炎超声引导下注射和针刺治疗是有效治疗的一种手段，术前辨别屈肌支持带、副舟骨及周围神经血管束，特别是副舟骨不要与钙化灶混淆，术中注意

不要将药物注射到肌腱内，避免神经血管损伤。

2.前路方式（从前向后）更好，有利于避开神经血管束，且路径最短。当采用前路方式时，可使用旁路技术。

3.后路方式在某些情况有用，如后踝沟过深、皮肤破损或定位有问题时。

4.适用于对休息、冰敷、非类固醇抗炎药、矫正及适当的物理治疗无效的顽固性疼痛性肌腱炎或腱鞘炎，也适用于急性炎症状态的早期干预，特别是急需恢复活动时。

病例11　梨状肌注射治疗

病历摘要

患者男性，39岁，左臀部及下肢疼痛就诊。

治疗前影像学检查

影像学表现示例见图3-1-25。

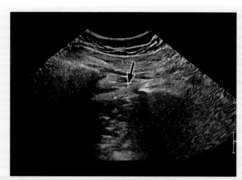

图3-1-25　坐骨神经梨状肌处增粗（最粗处7.6 mm），回声无明显改变（↑）

介入操作

超声表现示例见图3-1-26。

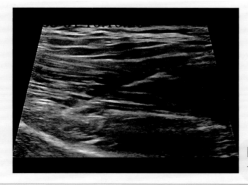

图3-1-26　超声引导下穿刺药物注射治疗，注入利多卡因、生理盐水及复方倍他米松注射液混合液体3 mL

✎ 预后

患者第2天疼痛明显减轻，术后1个月电话随访无疼痛。

（本病例由卢漫提供）

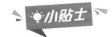 小贴士

1.梨状肌综合征是各种原因造成梨状肌炎性反应及相邻坐骨神经受到刺激或压迫，引起一系列症状和体征的综合征。超声引导下药物注射治疗可有效缓解患者症状。

2.注射药物为局部麻醉药混合或不混合注射用皮质类固醇（总量3～4 mL）。

3.梨状肌最好采用长轴扫查，由于肌肉位置深，位于臀大肌深部，往往需要低频或中频探头扫查才能显示。穿刺前扫查确认坐骨神经与梨状肌之间的位置关系，坐骨神经多位于梨状肌深部，但可以存在解剖结构变异，如坐骨神经或其腓总神经分支穿行梨状肌内或行于其浅方。被动的髋关节内旋及外旋可能有助于识别梨状肌，因为此时梨状肌较表浅的臀大肌会出现相对运动。

4.术中注意不要将药物注射到神经及周围血管内，进针方向可为外侧向内侧或内侧向外侧。

4

第四章

消融治疗

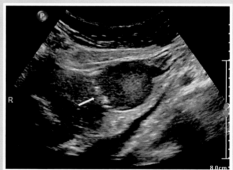

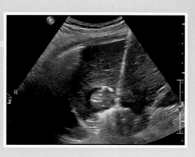

第一节　肝脏肿瘤

病例1　外生性肿瘤消融

病历摘要

患者男性，58岁，乙肝肝硬化病史，体检发现肝S6区肿块，临床诊断为HCC，大小约3.5 cm×2.5 cm（外生部分超出肿瘤体积的2/3），拟行微波消融治疗。

治疗前影像学检查

超声表现示例见图4-1-1。

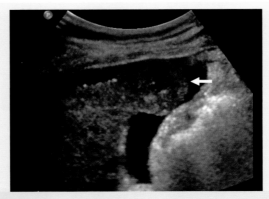

图4-1-1　灰阶超声显示肝S6区HCC（↑），肝周积液为建立的人工腹腔积液

介入操作

超声表现示例见图4-1-2（含视频）。

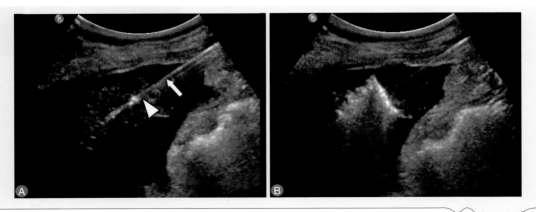

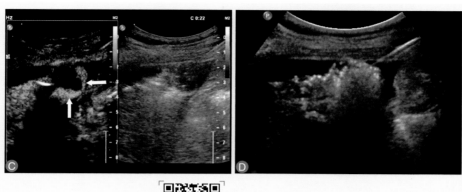

视频讲解

图4-1-2　灰阶超声引导将微波天线（↑）经肿瘤穿刺至肿瘤与肝脏交界处的基底部，开始消融（△示微波发射源所在位置，图A、图B）；消融后行即刻超声造影检查显示肿瘤大部分血供中断，仅剩肿瘤边缘少量血供（↑，图C）；再对肿瘤进行多点次低功率重叠消融（图D）

预后

影像学表现示例见图4-1-3。

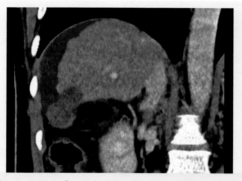

图4-1-3　治疗后3个月增强CT显示肿瘤完全坏死

小贴士

1.外生性肿瘤是肝被膜下肿瘤的一种类型，凸向肝外生长。从解剖位置上看，周围缺乏肝实质保护，热消融时由于热量使肿瘤内液体汽化，压力骤增，因此易引起肿瘤破裂导致出血和播散。

2.根据既往指南相关推荐，外凸超过1/3的肿瘤为热消融治疗相对禁忌证。我们团队的经验表明，采用合适的方法对外凸超过1/3的肿瘤进行消融是安全、有效的。

3.外凸肿瘤的热消融技巧如下。

（1）首先经肿瘤旁肝组织穿刺进行荷瘤血管及肿瘤基底部肝组织消融以切断肿瘤的血

供，使瘤内血液含量减少，再进行肿瘤整体消融。

（2）对肿瘤采用低功率、长时间消融，可降低消融时肿瘤内压力骤增的风险，从而避免肿瘤破裂。

（3）如果由于肿瘤位置或穿刺角度的限制不能经肝实质穿刺，可经肿瘤直接穿刺。

附加病例　外生性肿瘤消融

治疗前影像学检查

影像学表现示例见图4-1-4。

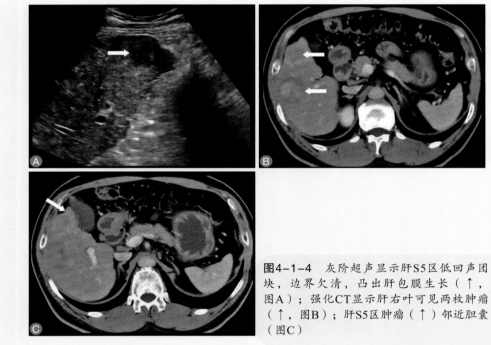

图4-1-4　灰阶超声显示肝S5区低回声团块，边界欠清，凸出肝包膜生长（↑，图A）；强化CT显示肝右叶可见两枚肿瘤（↑，图B）；肝S5区肿瘤（↑）邻近胆囊（图C）

介入操作

影像学表现示例见下方视频。

视频讲解

预后

影像学表现示例见图4-1-5。

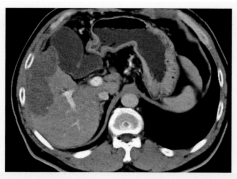

图4-1-5　治疗后3个月增强CT显示肿瘤完全坏死，胆囊完好无损

病例2　肝尾状叶肿瘤消融

病历摘要

患者女性，62岁，主因发现甲胎蛋白升高2个月入院，既往丙型肝炎（简称丙肝）肝硬化病史，肝尾状叶HCC，经导管动脉栓塞化疗（transcatheter arterial chemoembolization，TACE）治疗2次。

治疗前影像学检查

影像学表现示例见图4-1-6。

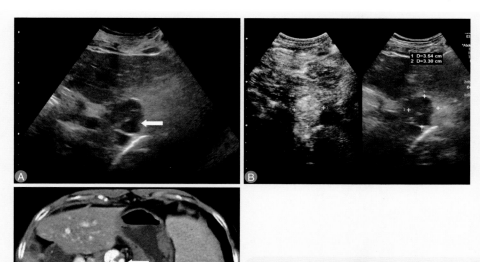

图4-1-6　灰阶超声显示肝尾状叶低回声结节，形态较规则，部分外凸（↑，图A）；超声造影显示动脉期病灶呈高增强，大小约3.5 cm×3.3 cm（图B）；增强CT显示病灶（↑）不均匀强化，内可见碘油沉积，紧邻下腔静脉（图C）

介入操作

超声表现示例见下方视频。

视频讲解

预后

影像学表现示例见图4-1-7。

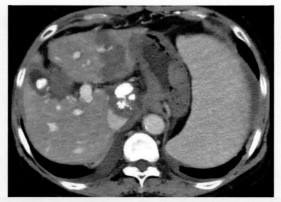

图4-1-7 术后1个月增强CT显示肿瘤消融完全，无强化

小贴士

1.对部分位于肝尾状叶的肿瘤，经左肝路径穿刺消融是一种安全、可行的方法。

2.尾状叶肿瘤的经皮热消融治疗的主要困难：①尾状叶位置较深，穿刺路径较长，准确穿刺靶病灶存在困难；②尾状叶周围重要管道结构复杂（血管、胆管、胃肠），穿刺时应注意避开管道，建立人工腹腔积液保护胃肠道。

3.尾状叶肿瘤的消融穿刺路径无论经左肝还是右肝，由于穿刺路径较长，需要避开主要管道，务必全程清晰显示针尖，针尖尽可能不朝向下腔静脉，若必须，则应防止针尖刺穿病灶从而损伤深部下腔静脉。

4.在消融过程中，需要观察气体强回声覆盖范围，也可利用融合成像导航技术引导和监测，显示左肝管等重要结构，避免灼伤病灶浅层门静脉左支的Glisson鞘内左肝胆管结构，导致左肝管热损伤。

5.建议联合TACE和（或）经皮无水乙醇注射治疗保证治疗的彻底性。

病例3　大血管旁（下腔静脉右侧）HCC射频消融治疗

病历摘要

患者男性，62岁，乙肝肝硬化病史，查体发现下腔静脉右旁肝占位，肿瘤标志物甲胎蛋白102.9 ng/mL（↑），临床诊断为HCC，拟行热消融治疗。

治疗前影像学检查

影像学表现示例见图4-1-8。

介入操作

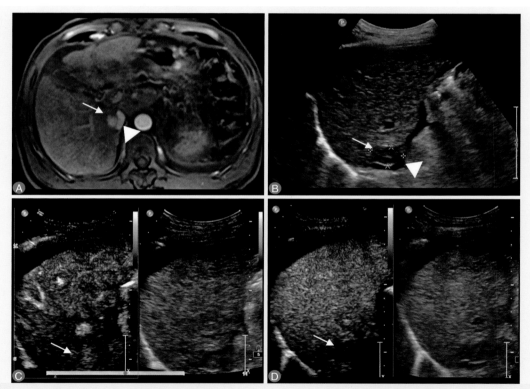

图4-1-8　增强MRI显示下腔静脉（Δ）右旁病灶（↑），约2.5 cm×1.5 cm，动脉期增强T_1呈高信号，挤压下腔静脉（图A）；灰阶超声显示下腔静脉右旁低回声结节（↑），挤压下腔静脉（Δ），形成弧形压迹（图B）；超声造影显示病灶（↑）动脉期呈高增强，延迟期呈低增强（图C、图D）

影像学表现示例见图4-1-9。

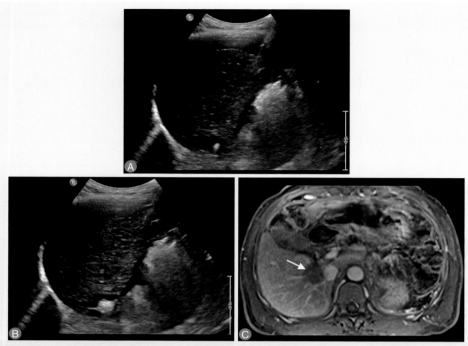

图4-1-9 超声引导下射频电极经右肝准确穿刺下腔静脉右旁肿瘤，针尖抵达肿瘤后缘（图A）；在热消融治疗过程中，气体强回声逐渐覆盖肿瘤（图B）；术后1个月增强MRI显示肿瘤消融完全，无强化（↑，图C）

病例4 大血管旁中大HCC热消融

病历摘要

患者女性，65岁，乙肝肝硬化13年，发现HCC1年余，已行5次TACE治疗，拟行热消融治疗。入院肿瘤标志物甲胎蛋白363 ng/mL（↑）。

治疗前影像学检查

影像学表现示例见图4-1-10。

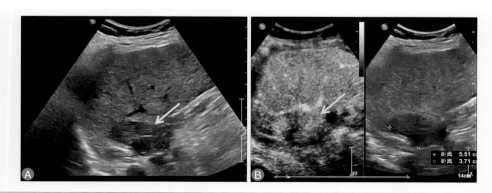

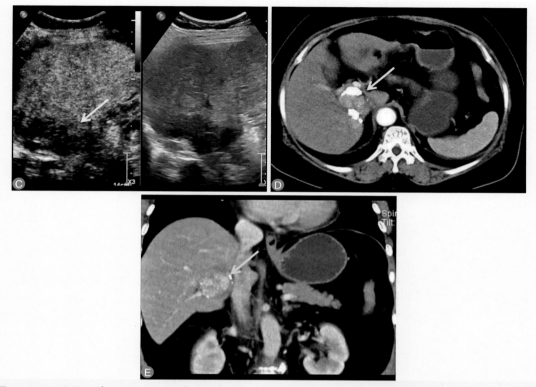

图4-1-10　灰阶超声显示右肝低回声肿物（↑），紧邻肝右静脉及下腔静脉、向前挤压第一肝门，大小约5.5 cm×3.7 cm（图A）；超声造影显示该肿物（↑）动脉期为不均匀高增强，门静脉期及延迟期为低增强，考虑TACE治疗后仍有活性（图B、图C）；增强CT显示肿物（↑）内可见碘油沉积，无碘油沉积区仍可见动脉期增强，肿物挤压门静脉主干及右支，同时挤压下腔静脉（图D、图E）

🖋 介入操作

超声表现示例见图4-1-11（含视频）。

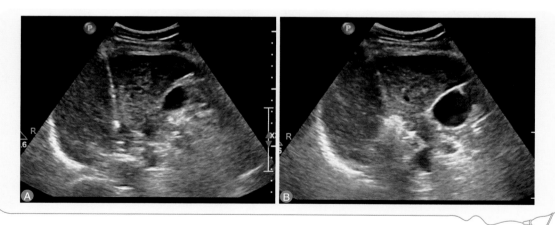

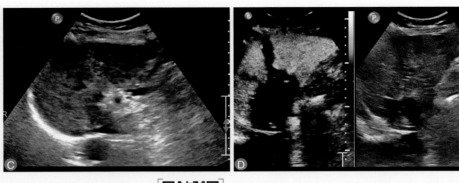

图4-1-11 超声引导下避开肝内大血管，将射频电极准确穿刺至肿瘤内（图A）；对肿瘤不同位置进行多点次重叠消融，在靠近肝右静脉及下腔静脉部分，应保证足够的消融功率和时间，尽可能扩大消融，在靠近门静脉右支旁消融时，应尽可能小心并仔细观察汽化范围，避免损伤右肝管（图B、图C）；消融后即刻超声造影显示消融完全，且消融针道无出血（图D）

🔑 预后

影像学表现示例见图4-1-12。

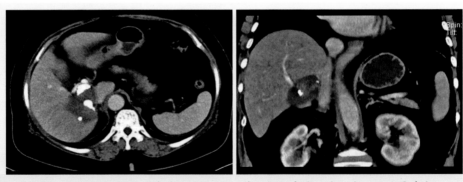

图4-1-12 术后1个月复查增强CT显示第一肝门旁病灶消融完全，边界清晰

🔅 小贴士

1.大血管旁的HCC属于困难部位肿瘤的消融，技术难度较高，易导致肿瘤消融不完全、血管损伤及胆管损伤等相关并发症。因此，在消融过程中应注意考虑到以上因素。

2.大血管旁HCC的消融技巧如下。

（1）采用直针（非伞状电极）消融更为安全、便捷。

（2）进针方向尽量平行于血管，可减少对血管的机械性损伤，避免出血。

（3）必要时可在大血管两侧分别进行消融或者采用双针在血管两侧平行穿刺消融。

（4）第一肝门旁肿瘤的消融，需在热消融过程中重点注意对胆管的保护，可采取的措施：利用PTCD经肝内胆管持续滴注低温生理盐水保护，胆管旁应用测温电极监测，以及术前联合TACE等。

（5）消融术中还可通过胆管旁的肿瘤边缘补充注射无水乙醇或通过局部放射性粒子植入以提高治疗效果。

3.其他操作细节：实时监测气体强回声范围、术中即刻超声造影评价。

病例5 热消融中人工腹腔积液的应用——邻近膈顶部

病历摘要

患者男性，52岁，因体检发现肝占位1周就诊。既往乙肝肝硬化病史，临床诊断为原发性肝癌。

治疗前影像学检查

影像学表现示例见图4-1-13。

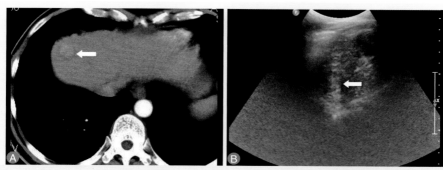

图4-1-13 增强CT动脉期显示肝顶部肿瘤明显强化，边界清（↑，图A）；灰阶超声可见肝顶部低回声结节，边界欠清，因肺气遮挡仅显示部分肿瘤（↑），无法在常规超声引导下完成热消融治疗（图B）

介入操作

超声表现示例见图4-1-14（含视频）。

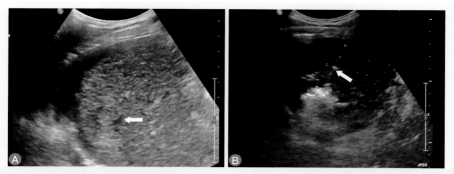

图4-1-14 人工腹腔积液建立后肿瘤清晰显示（↑，图A）；超声引导下穿刺热消融治疗（箭头示消融电极，图B）

第四章 消融治疗

视频讲解

预后

影像学表现示例见图4-1-15。

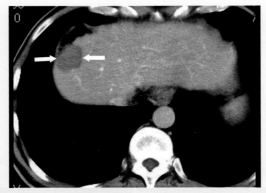

图4-1-15　热消融治疗后3个月增强CT显示肿瘤完全消融（↑）

附加病例　热消融中人工胸腔积液的应用

治疗前影像学检查

超声表现示例见图4-1-16。

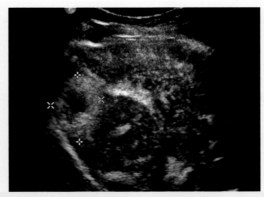

图4-1-16　肝顶部转移性肝癌超声造影动脉期呈厚环状高增强

介入操作

超声表现示例见图4-1-17。

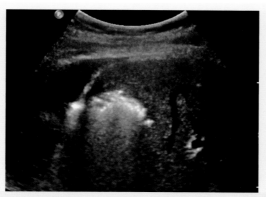

图4-1-17　由于既往手术史导致腹腔粘连，人工腹腔积液隔离失败，建立人工胸腔积液后行热消融治疗

预后

超声表现示例见图4-1-18。

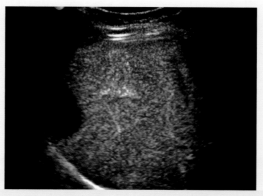

图4-1-18　消融治疗后1个月超声造影显示肿瘤消融完全

病例6　热消融中人工腹腔积液的应用——邻近肠道

病历摘要

患者男性，62岁，主因常规超声复查发现肝占位2周就诊。既往乙肝肝硬化病史，临床诊断为原发性肝癌。

治疗前影像学检查

超声表现示例见图4-1-19。

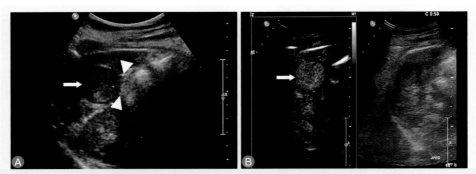

图4-1-19 肝S6区边缘可见低回声肿瘤（↑），边界清，与结肠关系密切（△，图A）；超声造影动脉期肿瘤呈完全高增强（↑，图B）

介入操作

经下肋间置入的深静脉导管及超声表现示例见图4-1-20。

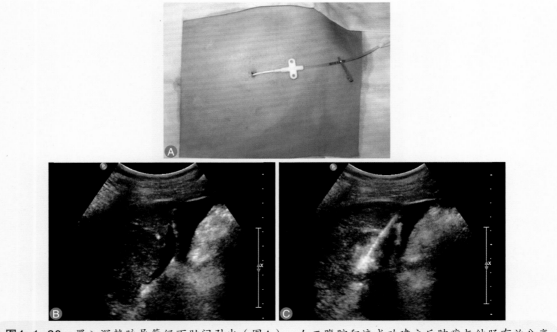

图4-1-20 置入深静脉导管经下肋间引出（图A）；人工腹腔积液成功建立后肿瘤与结肠有效分离（图B）；超声引导穿刺进行热消融治疗（图C）

预后

影像学表现示例见图4-1-21。

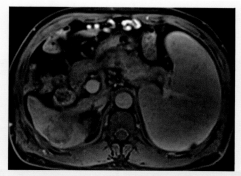

图4-1-21　热消融治疗后1个月增强MRI显示肿瘤完全灭活，未出现任何并发症

病例7　热消融中人工腹腔积液的应用——邻近胃

病历摘要

患者男性，56岁，主因常规超声复查发现肝左外叶结节1周就诊。既往乙肝肝硬化病史，临床诊断原发性肝癌。

治疗前影像学检查

影像学表现示例见图4-1-22。

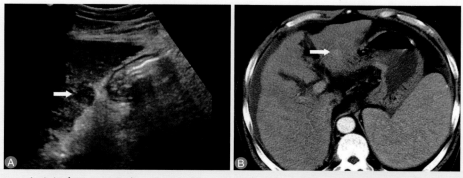

图4-1-22　灰阶超声显示肝左外叶脏面边缘可见低回声病灶，边界清，位于肝脏脏面被膜下（↑），与胃邻近（图A）；增强CT动脉期显示病灶强化（↑，图B）

介入操作

影像学表现示例见下方视频。

视频讲解

预后

影像学表现示例见图4-1-23。

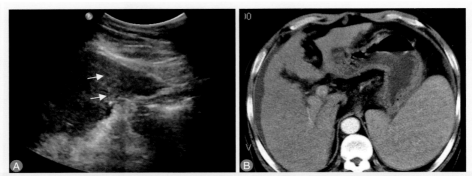

图4-1-23 21 G PTC针（↑）经左肝穿透至脏面肝-胃间隙并注水（图A）；治疗后1个月复查增强CT动脉期显示病灶无强化，胃壁正常（图B）

病例8 肝门区转移性淋巴结热消融治疗

病历摘要

患者男性，49岁，主因右肝HCC消融后1年，肝门淋巴结转移且进行性增大入院。

治疗前影像学检查

影像学表现示例见图4-1-24（含视频）。

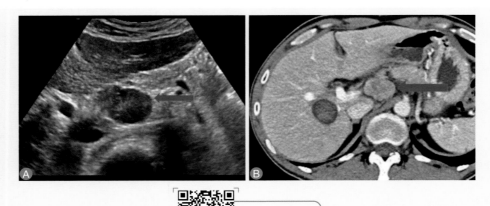

视频讲解

图4-1-24 灰阶超声显示肝门区类圆形低回声团，边界清晰，形态规则，内回声不均匀，淋巴门样结构消失（↑，图A）；增强CT显示肝门区病灶不均匀强化，病灶邻近第一肝门、胃窦和十二指肠，考虑肝门淋巴结转移（↑，图B）

介入操作

超声表现示例见图4-1-25（含视频）。

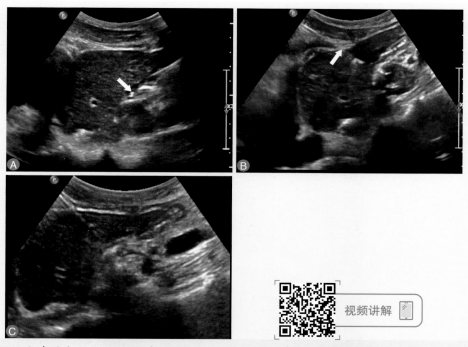

图4-1-25　超声引导21 G PTC针（↑）经皮经左肝穿刺至网膜囊并持续注射生理盐水于病灶周围建立隔离带（图A）；超声引导热消融电极（↑）经皮经肝穿刺肝门区肿物进行消融治疗（图B）；消融后即刻灰阶声像图表现（图C）

预后

影像学表现示例见图4-1-26（含视频）。

热消融前超声引导穿刺活检，病理回报转移性癌灶，考虑来源于肝脏。

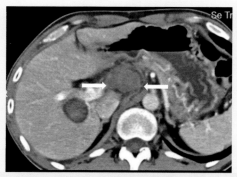

图4-1-26　热消融治疗后1个月复查增强CT显示肝门区转移淋巴结完全灭活（↑）

病例9 危险部位球囊隔离后热消融

📋 病历摘要

患者女性，70岁，既往乙肝病史20年，原发性肝癌热消融治疗后2年，影像学诊断为肝癌复发1周。肝功能Child-Pugh A级，甲胎蛋白7.23 ng/mL。超声造影检查考虑肝左外叶HCC，大小约3.2 cm×2.8 cm，拟行热消融治疗。

📋 治疗前影像学检查

影像学表现示例见图4-1-27。

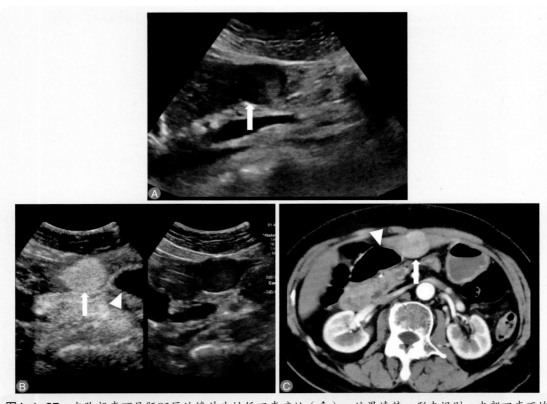

图4-1-27　灰阶超声可见肝S3区边缘外生性低回声病灶（↑），边界清楚，形态规则，内部回声不均匀（图A）；超声造影显示病灶动脉期呈明显高增强，边界清，大小约3.2 cm×2.8 cm（↑），与胃（△示无增强的胃腔）紧邻（图B）；增强CT动脉期病灶（↑）呈明显强化，吸气末病灶与十二指肠（△）紧邻（图C）

📋 介入操作

热消融隔离球囊导管及超声表现示例见图4-1-28（含视频）。

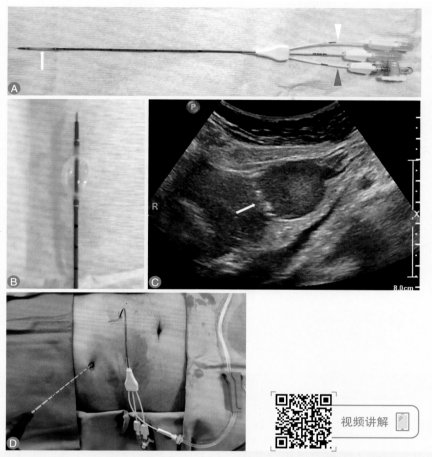

图4-1-28　热消融隔离球囊导管（箭头示球囊，白三角示球囊注射通道，红三角示导管注水通道，（图A）；球囊充水后（图B）；超声引导下热消融电极（↑）首先穿刺外生性肿瘤与肝脏交界的基底部进行消融（图C）；球囊导管隔离的同时还可注射生理盐水形成液体隔离带以辅助热消融治疗（图D）

视频讲解

预后

影像学表现示例见图4-1-29。

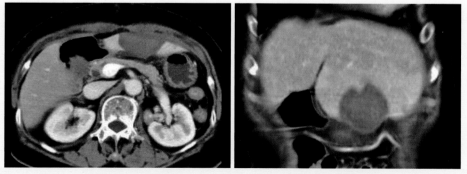

图4-1-29　热消融治疗后1周增强CT显示病灶消融完全

> **小贴士**

1.注水分离技术是热消融治疗中常用的辅助治疗手段，常用于邻近膈肌、胃肠道的肝肿瘤热消融。对邻近膈肌病灶的热消融，如果人工腹腔积液隔离失败，可以选择建立人工胸腔积液，既可以解决肺气遮挡，又可以保护膈肌不受热损伤。

2.水隔离带的作用：①将肿瘤与邻近脏器完全隔离，从而避免对邻近脏器的热损伤；②建立良好的声窗，确保安全穿刺。

3.人工胸腔、腹腔积液的建立可以通过穿刺针注入，亦可以置管输入。

4.人工胸腔、腹腔积液的有效建立经常须结合患者体位（可调手术床）或持续加压灌注。

5.对于靠近胃肠道的肿瘤，如果因为肝脏与胃肠道形成粘连，不能建立腹腔游离的液体隔离，则可选择20 ~ 22 G千叶针经肝脏穿刺至肝与胃肠之间，尝试注水分离，大多数情况都可以分离出5 mm以上的隔离带。

6.隔离球囊的使用有着双重的保护作用，除了球囊本身的隔离外，还可以通过导管注水形成液体隔离带。

7.人工胸腔、腹腔积液建立后需注意与术后出血相鉴别。

病例10　腹壁内注水辅助肝被膜下肿瘤热消融治疗

病历摘要

患者男性，66岁，主因肝脏恶性肿瘤介入治疗后5个月，肿瘤局部进展入院。既往肝切除史，慢性乙肝8年。

治疗前影像学检查

超声表现示例见图4-1-30。

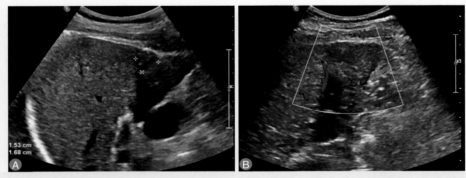

图4-1-30　灰阶超声可见肝S5区被膜下1.5 cm×1.7 cm低回声肿物，边界欠清（图A）；CDFI未见明显血流信号（图B）

介入操作

超声表现示例见图4-1-31（含视频）。

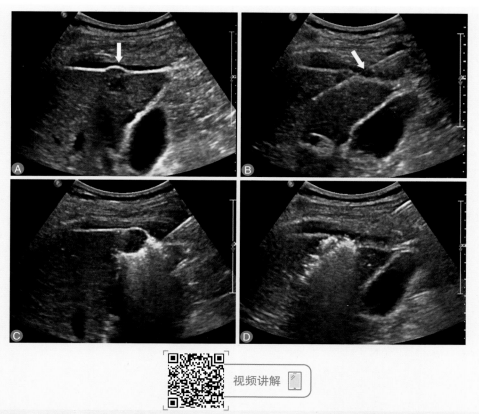

视频讲解

图4-1-31 超声引导腹壁及腹腔注水成功后，肝包膜前可见条带状液性暗区（↑），肿瘤显示更加清晰、稍外凸（图A）；超声引导消融电极（↑）尽量经肝组织（不经肿瘤）平行肝被膜穿刺（图B）；首先对肿瘤与肝脏交界的基底部进行消融（图C）；然后对肿瘤消融（图D）

预后

超声表现示例见图4-1-32。

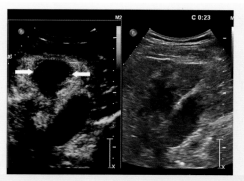

图4-1-32 热消融治疗后24小时复查超声造影显示肿瘤完全消融，呈无增强（↑），腹壁组织完好

小贴士

1.当肿瘤位于肝被膜下邻近胸腹壁时，首选人工腹腔积液，若不能建立有效人工腹腔积液，可在胸腹壁软组织内注射生理盐水对其加以保护。

2.在腹壁内注水时所选层次非常重要，一般选择壁层腹膜外间隙。

3.消融电极尽量平行肝被膜穿刺，多点穿刺，穿刺时尽量保持无瘤原则。

病例11 胆囊床注水辅助胆囊旁肿瘤热消融

病历摘要

患者男性，62岁，主因乙肝肝硬化、食管胃底静脉曲张、反复消化道出血多次住院治疗，本次住院影像学检查发现胆囊旁肝占位，考虑肝癌。患者肝功能Child-Pugh B级，血小板40×10^9/L（↓），凝血酶原时间16.4秒。

治疗前影像学检查

超声表现示例见图4-1-33。

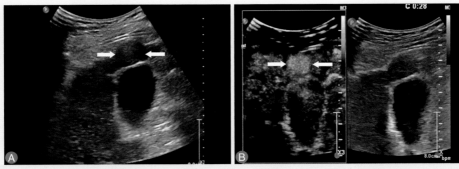

图4-1-33 灰阶超声可见胆囊底旁低回声肿物，边界清（↑，图A）；超声造影动脉期肿物呈完全高增强，血供丰富（↑，图B）

介入操作

超声表现示例及胆囊床穿刺注水示意见图4-1-34（含视频）。

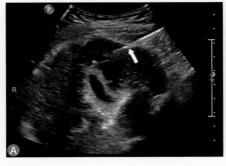
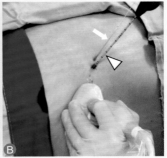

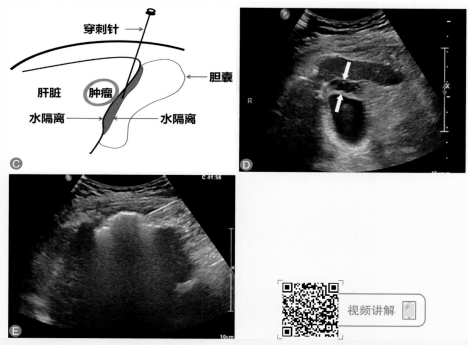

图4-1-34 超声引导21 G PTC针（↑）经皮经肝穿刺胆囊床（图A）；箭头示21 G PTC针，三角形示微波天线（图B）；胆囊床穿刺注水示意图（图C）；注水成功后可见肝脏与胆囊壁分离（↑，图D）；超声引导完成热消融治疗（图E）

预后

影像学表现示例见图4-1-35。

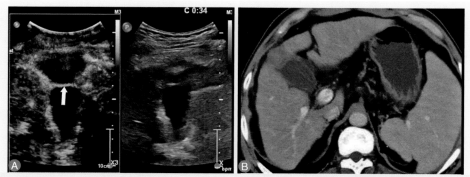

图4-1-35 热消融治疗后24小时复查超声造影显示肿瘤完全消融，呈无增强，胆囊壁完好无损（↑，图A）；热消融治疗后1个月增强CT显示病灶完全灭活（图B）

小贴士

　　胆囊旁肿瘤消融过程中容易发生胆囊壁的机械性损伤或热损伤，可能并发症包括急性胆囊炎、胆囊穿孔等。胆囊床注水可形成有效的隔离，实现安全的消融。需要注意的是伴有胆囊多发结石、慢性胆囊炎的患者，建议腹腔镜胆囊切除同时在腹腔镜超声引导下完成胆囊旁肿瘤的消融。

附加病例

✏ **治疗前影像学检查**

超声表现示例见图4-1-36（含视频）。

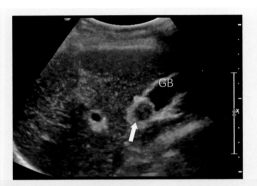

图4-1-36 灰阶超声显示病灶（↑）位于胆囊颈部旁，明显挤压胆囊颈部囊壁，大小约2.0 cm× 1.6 cm。GB：胆囊

✏ **介入操作**

超声表现示例见图4-1-37（含视频）。

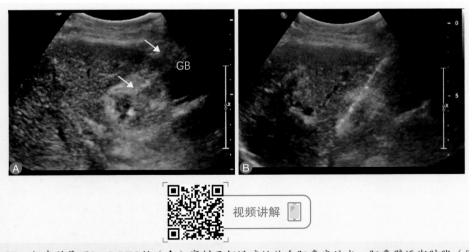

图4-1-37 超声引导下21 G PTC针（↑）穿刺至邻近病灶处向胆囊床注水，胆囊壁逐渐肿胀（图A）；注水成功后超声引导微波消融治疗（图B）

预后

影像学表现示例见图4-1-38。

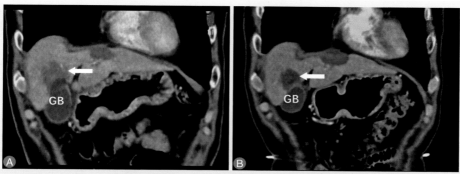

图4-1-38 术后1天增强CT显示胆囊壁水肿、病灶消融完全（↑，图A）；术后1个月复查增强CT显示肿瘤无强化（↑），边界清，胆囊壁水肿消失、连续性好（图B）

病例12 邻近心脏肿瘤消融

病历摘要

患者男性，54岁，既往HCC肝切除病史、乙肝肝硬化病史，在常规复查中超声发现肝占位入院。

治疗前影像学检查

影像学表现示例见图4-1-39。

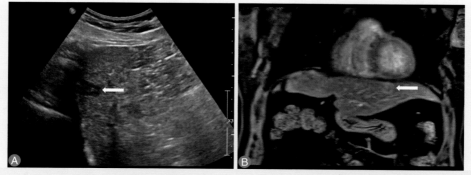

图4-1-39 常规超声可见肝左外叶S2区低回声结节，边界清，大小约2.0 cm×1.9 cm（↑，图A）；增强MRI可见肝S2区结节明显强化，紧邻心脏（↑，图B）

介入操作

影像学表现示例见下方视频。

视频讲解

预后

影像学表现示例见图4-1-40。

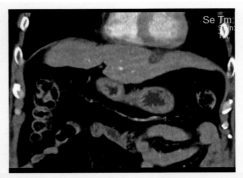

图4-1-40　热消融治疗后6个月复查增强CT显示肿瘤完全灭活

小贴士

对于紧邻心脏左肝顶部行肝肿瘤穿刺消融的注意事项及技巧如下。

1.对于常规超声显示不清的肿瘤须注射生理盐水改善声窗，膈肌周围、下纵隔注水往往能够形成一定的液体隔离。

2.认真观察病灶与膈肌、心脏、食管、胃、纵隔的关系。

3.对紧邻食管、贲门的病灶，持续注水保证液体隔离是安全消融的前提。

4.消融电极尽可能平行于心底，避免针尖朝向心脏。

5.消融过程全程监测，针尖和消融区的气体应全程严密监测。消融针穿刺到位后，一定标记进针深度，治疗过程中小心电极针受呼吸或者咳嗽等运动影响而穿刺过深导致副损伤或者消融针向外移动导致脱靶。

6.注意肿瘤邻近心脏部分受热沉降效应影响会消融不全，布针时应偏向膈肌侧。

病例13　消融阻断肿瘤滋养血管

病历摘要

患者男性，61岁，肝癌切除术后2年，上腹部胀满不适入院。腹部超声及上腹强化CT显示肝左内叶结节，考虑HCC可能性大，既往乙肝肝硬化病史，临床诊断为原发性肝癌，拟行热消融治疗。

治疗前影像学检查

影像学表现示例见图4-1-41。

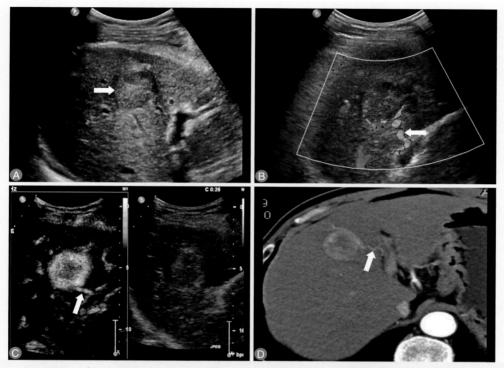

图4-1-41　灰阶超声可见肝左内叶低回声结节，边界欠清，形态不规则（↑，图A）；CDFI可见明显荷瘤血管进入肿瘤内（↑，图B）；超声造影动脉期可见肿瘤呈完全高增强，可见荷瘤血管（↑，图C）；增强CT显示肝肿瘤明显强化，可见荷瘤血管（↑，图D）

介入操作

超声表现示例见图4-1-42。

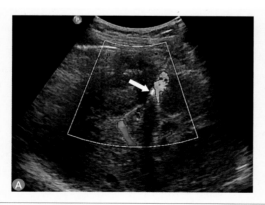

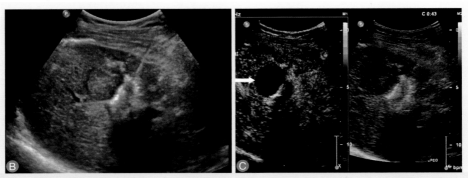

图4-1-42　CDFI引导插入热消融电极（↑）至荷瘤血管（图A）；采用高功率短时程消融（图B）；消融阻断荷瘤血管后即刻超声造影检查发现肿瘤内血供消失（↑，图C）

📎 预后

影像学表现示例见图4-1-43。

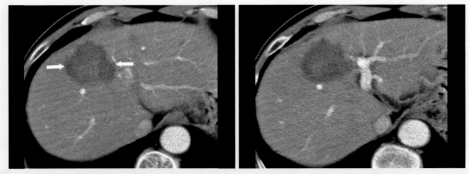

图4-1-43　热消融治疗后1个月增强CT显示肿瘤完全消融（↑）

☀小贴士

对于富血供或具有明显荷瘤血管的肿瘤，通过热消融阻断荷瘤血管从而减少热沉降效应，可提高肿瘤的热消融效率，降低消融不完全的风险。该方法操作简便，不增加额外治疗带来的可能并发症和医疗费用。

热消融阻断荷瘤血管的操作注意事项如下。

1.可通过CDFI或超声造影引导，提高对荷瘤血管的显示率。

2.选择肿瘤边缘主供血动脉进入肿瘤区域的部位为穿刺消融点，彩色多普勒超声引导穿刺肿瘤供血动脉入瘤区。

3.由于荷瘤血管区域血供丰富，在退针进行针道烧灼时应较常规谨慎，避免止血不彻底。

4.热消融阻断荷瘤血管后，通过超声造影评估肿瘤供血情况，指导下一步肿瘤消融。

病例14 亚肝段热消融

✍ **病历摘要**

患者男性，66岁，主因发现肝内新发占位5天就诊，既往乙肝肝硬化病史。患者于2013年首诊为原发性肝癌，先后曾行3次热消融、3次TACE治疗，最近为1年前行热消融治疗。本次定期复查超声造影发现肝S8区HCC热消融治疗后局部进展，为进一步治疗入院。

✍ **治疗前影像学检查**

影像学表现示例见图4-1-44。

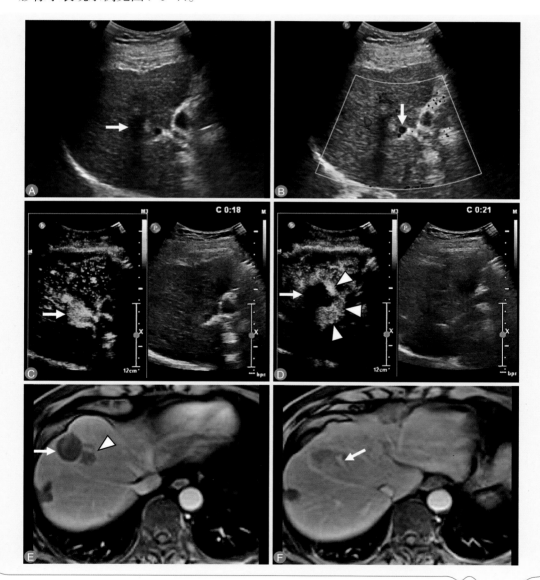

第四章 消融治疗

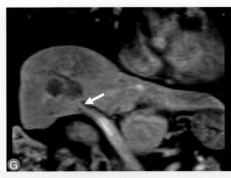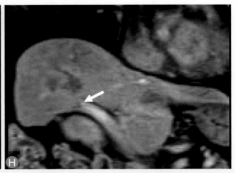

图4-1-44 灰阶超声显示肝右前叶不均质回声病灶，边界不清（↑，图A）；门静脉右前支分支受累（↑，图B）；超声造影动脉期可见病灶呈不规则高增强（↑，图C）；超声造影扫查病灶显示为HCC热消融治疗后局部进展（箭头示原消融灶，三角箭头示肿瘤包绕消融灶，图D）；增强MRI显示原消融灶（↑），三角形示肿瘤（图E）；门静脉右前支分支位于肿瘤内受累（↑，图F）；箭头示门静脉右前支向第一肝门延续（图G、图H）

操作前考虑

此病例为热消融治疗后局部进展，病灶不规则且累及门静脉右前支，给完全消融带来困难。如何能在实现完全消融肿瘤的同时解决门静脉受累的问题，是此病例的困难之处。受到肿瘤滋养血管阻断技术的启发，首先针对肿瘤以外的门静脉右前支穿刺进行大功率消融，然后再对肿瘤进行多点次消融，目的：一是减少"热沉降效应"对热消融的影响；二是避免肿瘤细胞沿门静脉播散的可能性，从而获得类似S8段的肝段消融，确保安全边界。

介入操作

超声引导热消融示意见图4-1-45。

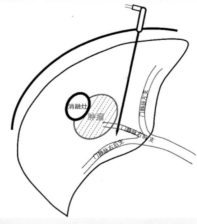

图4-1-45 超声引导消融电极直接穿刺门静脉右前支进行热消融示意图

预后

影像学表现示例见图4-1-46。

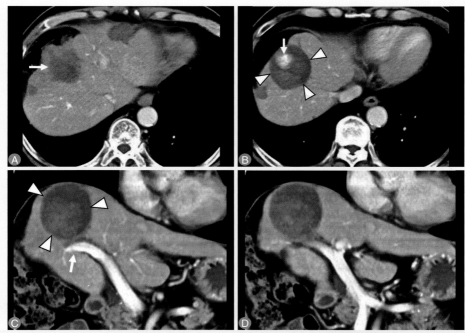

图4-1-46 消融治疗后6个月复查增强CT。局部进展期肿瘤接受治疗后显示无强化，完全灭活（↑，图A）；肝S8区可见大范围边界清晰、光滑的无增强区（△），箭头示高密度区为前次消融的病灶（图B）；冠状面显示门静脉右前支消失，S8区无增强区（△），箭头示门静脉右后支（图C、图D）

病例15　肝段消融

📝 病历摘要

患者男性，51岁，主因外院体检发现肝右后叶占位性病变1周入院。既往乙肝病史20年，未规律治疗。肝功能Child-Pugh A级，甲胎蛋白7.23 ng/mL。超声造影、增强MRI检查考虑HCC，大小约3.9 cm×3.7 cm，拟行热消融治疗。

📝 治疗前影像学检查

影像学表现示例见图4-1-47。

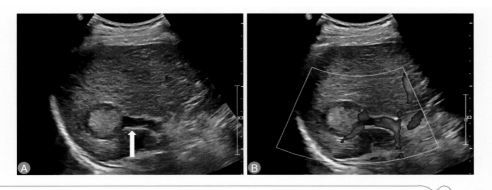

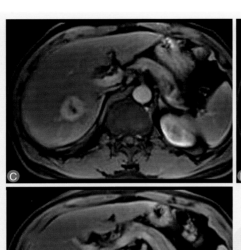

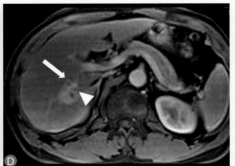

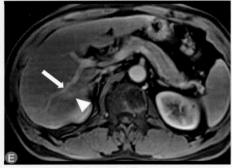

图4-1-47 常规超声可见肝右后叶中等回声团，边界清，可见暗晕，门静脉右后上支受累（↑，图A）；CDFI可见门静脉右后上支仍可见血流，与肿瘤关系密切（图B）；增强MRI门静脉期肿瘤明显强化，不均匀（图C）；增强MRI门静脉期可见门静脉右后上支（↑）从肿瘤（△）中穿过（图D、图E）

🔊 介入操作

超声表现示例见图4-1-48（含视频）。

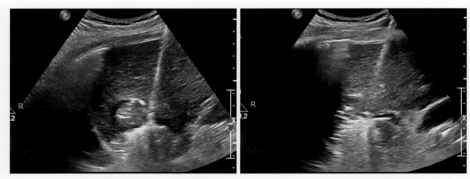

视频讲解

图4-1-48 超声引导下先针对门静脉、肝动脉右后上支与肿瘤交界处穿刺进行高功率热消融，然后再对肿瘤进行多点次重叠消融

🔊 预后

影像学表现示例见图4-1-49（含视频）。

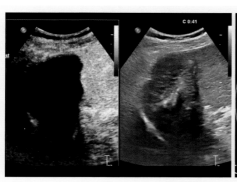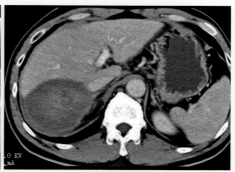

视频讲解

图4-1-49　热消融治疗后1个月复查超声造影、增强CT显示肿瘤完全灭活，肝S7区血供完全中断、坏死

小贴士

肝段消融（包括解剖性肝段消融或部分肝段消融）是近年发展起来的一种新型肝脏肿瘤消融理念。与既往适形消融不同，肝段消融旨以参考外科解剖学肝段切除的理念，进行解剖性消融或肝段的消融，灭活肿瘤组织及所在肝段内的微卫星灶。

肝段消融的方法如下。

1.阻断肿瘤血供：通过CDFI或超声造影评估肿瘤供血动脉，在CDFI或超声造影引导下穿刺肿瘤供血动脉进行热消融阻断。

2.肿瘤组织及肝段消融：阻断肿瘤血供后，先消融肿瘤外缘与门静脉或肝静脉之间的肝实质，随后从肿瘤外周向中心进行多点次消融，直至获得完全消融，有条件的中心可在融合影像引导下进行消融。

3.肝脏下缘的肿瘤楔形消融：对于邻近肝脏下缘的肿瘤，可先消融邻近肝门侧的肝实质及肿瘤组织，阻断肿瘤和所在肝段的血供，随后对远离肝门侧的肿瘤进行消融，直至肿瘤获得完全消融。

肝段消融的优势如下。

1.在肿瘤消融前阻断肿瘤血供或所在肝段的血供可降低热沉降效率，在提高热消融效率的同时可降低肿瘤沿门静脉或肝静脉播散的风险。

2.相较于适形消融，肝段消融可进一步扩大消融范围，有效灭活肝段内的微卫星灶和微小癌栓，提高完全消融率，从而降低肝内转移和局部复发风险。

需要注意的是，进行肝段消融的患者，由于消融范围较大，须考虑到术后肝衰竭的风险，因此需重视术前肝功能评估，以及消融体积的预估。较大范围的消融易引起血红蛋白尿，可导致肾小管堵塞，引起肾功能损伤，必要时可在治疗后通过碳酸氢钠碱化尿液。

第四章　消融治疗

病例16　热消融联合无水乙醇注射治疗

病历摘要

患者男性，80岁，既往乙肝肝硬化病史，发现右肝中心占位性病变。完善各项检查，临床诊断为原发性肝癌。肿瘤位于右肝中心，手术需要切除肝右叶，残肝功能不能满足机体需求，且患者高龄，给外科手术带来棘手难题。

治疗前影像学检查

影像学表现示例见图4-1-50。

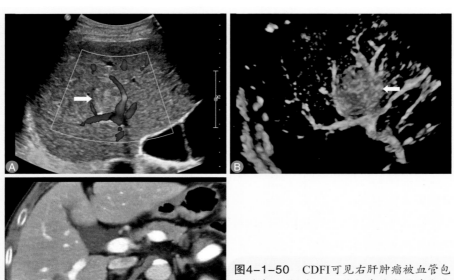

图4-1-50　CDFI可见右肝肿瘤被血管包绕（↑，图A）；三维超声造影更清晰地显示肿瘤（↑）被血管"环抱"（图B）；增强CT显示右肝肿瘤（↑）不均匀强化，位于门静脉右支分叉处（图C）

介入操作

超声表现示例及体表示意见图4-1-51。

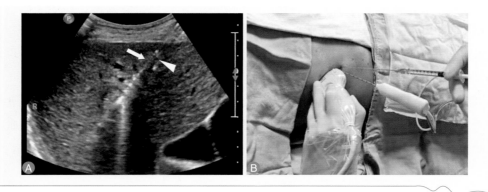

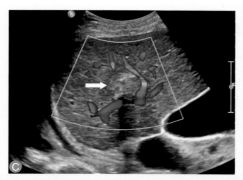

图4-1-51　超声引导分别插入热消融电极（↑）和21 G PTC针（Δ，图A）；体表可见热消融电极和PTC针，消融同时进行医用无水乙醇注射（图B）；热消融治疗后复查CDFI显示消融灶（↑）旁血管内血流良好，未见血栓及血流消失（图C）

🔬 **预后**

影像学表现示例见图4-1-52。

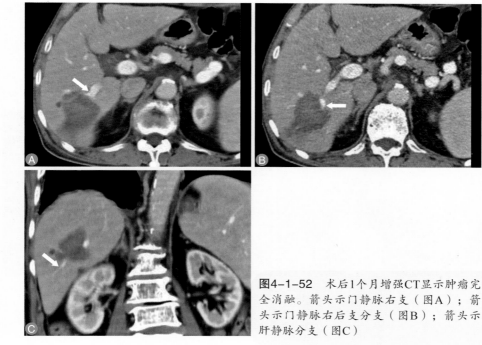

图4-1-52　术后1个月增强CT显示肿瘤完全消融。箭头示门静脉右支（图A）；箭头示门静脉右后支分支（图B）；箭头示肝静脉分支（图C）

💡 **小贴士**

　　联合无水乙醇注射常用于邻近重要组织或脏器（血管、胆管、胆囊、膈肌、胃肠道、肾等）肿瘤的消融，其目的是最大限度避免对邻近组织或脏器热损伤的同时确保能获得肿瘤的完全消融。热消融联合无水乙醇治疗顺序先后均可：热消融与无水乙醇同步进行、先无水乙醇注射后热消融或先热消融后无水乙醇注射。

我们倾向采用热消融联合无水乙醇注射治疗同步进行，操作技巧如下。

1.选用20~22 G PTC针，无水乙醇注射位置为邻近组织或脏器侧的肿瘤组织边缘，避免将PTC针穿刺至血管内。

2.无水乙醇注射针及消融电极常采用同时穿刺的方法，即在开启消融仪器之前将PTC针和消融电极穿刺至恰当位置，避免热消融产生的气泡或无水乙醇弥散后的高回声干扰超声视野。

3.注射乙醇时注意PTC针的斜面朝向肿瘤与组织、脏器的相邻处，并进行多点次的缓慢推注。

4.建议使用微波消融，因为射频的电流可能与PTC金属针形成回路，导致组织灼伤。

病例17 融合影像引导热消融治疗

病历摘要

患者女性，65岁，主因乙状结肠癌根治术后3个月，复查强化CT发现肝顶部转移灶收入院，拟行热消融治疗。

治疗前影像学检查

影像学表现示例见图4-1-53（含视频）。

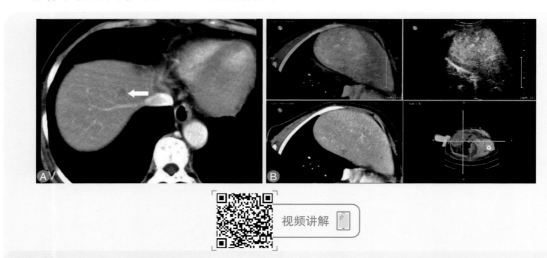

视频讲解

图4-1-53 强化CT显示肝顶部病灶（↑），考虑转移（图A）；融合影像导航超声造影确认病灶位置（图B）

介入操作

影像学表现示例见图4-1-54（含视频）。

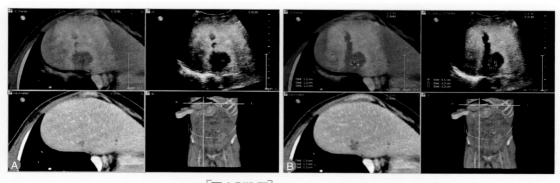

视频讲解

图4-1-54 融合影像导航系统引导热消融治疗。热消融治疗后即刻超声造影评估疗效（图A）；同时可对消融边界进行评估，确保疗效（图B）

预后

影像学表现示例见图4-1-55。

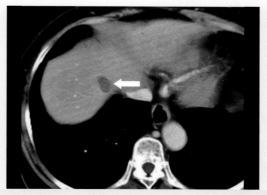

图4-1-55 热消融1年后增强CT显示肿瘤完全消融，消融灶体积明显缩小（↑）

附加病例1

治疗前影像学检查

影像学表现示例见图4-1-56（含视频）。

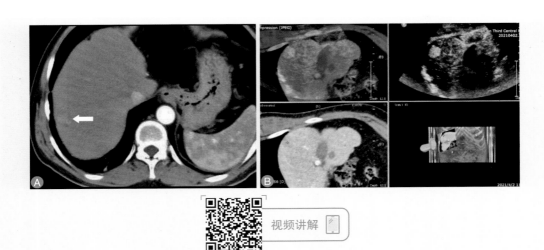

视频讲解

图4-1-56 增强CT动脉期显示肝S7区肿瘤明显强化,边界清(↑,图A);融合影像导航超声造影确定病灶位置(图B)

🖊 介入操作

影像学表现示例见图4-1-57(含视频)。

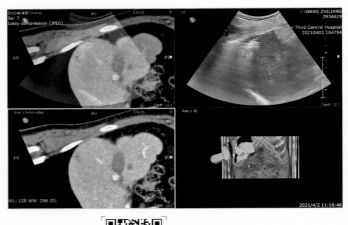

视频讲解

图4-1-57 融合影像引导热消融治疗

附加病例2

🖊 病历摘要

患者男性,54岁,既往乙肝肝硬化病史,在常规复查中超声发现肝右叶占位性病变3天。

治疗前影像学检查

影像学表现示例见图4-1-58。

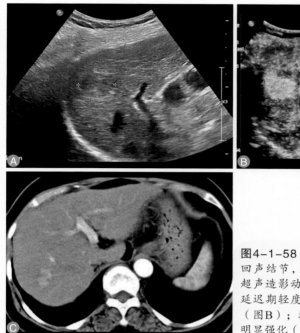
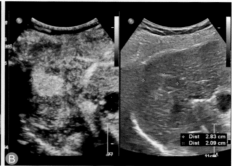

图4-1-58　灰阶超声显示肝右叶S7区低回声结节，边界欠清，欠规整（图A）；超声造影动脉期可见病灶呈完全高增强，延迟期轻度廓清，大小约2.8 cm×2.1 cm（图B）；增强CT动脉期显示肝S7区病灶明显强化（图C）

介入操作

影像学表现示例见图4-1-59（含视频）。

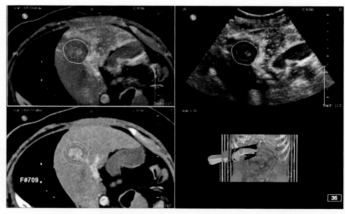

视频讲解

图4-1-59　融合影像导航超声造影显示已达安全边界

🖋 预后

影像学表现示例见下方视频。

视频讲解

◀小贴士▶

　　常规超声显示不清而增强CT或MRI提示的病灶在临床中并不少见，尤其是肝硬化背景下的微小病灶。常规超声或超声造影显示不清意味着失去超声引导下介入治疗的机会，多模态融合影像技术的应用在很大程度上解决了上述问题。

　　多模态融合影像技术在肝脏局灶性病变诊治中的应用如下。

　　（1）诊断：对于增强CT或MRI提示的可疑病灶，可在融合影像引导下超声造影完成进一步定位和定性诊断，必要时可在融合影像引导下进行穿刺活检获得病理诊断。

　　（2）引导消融：对于诊断明确的病灶，可在融合影像引导下进针，完成靶目标的穿刺及消融。

　　（3）评估：在消融后可通过融合影像进行即刻疗效与安全边界评估，并用于指导即刻补充消融治疗。

病例18　腹腔镜超声引导下肝脏肿瘤热消融

🖋 病历摘要

　　患者女性，25岁，患者体检发现肝占位半个月就诊，无其他不适症状，增强CT和增强MRI考虑肝右叶肝癌，既往体健。

🖋 治疗前影像学检查

超声表现示例见图4-1-60。

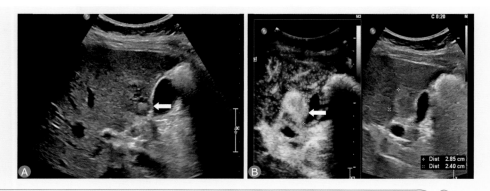

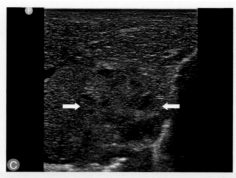

图4-1-60 灰阶超声可见肝S5区胆囊床旁肿瘤与胆囊壁分界不清，可疑受累（↑，图A）；超声造影动脉期显示肝S5区肿瘤呈完全高增强，与胆囊壁分界不清（↑），大小约2.8 cm×2.4 cm（图B）；腹腔镜超声下肿瘤（↑）声像图表现（图C）

🔧 操作前考虑

该病例肿瘤位于胆囊旁，与胆囊壁分界不清，不能完全除外胆囊壁受累。若采用经皮热消融很可能出现肿瘤消融不完全，以及胆囊壁损伤导致严重并发症。因此，综合考虑，该病例不宜行经皮热消融治疗，应考虑腹腔镜胆囊切除及腹腔镜超声引导下消融。

🔧 介入操作

超声表现示例见图4-1-61（含视频）。

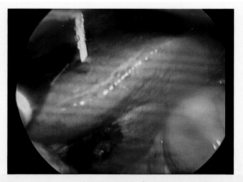

视频讲解

图4-1-61 胆囊切除术中考虑胆囊受累，胆囊切除后腹腔镜超声引导下肝肿瘤热消融治疗

🔧 预后

超声表现示例见图4-1-62。

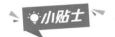

肝脏肿瘤热消融治疗包括经皮、腹腔镜引导下及开腹消融3种方式，采取何种方式主要以患者获益能够最大化为衡量标准。腹腔镜引导下热消融治疗主要适用于经皮途径可能导致

严重并发症或消融不完全的病例，尤其肿瘤累及胆囊或合并胆囊结石、慢性胆囊炎的患者，腹腔镜胆囊切除术联合腹腔镜超声引导下肝肿瘤消融治疗是理想的选择。

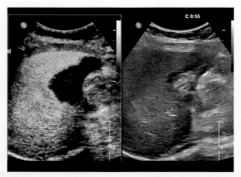

图4-1-62　术后24小时复查超声造影显示消融完全

就该病例而言，患者存在胆囊壁可疑受累，所以选择腹腔镜胆囊切除术联合腹腔镜超声引导下肝肿瘤热消融治疗。一方面，腹腔镜下切除胆囊既保证根治性治疗，又避免胆囊损伤导致并发症的发生；另一方面，利用腹腔镜超声的高频探头可对肝脏进行全面扫查，以除外术前影像学未检出的微小病灶。腹腔镜超声引导下布针更加精准。

病例19　肝切除联合术中超声引导下热消融治疗多灶性肝癌

病历摘要

患者男性，50岁，发现肝脏占位性病变1周入院。既往乙肝肝硬化病史10余年。影像学检查可见肝右叶大肝癌，其左内叶另有1枚癌灶。

治疗前影像学检查

影像学表现示例见图4-1-63。

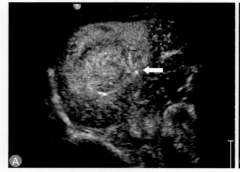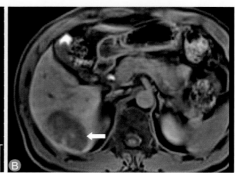

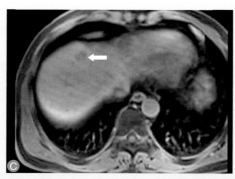

图4-1-63 超声造影可见肝S6区病灶动脉期高增强，大小约7.7 cm×6.2 cm（↑，图A）；普美显MRI肝胆期肝S6区病灶T_1呈低信号（↑，图B）；普美显MRI显示肝S4区另一枚病灶（↑，图C）

操作前考虑

受肝癌异质性及高转移率的影响，大肝癌合并子灶在临床中十分常见，而大肝癌合并不同肝叶或肝段的子灶是临床比较棘手的难题。较大的病灶往往不易消融完全，应选择手术切除治疗，但手术同时切除两枚及以上不在同一肝叶或肝段的肿瘤，显著增加了手术难度和风险，且术后导致残肝功能不全，甚至肝衰竭的风险明显增加。此时手术切除联合术中子灶热消融治疗是较优选择，可使患者在获得根治性治疗的同时最大限度保留肝脏功能。

介入操作

病灶标本及超声表现示例见图4-1-64。

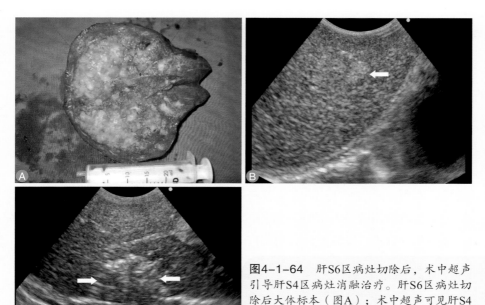

图4-1-64 肝S6区病灶切除后，术中超声引导肝S4区病灶消融治疗。肝S6区病灶切除后大体标本（图A）；术中超声可见肝S4区中强回声结节，边界欠清（↑，图B）；热消融治疗后局部因汽化呈高回声（↑，图C）

预后

影像学表现示例见图4-1-65。

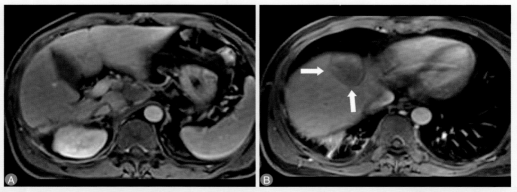

图4-1-65　术后3个月复查普美显MRI。普美显MRI显示肝右后叶局部切除术后改变（图A）；肝S4区病灶（↑）未见强化，消融完全（图B）

小贴士

肝癌患者大多数合并肝硬化，尽管手术技巧和围手术期管理有了进步，但肝硬化背景下多发癌灶的根治性治疗仍是棘手问题，特别是病灶分布于不同肝段或肝叶。单纯手术切除所有病灶必将一并切除过多的功能性肝组织，术后因肝脏的储备功能不足易导致肝衰竭，而热消融治疗的疗效又受到病灶大小的限制，因此手术切除较大病灶联合术中超声引导热消融治疗较小病灶成为较理想选择，该方法也多用于大肠癌多发肝转移的患者。优势在于一方面能够在确保根除癌灶的同时尽可能保留足够的功能性肝组织，避免过多肝组织切除带来的高风险；另一方面，术中超声能够检出术前影像学检查漏诊的微小病灶，最大限度地达到根治性治疗目的。

病例20　肝肾肿瘤联合消融

病历摘要

患者男性，78岁，丙肝肝硬化2年，查体发现肝占位1月余入院，1年前因心肌梗死行冠状动脉搭桥手术，慢性阻塞性肺疾病病史10余年。肝炎标志物丙肝抗体阳性，余阴性。肿瘤标志物CA199 42.67 U/mL，轻度升高，余阴性。

治疗前影像学检查

影像学表现示例见图4-1-66（含视频）。

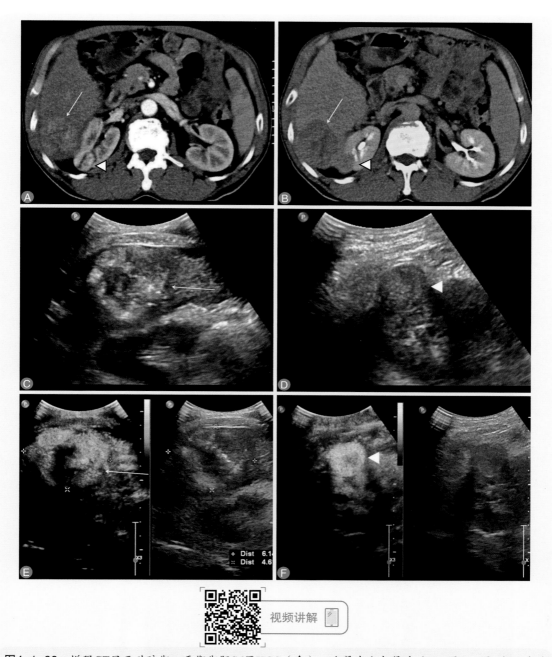

视频讲解

图4-1-66 增强CT显示动脉期、平衡期肝S6区HCC（↑）、右肾中上部肾癌（Δ，图A、图B）；灰阶超声显示S6区HCC（↑），大小约6.1 cm×4.6 cm，中高回声，不均匀，右肾中上部肾癌（Δ），等回声，外凸，大小约3.2 cm×3.1 cm，回声较均匀（图C、图D）；超声造影显示HCC（↑）及肾癌（Δ）动脉期表现为不均匀高增强（图E、图F）

介入操作

影像学表现示例见图4-1-67（含视频）。

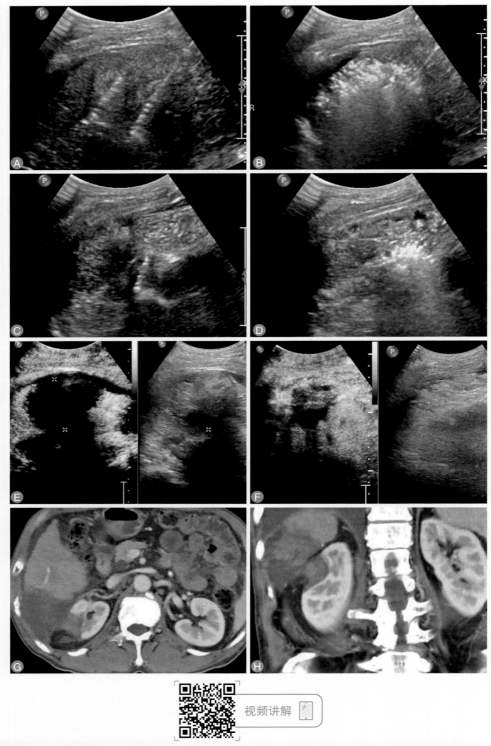

视频讲解

图4-1-67　超声引导下肝S6区HCC双电极射频消融治疗（图A、图B）；右肾中上部肾癌行单电极射频消融治疗（图C、图D）；消融后即刻行超声造影，显示肝癌及肾癌均消融完全，表现为边界清晰的无增强（图E、图F）；术后3天增强CT横断面及冠状面显示肝癌及肾癌均消融完全，未见异常增强（图G、图H）

☀ **小贴士**

对于肝癌合并肾癌患者，病情比较复杂，以往需要肝胆外科联合泌尿外科同时手术，采取肝切除术联合肾肿瘤切除术，手术范围大、创伤大、恢复慢。对于患者来说，由于需要同时承受两个器官手术的打击，因此术前对心、肺、肾、肝功能要求较高，很多高龄、体质较差的患者无法耐受手术治疗，预后较差。

超声引导下热消融治疗可同时对肝肿瘤及肾肿瘤进行精准消融，术中及术后对肝肾功能影响较小、创伤小、恢复快，对于无法耐受肝肾联合切除的患者来说，是一种替代性治疗方法。

病例21　肝肿瘤热消融胸膈相关并发症——膈疝

✐ 病历摘要

患者男性，60岁，主因肝S6区HCC热消融治疗4年，胸闷憋气、腹部胀痛半个月入院，既往乙肝病史21年余。

✐ 治疗前影像学检查

影像学表现示例见图4-1-68。

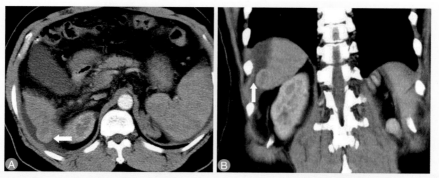

图4-1-68　增强CT可见肝S6区病灶不均匀强化（↑，图A）；CT冠状面显示病灶外凸，与膈肌紧邻（↑，图B）

✐ 介入操作

超声引导下经皮肝肿瘤热消融治疗。

✐ 预后

影像学表现示例见图4-1-69。

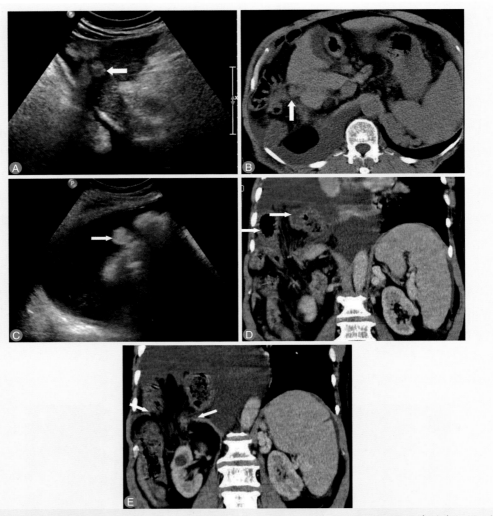

图4-1-69 热消融治疗4年后影像学复查。灰阶超声可见肝S6区边缘消融灶，边界清（↑，图A）；CT显示消融灶与膈肌分界不清（↑，图B）；灰阶超声可见胸腔内肠管（↑）和大量胸腔积液（图C）；CT显示肠管及系膜（↑）经膈肌突入胸腔伴大量胸腔积液，诊断为膈疝（图D）；CT冠状面显示膈肌连续性中断，内容物由缺损处突入胸腔（箭头示疝囊颈，图E）

因肝内肿瘤多处复发，患者拒绝手术修补膈肌，遂签字自动出院。

病例22 肝肿瘤热消融胸膈相关并发症——胆管支气管瘘

病历摘要

患者女性，64岁，主因肝门胆管癌行左半肝切除术、肝肠吻合术后1年，肝顶部肿瘤复发入院，拟行热消融治疗，既往体健。

治疗前影像学检查

影像学表现示例见图4-1-70。

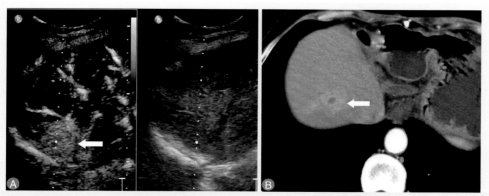

图4-1-70 超声造影动脉期可见肝顶部肿瘤呈完全高增强，边界欠清（↑），大小约5.0 cm×3.8 cm（图A）；增强CT动脉期显示肝顶部肿瘤不均匀强化（↑，图B）

介入操作

影像学表现示例见图4-1-71（含视频）。

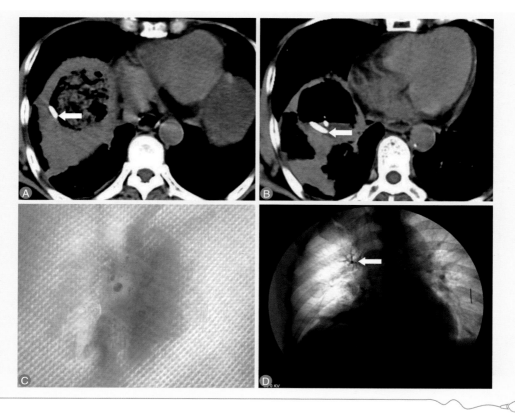

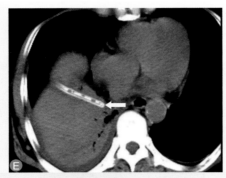

视频讲解

图4-1-71 热消融后1周消融灶出现感染，患者高热，最高体温39.8 ℃，白细胞明显升高，经皮经肝脏穿刺置8 F猪尾管引流，引出黄绿色脓液。CT平扫显示肝顶部消融灶密度不均，呈蜂窝状，内可见引流管（↑，图A、图B）；引流期间患者诉咳嗽、咳黄绿色痰（图C）；再次经膈下引流管造影可见右肺支气管显影（↑，图D）；考虑感染灶引流不畅更换粗引流管（↑）后引流通畅，体温及血常规正常，引流量逐步减少，脓腔消失（图E）

🖊 预后

影像学表现示例见图4-1-72（含视频）。

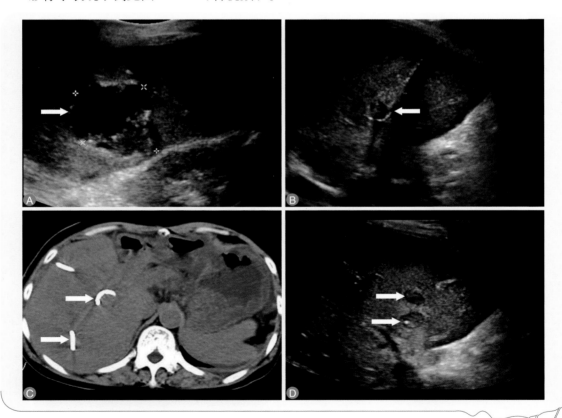

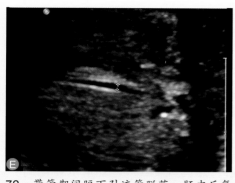

视频讲解

图4-1-72　带管期间膈下引流管脱落，肝内反复出现胆汁瘤合并感染，患者再次反复高热，一般情况差。肝S6区可见混合回声的胆汁瘤（↑，图A）；超声引导下穿刺置管引流（↑）引出黄绿色脓液（图B）；CT平扫显示肝内多发胆汁瘤置管引流（↑，图C）；肝内仍可见反复新发的小胆汁瘤（↑，图D）；肝内胆管轻度扩张，最宽处内径不足0.2 cm（图E）

　　患者原膈下脓腔已经基本闭合，但是胆管支气管瘘始终存在，并且反复出现肝内胆汁瘤合并感染。患者因长期感染消耗严重，一般情况差，开腹手术修补膈肌风险高，那么解决问题的关键在于降低肝内胆道压力，在成功完成PTCD减压后，感染逐步得到控制。出院前换为内外引流管并长期带管，5个月后瘘口闭合，1年后患者死于肿瘤复发。

　　小贴士

　　胸膜相关并发症是肝脏肿瘤局部消融后罕见的并发症，包括膈疝、膈肌穿孔、气胸、胸腔积液、血胸、脓胸、膈肌损伤及肺栓塞等。文献报道，严重胸膈相关并发症发生率约为0.1%。

　　1.相关危险因素如下。

　　（1）肿瘤位于被膜下，邻近膈肌。

　　（2）血胸多见于经肋间穿刺途径，可能为肋间血管或膈肌血管机械性损伤。

　　（3）膈肌热损伤者多见于邻近膈肌的肿瘤治疗后数月，严重者可导致膈疝或膈肌穿孔。

　　（4）膈肌穿孔造成脓胸甚至胆管支气管瘘。

　　2.预防及处理措施如下。

　　（1）人工腹腔积液、胸腔积液是邻近膈肌肿瘤消融最常用的辅助方法，可有效地减少膈肌损伤；水隔离最常使用的是生理盐水，也可通过置入球囊导管进行隔离。

　　（2）通过调整患者体位、使用伞状消融针对肝脏牵拉等方法避免膈肌热损伤。

　　（3）通过测温针监测靠近膈肌的肝脏边缘温度（<60 ℃）。

　　（4）联合TACE、无水乙醇注射、放射性粒子植入治疗。

　　（5）有明显粘连致人工胸腔、腹腔积液无法有效保护，预估膈肌损伤风险较大时建议开腹或腹腔镜下消融。

　　（6）少量至中量胸腔积液可自行吸收，以患者无呼吸困难等症状为处理的参考指标，胸腔积液较多时可行胸腔穿刺抽液或置管引流。

　　（7）出现血胸应尽早请胸外科医生协助处理，对非进行性血胸可穿刺抽吸或胸腔闭式引流，进行性血胸应在抗休克的同时开胸探查止血。

（8）对于迟发性并发症，如膈疝、胆管支气管瘘等需要根据严重程度及患者的症状进行个体化治疗（以手术修补为主）。

病例23　肝肿瘤热消融胃肠相关并发症——胃热损伤

🖊 病历摘要

患者男性，61岁，主因定期复查发现肝脏占位2周入院，既往乙肝肝硬化病史10余年，脾切除术史2年。实验室检查：甲胎蛋白400 ng/mL（↑），临床诊断为HCC。影像学检查发现肿瘤位于肝脏脏面，紧邻胃壁，遂决定行开腹热消融治疗。

🖊 治疗前影像学检查

影像学表现示例见图4-1-73。

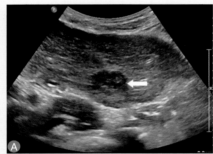 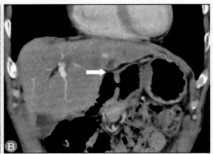

图4-1-73　灰阶超声可见肝左外叶低回声病灶，边界欠清，内回声欠均匀，大小约2.3 cm×1.7 cm（↑，图A）；增强CT显示病灶位于肝左外叶脏面，与胃紧密相邻（↑，图B）

🖊 介入操作

开腹后，于肝脏与胃之间放置双层纱布垫，术中超声引导下经肝脏膈面穿刺肿瘤消融。结束后即发现胃壁灼伤，术中行胃浆肌层缝合包埋，术后行胃肠减压（图4-1-74）。

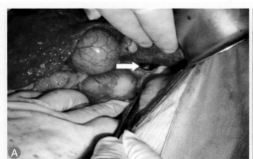 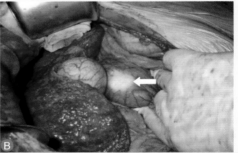

图4-1-74　术中大体照。热消融治疗后，取出纱布垫可见肝脏脏面被烧灼呈灰黑色（↑，图A）；与肝肿瘤相邻的胃前壁被灼伤呈灰白色（↑，图B）

预后

影像学表现示例见图4-1-75。

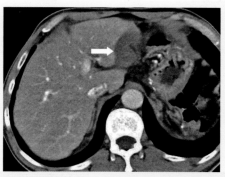

图4-1-75　随访过程中未出现胃穿孔等并发症，热消融后3个月复查增强CT显示肝左外叶病灶消融完全（↑）

病例24　肝肿瘤热消融胃肠相关并发症——肝肠内瘘

病历摘要

患者男性，64岁，直肠癌术后10年，肝转移癌右肝切除术后2年，发现肝占位5月余，间断接受化学治疗和靶向治疗。影像学检查发现肝内2枚肿瘤，其中1枚位于肝切缘，紧邻肠管。既往高血压史、心房颤动病史10余年。

治疗前影像学检查

影像学表现示例见图4-1-76。

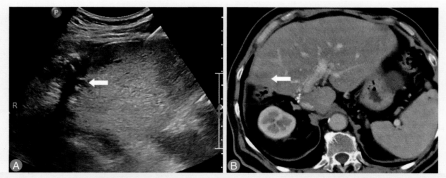

图4-1-76　灰阶超声可见肝切缘处低回声病灶，欠均匀（↑，图A）；增强CT显示病灶位于肝切缘处与结肠相邻（↑，图B）

介入操作

超声表现示例见图4-1-77。

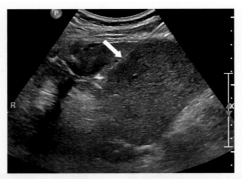

图4-1-77 超声引导下经皮肝切缘处肝肿瘤热消融治疗（箭头示热消融电极）

🖊 预后

影像学表现示例见图4-1-78。

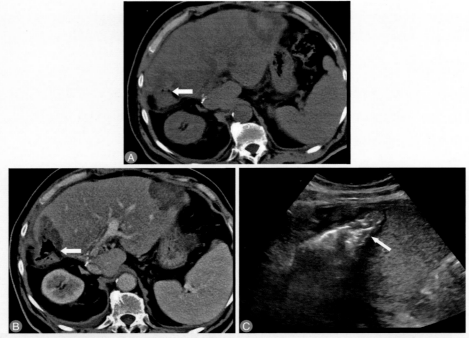

图4-1-78 热消融后5天复查CT显示残肝边缘与结肠之间多发气体密度影，结肠壁水肿增厚（↑，图A）；治疗后10天复查增强CT显示肝内多发消融灶，残肝边缘消融灶与结肠之间气体增多，两者分界不清（↑），考虑结肠损伤与肝消融灶形成内瘘（图B）；灰阶超声可见肝脏切缘消融灶与结肠分界不清，内可见大量气体回声（↑，图C）

临床考虑肠瘘和感染仅局限在消融部位，通过保守治疗痊愈。

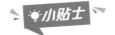

肝脏肿瘤热消融的胃肠道相关并发症较为罕见，以胃肠道穿孔为主。文献报道胃肠道穿

孔发生率为0.018%～0.300%。胃肠道穿孔可能是致命的，因此需高度重视。胃肠道发生热损伤的概率在胃、结肠、小肠中依次降低，其中以结肠穿孔最为严重。

1.相关危险因素如下。

（1）穿刺针误损伤胃肠壁。

（2）既往有上腹部手术史导致腹腔粘连。

（3）邻近胃肠壁热损伤导致胃肠道穿孔。

（4）对于可疑胃肠壁热损伤的患者，穿孔的临床症状多在治疗后十数天，且多发生在大量进食后。

2.预防及处理措施如下。

（1）进行人工腹腔积液有效隔离是预防胃肠穿孔的重要措施（病例23中在肝脏与胃之间双层纱布垫保护下热量仍传导致胃壁灼伤）。

（2）通过测温针监测邻近胃肠道的肝脏边缘温度（<60 ℃）。

（3）联合无水乙醇注射、放射性粒子植入治疗。

（4）有明显粘连、建立人工腹腔积液失败者，建议开腹或腹腔镜下消融。

（5）胃肠道相关并发症的处理要视患者情况而定，严重者需手术治疗。

病例25 肝肿瘤热消融出血相关并发症——腹壁动脉出血

病历摘要

患者女性，70岁，主因肝脏恶性肿瘤介入治疗后10个月，拟行热消融治疗入院。既往慢性乙肝、肝硬化病史25年余。

治疗前影像学检查

超声表现示例见图4-1-79（含视频）。

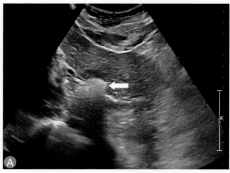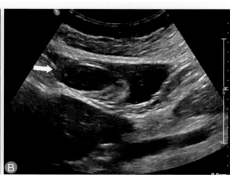

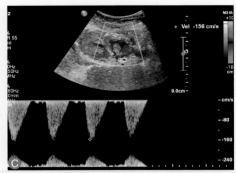

视频讲解

图4-1-79　灰阶超声可见肝左外叶病灶热消融治疗后呈中强回声团（↑，图A）；治疗后即刻超声检查发现穿刺路径上腹壁内可见大小约9.0 cm×4.5 cm混合回声团（↑），边界清且不规则（图B）CDFI可见腔内血流信号，为动脉频谱，最高流速156 cm/s（图C）

介入操作

介入操作见下方视频。

视频讲解

预后

超声表现示例见图4-1-80。

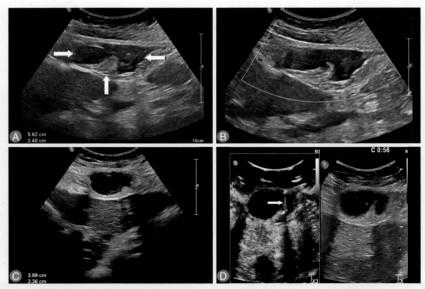

图4-1-80　热消融后24小时复查常规超声，腹壁内可见大小约5.9 cm×2.4 cm混合回声团（↑，图A）；CDFI显示其内未见血流信号（图B）；治疗后4周复查常规超声，腹壁内可见大小约4.0 cm×2.4 cm（定标点间）混合回声团，边界清（图C）；超声造影可见大部分为无增强，内仅见细小血管影（↑，图D）

病例26 肝肿瘤热消融出血相关并发症——针道出血

病历摘要

患者女性，54岁，乙肝肝硬化5年，发现肝右后叶HCC，行微波消融治疗后针道出血。

治疗前影像学检查

超声表现示例见图4-1-81。

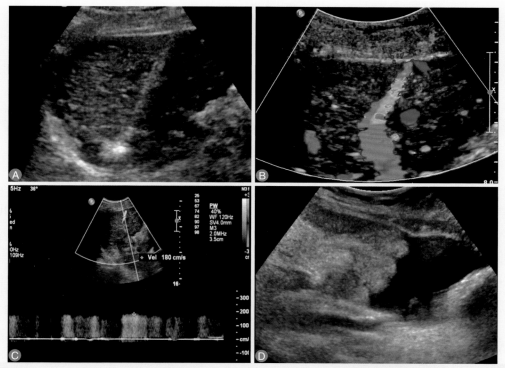

图4-1-81 热消融后针道出血。肝右后叶HCC，大小约2.9 cm×1.7 cm，行微波消融治疗（图A）；拔针后即刻针道出血，CDFI呈明亮的细束状五彩镶嵌血流信号（图B）；PW显示为门脉样血流频谱，流速约180 cm/s（图C）；短时间内腹盆腔出现大量积血伴血块（图D）

介入操作

超声表现示例见图4-1-82（含视频）。

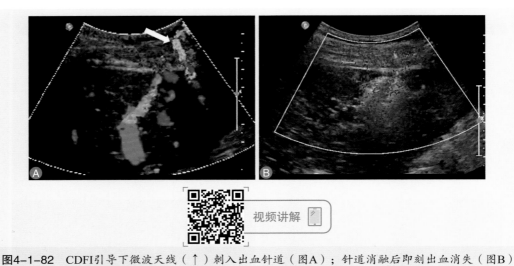

图4-1-82 CDFI引导下微波天线（↑）刺入出血针道（图A）；针道消融后即刻出血消失（图B）

病例27 肝肿瘤热消融出血相关并发症——迟发性出血

病历摘要

患者女性，71岁，心脏搭桥术后5年，肝癌射频消融治疗后1年，主因胆囊多发结石合并急性胆囊炎、胆总管多发结石合并急性胆管炎急诊入院。超声造影检查发现肝右后叶HCC，大小约2.0 cm×1.4 cm。在开腹胆囊切除、胆总管切开取石、"T"管引流后，行术中超声引导下肝癌微波消融术（microwave ablation，MWA），手术顺利无出血，腹腔置引流管后关腹。术后24小时腹腔引流管突然引出500 mL新鲜血液，经积极保守治疗后稳定，8小时后再次腹腔内出血，进展为失血性休克，经静脉止血、输血无效。

治疗前影像学检查

超声表现示例见图4-1-83。

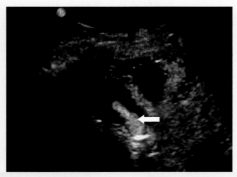

图4-1-83 床旁超声造影显示消融灶旁活动性出血，可见大量的造影剂外溢（↑），膈下见大范围无造影剂显影区，考虑为血凝块和积血

介入操作

超声表现示例见图4-1-84（含视频）。

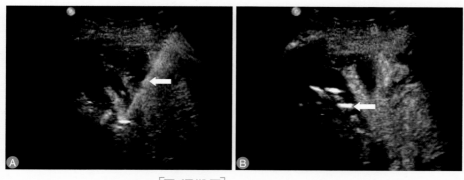

视频讲解

图4-1-84 超声造影引导下将穿刺针（↑）准确穿刺至出血点，注入生物蛋白胶（图A）；超声造影显示注射后出血即刻停止，造影剂外溢消失，强回声为凝固的生物蛋白胶（↑，图B）

预后

影像学表现示例见图4-1-85。

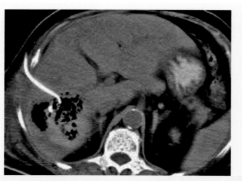

图4-1-85 出血控制后继发感染形成脓肿，经穿刺引流痊愈，后患者无瘤生存超过11年

小贴士

出血相关并发症是肝脏肿瘤热消融中最常见的严重并发症，发生率为0.1%～1.6%，其中死亡率为0.015%～0.090%，包括肝被膜破裂、肝实质撕裂、针道出血、肝内血肿、肿瘤破裂、肝动脉假性动脉瘤延迟破裂等。根据发生的时间可分为即刻出血和迟发出血。即刻出血是指操作后24小时内发生的出血（绝大多数在30分钟内），较为常见，包括穿刺针道出血、腹腔出血、胸腔出血、肝被膜出血、肝实质出血、胆道出血等；延迟出血为操作

第四章 消融治疗

后24小时后发生的出血，包括假性动脉瘤及动静脉瘘破裂出血、继发胃肠道出血等，较为罕见。

1.相关危险因素及原因：

（1）电极针对血管的直接机械损伤。

（2）患者凝血功能障碍：凝血功能异常、终末期肾病透析患者。

（3）出针速度过快或烧灼针道温度不足。

（4）肝肿瘤血供异常丰富或肝内存在较大动静脉瘘被误损伤。

（5）门静脉高压时侧支血管扩张，曲张静脉延伸附着于腹壁、肝韧带、肝表面等被穿刺损伤。

（6）包膜下肿瘤破裂。

（7）大量腹腔积液。

2.诊断：

（1）直接征象：活动性出血在增强影像检查时可见造影剂外溢至腹腔、胸腔、胆道或肿瘤周围；在超声造影上表现为静脉注射造影剂后可见造影剂的外渗，呈"漩涡状"或"云雾状"高回声。快速动脉出血表现为造影剂呈"喷射样"或"泉涌样"溢出。

（2）间接征象：超声可见肝被膜下积血、上腹部（肝肾隐窝、脾周）积血、下腹部积血、盆腔积血、胸腔积血。

3.预防措施：

（1）治疗前纠正异常凝血功能。

（2）常规行彩色多普勒超声检查并重视CDFI引导治疗，进针时避免损伤大血管及异常血管。

（3）对于表浅病灶，应避免直接穿刺肿瘤，必要时采用腹腔镜下或者开腹直视下消融。

（4）尽量减少穿刺肝脏次数，重视穿刺针道烧灼处理。

（5）肿瘤供血丰富者，先行TACE治疗或首先消融主要供血动脉。

4.处理措施：

（1）积极的CDFI或超声造影检查，早期发现出血部位并快速判断出血的速度和类型。

（2）如出血速度较慢，流量较小，在常规给予止血药物后，可选择动态观察出血速度，通常出血速度会逐渐减慢，数分钟后会自行停止。

（3）如初始出血速度较快，短时间内腹盆腔、胸腔等部位出现大量积液或血块，则应根据穿刺部位和器官采取必要干预。

（4）止血方法：压迫止血、原位热消融止血、局部凝血酶注射止血、血管介入栓塞及外科手术止血。

（5）通常情况下肝脏等实质性器官出血可即刻采取热消融止血，对于消融位置可根据CDFI或超声造影来引导，消融方法通常采用短时程高功率消融，该方法确切有效。如反复消融后仍有出血，则积极采取经血管介入栓塞或外科手术止血。对于具体出血部位不明者，不宜盲目进行穿刺热消融止血，宜采取保守治疗并密切观察，必要时可行经导管血管栓塞术（transcatheter arterial embolization，TAE）栓塞或开腹手术止血。

病例28　肝肿瘤热消融血管相关并发症——肝内动脉瘤

病历摘要

患者女性，72岁，乙肝肝硬化病史，顽固性腹腔积液，肝S5～S6区之间HCC，大小约2.8 cm×2.7 cm，行经皮微波消融术治疗。

介入操作

超声表现示例见图4-1-86。

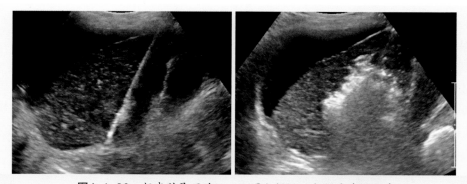

图4-1-86　超声引导下对S5～S6区之间HCC行微波消融治疗

预后

超声表现示例见图4-1-87（含视频）。

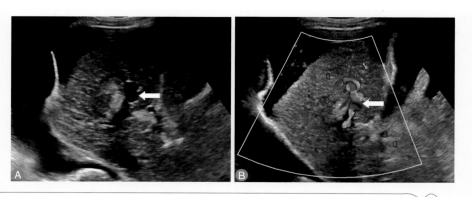

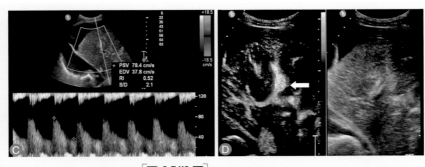

视频讲解

图4-1-87 治疗后半年随访发现消融灶旁无回声区（↑，图A）；CDFI显示无回声区内五彩镶嵌血流
（↑，图B）；PW显示为动脉血流频谱（图C）；超声造影动脉期呈迅速完全高增强（↑），诊断为肝
内动脉瘤，随访病变无增大，未予处理（图D）。PSV：收缩期峰值流速；EDV：舒张末期血流速度；
RI：血流阻力指数；S/D：收缩期/舒张期血流速度比值

☀ **小贴士**

消融中机械损伤或热损伤可能导致肝内动脉壁损伤，从而形成假性动脉瘤，可即刻发
生，也可延迟发生。若动脉瘤较小，则无须处理，若较大则需要临床干预，可采用介入栓
塞。CDFI或超声造影可以更敏感地检出和诊断肝内动脉瘤，同时评估有无合并活动性出血。
消融过程中应尽量避免穿刺损伤各级肝动脉分支。

病例29 肝肿瘤热消融血管相关并发症——动脉-门静脉瘘

📝 病历摘要

患者男性，61岁，乙肝肝硬化病史，肝右后叶HCC行经皮微波消融术治疗后1个月复查
发现动脉-门静脉瘘。

📝 治疗前影像学检查和介入操作

影像学表现示例见图4-1-88（含视频）。

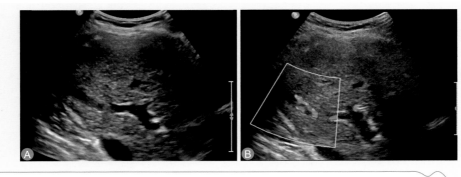

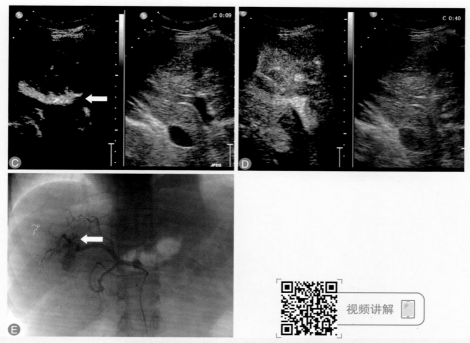

图4-1-88　灰阶超声可见门静脉右后上支内透声差，似有低回声充填（图A）；CDFI可见红蓝相间的五彩血流（图B）；超声造影显示动脉期9秒时门静脉右后上支提前显影（↑），诊断为肝动脉-门静脉瘘（图C）；40秒门静脉右后支内造影剂开始灌注（图D）；DSA选择性肝动脉造影显示门静脉右后支显影（↑），确诊为肝动脉-门静脉瘘，行弹簧圈栓塞治疗，治疗后动脉-门静脉瘘消失（图E）

视频讲解

小贴士

肝动脉-门静脉瘘通常是因为穿刺过程中直接贯穿动脉与门静脉产生。CDFI可显示动脉向门静脉分流，超声造影可显示某支门静脉在动脉期提前显影，确诊比较容易。较小的动脉-门静脉瘘可自行闭合消失，无须处理，较大的动脉-门静脉瘘可出现肝功能异常，此时需要进行干预，首选介入栓塞治疗，可彻底封堵瘘口。在穿刺过程中应注重手感，如在进针过程中触碰到较韧性的组织，应及时调整进针方向避开该组织，避免暴力突破，否则很有可能损伤肝内管道。

病例30　肝肿瘤热消融胆道相关并发症——胆管轻度扩张

病历摘要

患者男性，65岁，发现肝左内叶HCC，行微波消融治疗，6个月后发现左外叶胆管扩张，无症状。

治疗前影像学检查和预后

影像学表现示例见图4-1-89。

217

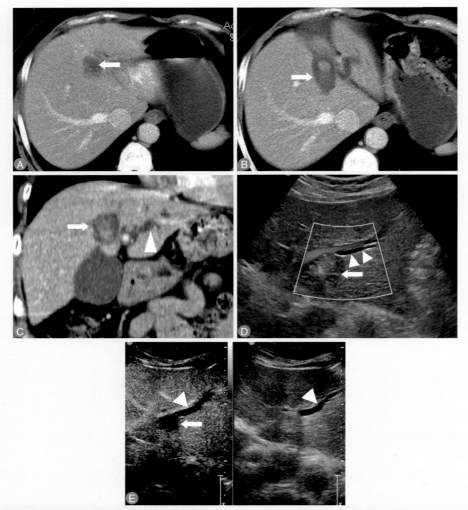

图4-1-89 消融前增强CT示肝左内叶HCC（↑），大小约2.3 cm×1.9 cm（图A）；消融后6月余增强CT显示消融灶（↑），边界清晰，无增强，提示消融完全，左外叶胆管轻度扩张（△，图B、图C）；消融后1年、4年超声检查及超声造影显示消融灶（↑）旁左外叶胆管扩张（△，图D、图E）

病例31　肝肿瘤热消融胆道相关并发症——胆道狭窄

病历摘要

患者男性，60岁，肝S4区HCC，行经皮微波消融治疗，治疗后2个月出现发热、黄疸。

治疗前影像学检查和预后

影像学表现示例见图4-1-90。

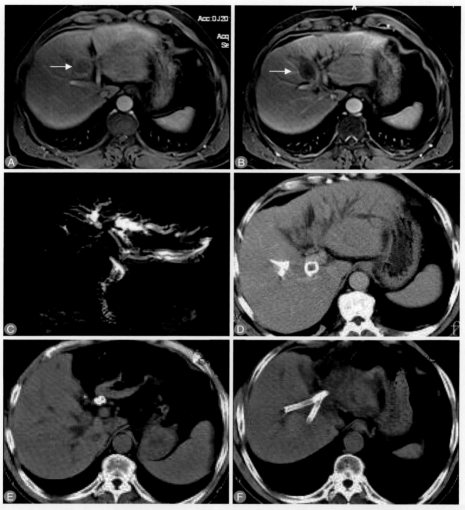

图4-1-90　消融前MRI示肝左内叶HCC（↑），大小约3.3 cm×2.8 cm，紧邻第一肝门（图A）；治疗后2个月增强MRI显示病灶（↑）消融完全，肝内胆管扩张（图B）；磁共振胆胰管成像（magnetic resonance cholangiopancreatography，MRCP）示肝门胆管汇合处变窄，肝内胆管扩张，右前、右后及左叶胆管互不相通，左外叶胆管扩张显著（图C）；经临床讨论决定放弃左肝，保护右肝功能，超声引导下右前、右后支胆管穿刺，DSA下行右前、右后支胆道支架置入（图D）；4年后复查，CT示胆道支架支撑良好，肝左叶萎缩（图E、图F）

病例32　肝肿瘤热消融胆道相关并发症——胆汁瘤形成合并感染

🖊 病历摘要

患者女性，56岁，肝左内叶胆管细胞癌行微波消融治疗，4个月后出现寒战、高热、腹部胀痛入院，黄疸（-）。

治疗前影像学检查和介入操作

影像学表现示例见图4-1-91。

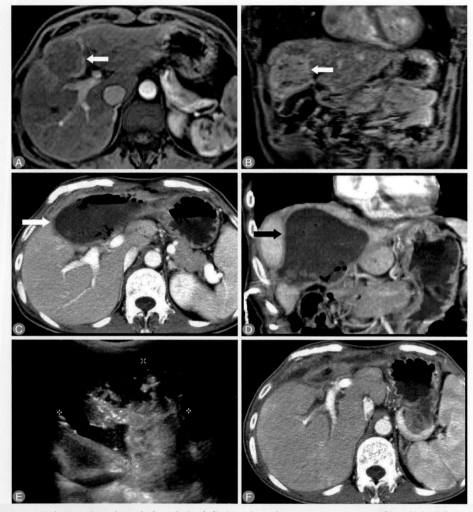

图4-1-91 热消融后左肝内胆汁瘤形成合并感染。消融前MRI示肝左内叶胆管细胞癌（↑），大小约4.2 cm×3.9 cm，邻近第一肝门（图A、图B）；消融后4月余CT示左肝胆汁瘤形成，内可见气液平，大小约8.7 cm×7.4 cm（↑，图C、图D）；灰阶超声显示左肝胆汁瘤合并感染，脓肿内透声差，可见不均匀团块状回声（图E）；超声引导穿刺置管引流，引流出胆汁样浑浊脓性液体，引流2个月后脓腔缩小，引流液为少许清亮胆汁，3个月后拔管（图F）

病例33　肝肿瘤热消融胆道相关并发症——胆漏

病历摘要

患者女性，71岁，肝S5～S8区邻近第一肝门处HCC，大小约2.0 cm×1.8 cm，行微波消融治疗。

✎ 治疗前影像学检查和介入操作

影像学表现示例见图4-1-92。

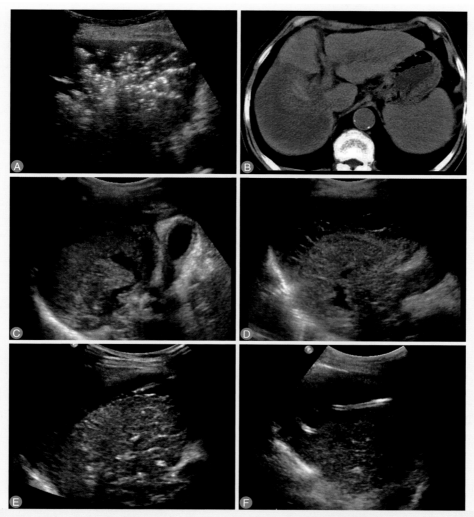

图4-1-92 热消融后胆漏。消融后第2天可见右肝内小胆管积气，且持续存在，伴发热，体温最高38.9 ℃（图A）；消融后2周出现腹痛、腹胀、高热、呃逆等症状，CT及超声发现右膈下大量液性回声，内可见较多细分隔（图B～图D）；超声引导置管引流，引出黄色胆汁样液体，1周后症状、体征消失，脓腔缩小（图E、图F）

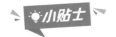 **小贴士**

胆道系统并发症多指有临床症状者，发生率较低，多发生于肿瘤邻近或侵及的肝内胆管，由消融时损伤所致，发生率为0.1%～1.0%，死亡率为0.015%～0.040%。其主要由机械性损伤或热损伤，以及继发性感染引起，包括胆管狭窄、胆道感染、胆道出血、胆囊炎、胆汁瘤、胆漏及胆汁性腹膜炎等。既往邻近Ⅰ级分支胆管（肝门部）肿瘤通常作为热消融治疗的

禁区，但是对于手术切除困难或不能耐受手术切除的患者，热消融成为这部分患者重要的治疗手段。

1.危险因素：

胆道系统并发症发生的原因主要是肿瘤邻近胆道，肿瘤邻近较高级别分支胆管（Ⅰ级、Ⅱ级分支）比邻近较低级别分支胆管（Ⅲ级分支及以下）及非邻近胆管更容易发生严重胆管损伤。此外，在开腹及腹腔镜热消融治疗中行Pringle手法，可能会增加邻近胆管主支受损伤的风险。

2.预防措施：

（1）选择合适进针路线，精确布针。

（2）胆管内滴注冰盐水降温［经PTCD或经内镜鼻胆管引流术（endoscopic nose biliary drainage，ENBD）］。

（3）术前联合TAE、术中边缘无水乙醇注射、放射性粒子植入补充治疗。

（4）保护性测温电极的使用。

体会：当病灶靠近单支的肝段胆管分支时，可以不用顾虑胆道损伤问题，大胆进行扩大消融；当病灶靠近单支的肝叶胆管分支时（指左内支、左外支、右前支、右后支）需要适当小心，目的仍以追求完全消融的疗效为选择；当病灶靠近左、右肝管时，目的则改为以绝对保护左、右肝管不受损伤为前提，联合各种辅助手段去实现满意的消融疗效！

3.处理措施：

（1）Ⅲ级或以下分支胆管损伤多不影响生存期，可不积极处理。

（2）损伤引起单纯肝叶段胆管扩张或狭窄加重甚至肝叶段萎缩的病例，多数仍可获得代偿，如出现黄疸，可行经皮胆管穿刺置管引流。

（3）形成胆汁瘤时（发生率约0.7%），仍可密切观察，但若继发感染，应及时置管引流和抗感染治疗。

（4）文献报道，通过对胆管内滴注盐水降温或在胆管内预防性置入支架，可防止胆管受损伤后发生狭窄。

病例34 超声引导下平阳霉素注射治疗血管瘤

🖊 病历摘要

患者男性，30岁，查体发现右肝占位1周，完善检查后临床诊断为肝血管瘤。肿瘤位于肝S7~S8区，大小约13.3 cm×8.4 cm，且与肝右静脉、下腔静脉关系密切，外科手术切除难度大，风险高。

治疗前影像学检查

影像学表现示例见图4-1-93。

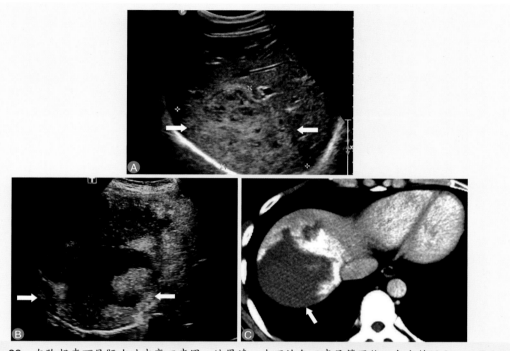

图4-1-93 灰阶超声可见肝右叶中高回声团，边界清，内不均匀回声呈筛网状，大小约13.3 cm×8.4 cm（↑，图A）；超声造影动脉期可见病灶（↑）呈边缘结节样高增强，逐渐向中心填充的典型血管瘤表现（图B）；增强CT显示右肝肿瘤边缘不规则强化，逐渐向心填充（↑，图C）

介入操作

超声表现示例见下方视频。

超声引导下21 G PTC针经正常肝脏组织穿刺肝血管瘤，瘤内多点次注射平阳霉素，原则上注射在肿瘤周边有造影增强的部分（每次16 mg平阳霉素溶于10 mL 0.5%利多卡因），共治疗2次（间隔1个月）。治疗后观察穿刺针道有无出血，需观察40分钟以上。

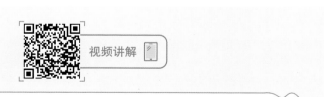

视频讲解

预后

影像学表现示例见图4-1-94。

第四章 消融治疗

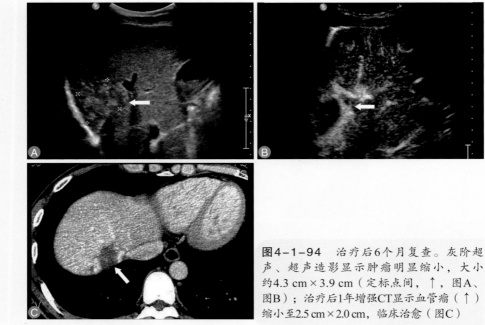

图4-1-94 治疗后6个月复查。灰阶超声、超声造影显示肿瘤明显缩小，大小约4.3 cm×3.9 cm（定标点间，↑，图A、图B）；治疗后1年增强CT显示血管瘤（↑）缩小至2.5 cm×2.0 cm，临床治愈（图C）

病例35 婴儿型肝血管瘤微波消融治疗

病历摘要

患儿女性，2018年11月13日出生，于孕37周产前检查时发现胎儿肝脏实性病灶，考虑肝母细胞瘤可能，血管瘤不排除。孕39周时因羊水过少，行剖宫产出生。2018年12月24日复查超声显示肝内肿块较前明显增大，查血甲胎蛋白＞20 000 IU/L，患儿吃奶、睡眠、大小便无异常，生长发育无明显异常。家长因恐惧肝母细胞瘤的预后，希望明确诊断并微创治疗，于2019年1月入院。

治疗前影像学检查

影像学表现及病理结果见图4-1-95。

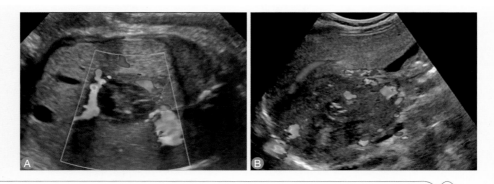

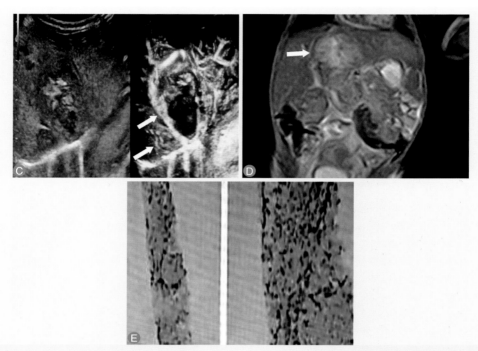

图4-1-95　孕37周超声见肝内低回声病灶，大小约3.0 cm×2.7 cm×2.5 cm，考虑肝母细胞瘤可能，血管瘤不排除（图A）；出生59天，超声见肝内低回声病灶，大小约4.9 cm×3.5 cm×4.4 cm，较前明显增大，CDFI显示血流较丰富（图B）；超声造影显示较大肿瘤周边及较小肿瘤内呈"持续高增强"表现（↑，图C）；MRI显示肝脏占位病变（↑），T$_2$呈高信号（图D）；患儿2次超声引导下活检，第一次病理提示考虑婴儿型血管瘤，但不能排除肝母细胞瘤，第二次病理诊断为婴儿型肝血管瘤（图E）

介入操作

超声表现示例见图4-1-96。

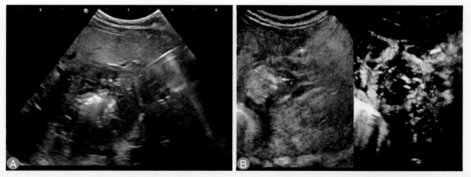

图4-1-96　超声引导下微波消融治疗，功率50 W，逐层逐面多点消融，共计15分钟（图A）；消融后即刻超声造影显示病灶内无灌注（图B）

预后

患儿术后照片及超声表现示例见图4-1-97。

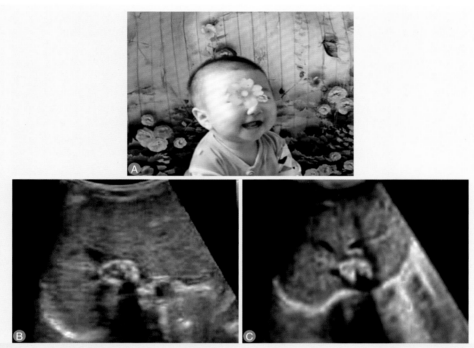

图4-1-97　患儿术后周岁照片（图A）；术后1年、2年复查，病灶明显缩小，仅见高回声钙化灶分别为 2.8 cm×1.5 cm、1.5 cm×1.0 cm，随访28个月，生长发育、身高体重、智力、活动无异常，甲胎蛋白恢复正常（图B、图C）

（本病例由余松远提供）

★小贴士

　　肝血管瘤是一种常见的肝脏良性肿瘤，生长缓慢，不恶变。由于大多发病隐匿经常在体检中发现，肿瘤直径小于5 cm仅临床观察不需治疗。肿瘤生长较快、直径大于6 cm或者有压迫症状是治疗指征。传统治疗方法中以外科手术切除为首选，但手术创伤大、易出血，并且对多发、紧邻下腔静脉或第一肝门等特殊部位的肝血管瘤外科手术难度大、风险高。超声引导下平阳霉素注射硬化治疗是一种微创、疗效确切的局部治疗方法，操作简便，使患者免除手术之苦。治疗应选择较细的穿刺针，穿刺时经过正常肝脏组织，避开肝内大血管以减少出血概率，为确保疗效，须瘤内多点次注射且需要多次治疗。

　　婴儿型肝血管瘤又称婴儿型血管内皮瘤，属良性肿瘤，但在胎儿期和婴儿期与肝母细胞瘤等恶性肿瘤鉴别困难。一是患儿肝内有实性肿块，生长速度较快；二是均伴甲胎蛋白异常升高；三是婴儿检查手段受限，无创检查MRI的噪音和长时间持续不动给婴儿进行此项检查带来难度。本病例意义：①超声无创、无辐射，检查适合婴儿；②超声造影对婴儿肝占位病变的检查具有独特作用，能方便、快捷、清晰且动态地观察肿瘤血供和微血管分布情况，给诊断带来更多有价值的信息；③超声引导穿刺是婴儿肝肿瘤获得病理诊断的可行且安全的方法；④超声引导下微波消融肝内肿块具有简便、安全、高效的治疗优势，但该治疗需要慎重而周密的预案，比如出血大于100 mL须有输血预案；消融时间过长导致血红蛋白尿引起急性肾衰竭的防治预案；病理诊断如果是恶性肿瘤的后期治疗和预后方面患儿家长心理可承受的预案等。

第二节 甲状腺、乳腺及浅表淋巴结

病例36 血供丰富的甲状腺大结节滋养动脉阻断消融

病历摘要

患者女性，57岁，体检发现甲状腺肿物3年余就诊，既往高血压病史。3年前左甲状腺肿物大小约26 mm×17 mm×13 mm，近期生长速度增快，心理压力大。经多处咨询决定选择热消融治疗。既往高血压病史。

治疗前影像学检查

超声表现示例见图4-2-1（含视频）。

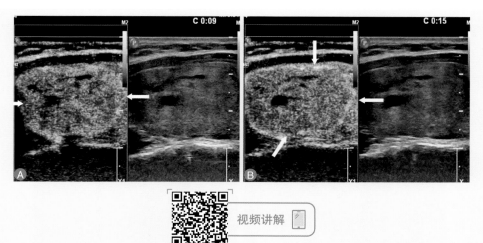

视频讲解

图4-2-1 甲状腺结节超声造影检查。超声造影动脉期可见甲状腺左叶中上部结节增强明显，大小约3.0 cm×2.0 cm×2.2 cm，边界清（↑，图A）；结节周边可见高增强血管影（↑，图B）

介入操作

超声表现示例及病理结果见图4-2-2（含视频）。

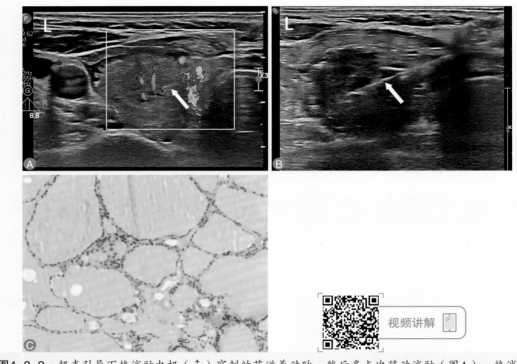

图4-2-2 超声引导下热消融电极（↑）穿刺结节滋养动脉，然后多点次移动消融（图A）；热消融治疗后超声引导下18 G半自动切割活检针（↑）穿刺，行组织病理学活检（图B）；病理显示：结节性甲状腺肿（图C, HE, ×400）

📍 预后

超声表现示例见图4-2-3。

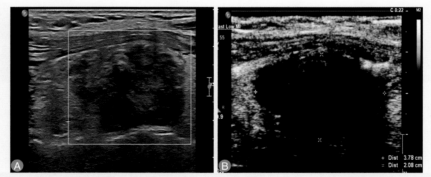

图4-2-3 治疗后1天复查超声。热消融后CDFI显示结节内未见明显血流信号（图A）；超声造影显示结节呈无增强，消融完全，大小约3.8 cm×2.1 cm×2.5 cm（定标点间，图B）

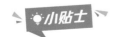

超声引导下甲状腺良性结节消融是一种安全、有效的治疗方法。消融前常规采用液体隔

离法来保护重要组织结构，采用23 G穿刺针精准穿刺至甲状腺周围间隙注入生理盐水或5%葡萄糖溶液，以隔离结节与周围重要结构，降低消融过程中引起热灼伤的风险。消融时若发现隔离液消失或减少，则可随时补充注入隔离液。

甲状腺良性病灶的消融采用移动消融技术，将拟消融治疗的结节分为多个消融单元，这些消融单元的大小与消融电极、治疗功率和辐射时间有关。对于靠近周边重要结构（如喉返神经、喉上神经、气管、食管）的部位采用较小的消融单元，而在结节内部比较安全的部位则采用较大的消融单元，按照由深至浅、由远及近的顺序进行消融。

血供丰富的较大良性结节消融时，若操作不当，则易引起出血，治疗时先对结节的滋养动脉进行消融，可有效减少结节血供，降低出血概率的同时亦可减少热沉降效应。

此外，富血供结节消融前组织学活检针道出血概率很高，虽然能通过热消融止血，但很可能打乱治疗前消融规划，影响消融疗效，消融后再进行穿刺活检同样能获得准确的病理结果。

病例37 热消融联合硬化治疗

病历摘要

患者女性，33岁，查体发现甲状腺结节2年余，近期感觉颈部压迫不适，甲状腺功能正常。

治疗前影像学检查

超声表现示例见图4-2-4。

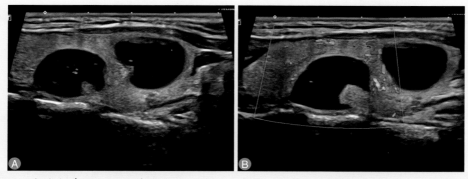

图4-2-4 灰阶超声显示甲状腺左侧叶可见两个囊实性结节，以囊性为主，大小分别为2.3 cm×1.8 cm×2.4 cm、2.0 cm×1.7 cm×1.9 cm，形态规则，囊液透声差（图A）；CDFI显示结节周围可见点条状血流信号（图B）

介入操作

超声表现示例见图4-2-5（含视频）。

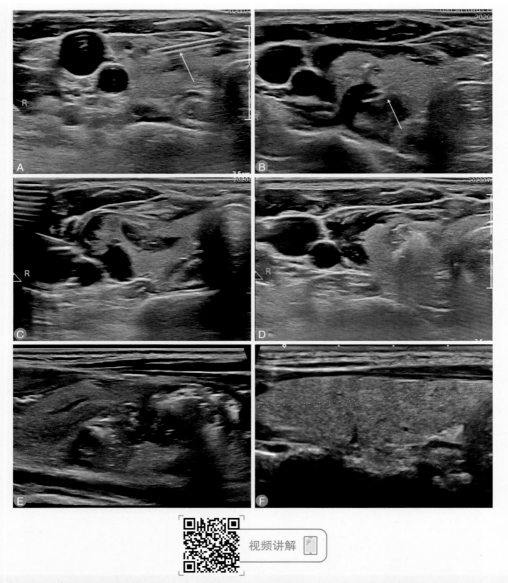

视频讲解

图4-2-5 超声引导下22 G穿刺针（↑）穿刺甲状腺左侧叶下极、中部囊实性结节囊性部分，聚桂醇注射液反复冲洗囊腔，对囊壁进行硬化治疗后抽净（图A、图B）；在甲状腺被膜周围建立液体隔离带（图C）；对甲状腺结节进行移动消融（图D）；消融后即刻超声检查显示两个消融灶呈混合回声改变（图E）；半年后复查超声显示甲状腺左侧叶未见异常病变，消融灶完全吸收（图F）

病例38　热消融联合囊液抽吸治疗——富血供结节

🖊 病历摘要

患者女性，55岁，5年前体检发现甲状腺右叶肿物，患病期间定期复查，未行诊治，肿物逐渐增大，现伴气管压迫症状就诊。

治疗前影像学检查

超声表现示例见图4-2-6。

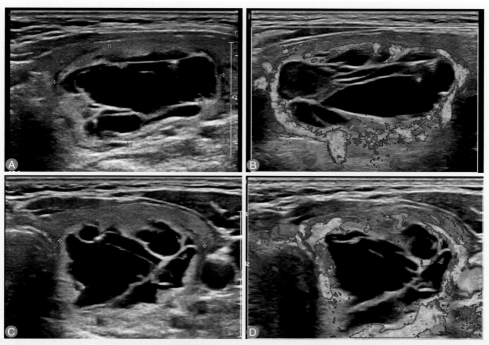

图4-2-6　灰阶超声示甲状腺右叶囊实性肿物（术者位于患者头侧），以囊性为主，大小约3.7 cm×3.0 cm×2.3 cm（定标点间），壁厚，边界清，内回声不均，可见分隔（图A、图C）；CDFI示肿物周边可见血流信号环绕，实性部分可见丰富的血流信号，术前穿刺病理为良性，遂行甲状腺右叶肿物消融治疗（图B、图D）

介入操作

超声表现示例见图4-2-7。

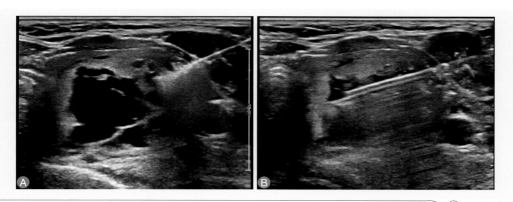

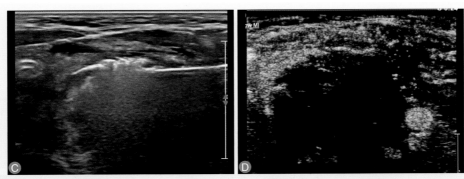

图4-2-7 消融针先将血流丰富部位灭活（图A）；穿刺针进入结节内抽吸囊液（图B）；逐层消融病灶（图C）；消融后造影观察消融范围（图D）

预后

超声表现示例见图4-2-8、图4-2-9。

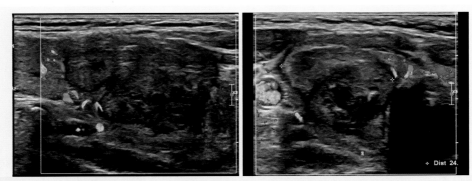

图4-2-8 术后1个月CDFI显示肿物内血流完全消失，大小约3.2 cm×2.4 cm×2.1 cm（定标点间）

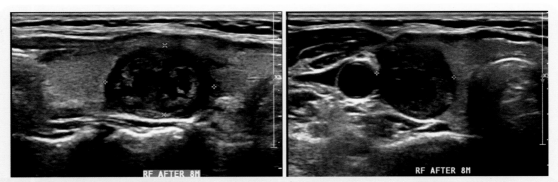

图4-2-9 术后6个月灰阶超声显示肿物大小约2.0 cm×1.4 cm×1.3 cm（定标点间），体积缩小率约85.7%

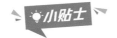 小贴士

甲状腺囊实性结节是临床中常见的结节类型。对于囊实性结节的实性部分，通常采用热

消融治疗；对于囊性部分，则须抽液联合硬化治疗或热消融治疗。

对于甲状腺以囊性为主的囊实性肿物进行消融，常规采取先抽液再进行消融方式。此时热消融有助于彻底灭活囊壁的活性部分，起到根治性治疗的目的。

对于部分血供丰富的囊实性肿物，抽液后容易导致囊内出血，增加消融难度，可先将肿瘤实性部分血管消融灭活，后抽出囊液，可减少囊内出血，然后再对肿物进行逐层消融。通过肿瘤血管灭活–囊液抽吸–逐层消融这一递进式的治疗方式，将热消融与囊液抽吸治疗灵活地结合在一起，有助于确保富血供囊实性结节的疗效。

病例39 老年巨大甲状腺肿致气管狭窄

病历摘要

患者女性，73岁，突发呼吸困难1小时急诊入外院治疗，经内科保守治疗好转。肺部CT未见明显异常，甲状腺超声检查提示多发性结节，TI-RADS 3类。出院1周再次出现呼吸困难，以呼气困难为主，经改变体位、休息后自行缓解。入我院查双肺仍未见异常，发现甲状腺巨大肿块，压迫气管造成狭窄、偏移，气管软化试验阳性。20年前曾行甲状腺手术切除，诉术后曾因气管塌陷出现呼吸困难急救。

治疗前影像学检查

影像学表现示例见图4-2-10。

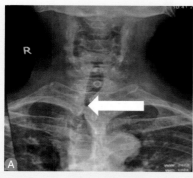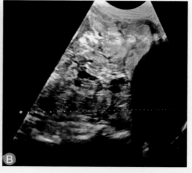

图4-2-10 气管向右偏移，最狭窄处2 mm（↑，图A）；灰阶超声见甲状腺多发性巨大结节，相互融合，挤压气管（最大径线14 cm，图B）

介入操作

患者一般情况可，目前最大危险是气管狭窄、呼吸困难且有窒息风险。因此，处理原则包括三方面：①吸氧，抗感染；②气管插管，安放气管支架（图4-2-11）；③微波消融甲状腺肿块（图4-2-12）。

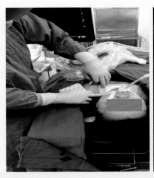
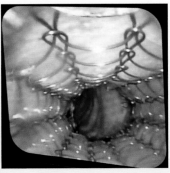

图4-2-11　气管插管，植入气管覆膜支架，1周后行微波消融治疗

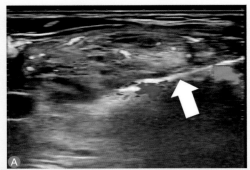

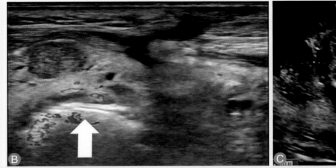
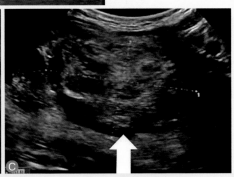

图4-2-12　甲状腺巨大结节消融中（↑示消融电极，图A）；气管支架强回声（↑，图B）；消融后随访发现结节（↑）明显缩小（图C）

（本病例由余松远提供）

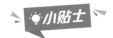

　　该病例为老年女性，有甲状腺结节手术史，术后气管塌陷致呼吸困难急救史，手术风险非常大。

　　（1）当甲状腺结节压迫气管，有呼吸困难风险时，甲状腺结节不是主要矛盾，而应首先处理气管狭窄所引起的呼吸困难，气管插管或者气管支架为主要推荐方法。气管支架放置前，应做CT气管三维重建，以评估气管弹性，选择气管支架型号，防止因气管硬化而使支架放置失败。

（2）甲状腺严重压迫气管者，应先解决气管狭窄问题再分次消融，以免因消融后组织水肿加重气管狭窄而引发呼吸困难的不良事件出现。

（3）良性甲状腺结节不等于不需要治疗，随着老龄化到来，人的寿命越来越长，甲状腺结节生长到一定程度时，必然对气管、食管压迫产生相应症状。因此，良性甲状腺结节在增长时（推荐大于2 cm）可一次性原位消融完全，超声引导热消融无疑是应优先推荐的方法，以避免甲状腺良性结节成为威胁生命的疾病。

病例40 HIV阳性功能性甲状腺结节消融

病历摘要

患者男性，50岁，烦躁、消瘦2个月，临床诊断为甲状腺功能亢进，给予"口服甲巯咪唑1片口服3次/日、盐酸普萘洛尔1片2次/日"的治疗。既往HIV携带5年，口服拉米夫定1片2次/日、齐多夫定片1片2次/日、奈韦拉平片1片2次/日。查体生命体征正常，甲状腺Ⅰ度肿大，胸部（肺+纵隔）CT平扫提示甲状腺低密度灶，彩色多普勒超声提示甲状腺多发实性、囊实性结节，甲状腺肿大，实质回声不均伴内部血流信号。以甲状腺结节、继发性甲状腺功能亢进、HIV阳性收入院。

治疗前影像学检查

超声表现示例见图4-2-13。

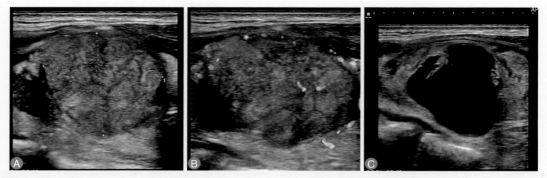

图4-2-13 甲状腺右叶可见大小约28 mm×24 mm×23 mm实性结节（虚线所示，图A）；CDFI可见较丰富血流信号（图B）；左侧甲状腺囊性结节，大小约30 mm×25 mm×24 mm（图C）

介入操作

超声表现示例见图4-2-14。

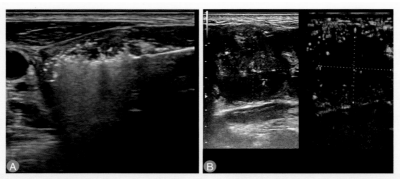

图4-2-14 甲状腺结节微波移动式消融术中（图A）；结节消融术后超声造影显示无增强表现（图B）

入院后检查FT$_3$ 16.31 pmol/L（↑），FT$_4$ 38.5 pmol/L（↑），TSH 0.009 mU/L，CD4$^+$ 135个/μL，血常规、凝血功能正常。极化液、甲巯咪唑片30 mg/d治疗1个月后，TSH 0.05 mU/L，行双侧甲状腺结节微波消融治疗，移动式消融，对囊肿先穿刺抽液再消融，术后甲巯咪唑片改为20 mg/d，术后2个月TSH 87.671 mU/L，停服甲巯咪唑片；术后3个月TSH 31.939 mU/L；术后4个月TSH 21.066 mU/L；术后6个月TSH 15.717 mU/L，CD4$^+$270个/μL。甲状腺结节明显吸收缩小，甲状腺超声观察已无明显肿大，术后病理提示符合甲状腺良性病变。

预后

超声表现示例见图4-2-15。

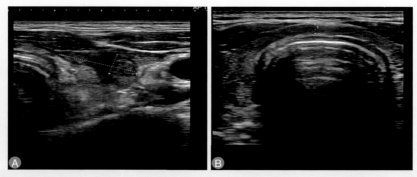

图4-2-15 术后6个月，甲状腺结节明显缩小，17 mm×6 mm（虚线所示，图A）；甲状腺恢复正常形态（图B）

（本病例由余松远提供）

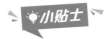 小贴士

1.伴有功能性甲状腺结节是国内外甲状腺结节消融共识的重要指征，该患者HIV阳性，多家医院外科拒绝为其手术才求医我院，采用先药物控制甲状腺功能亢进指标，症状缓解后再行甲状腺结节微波消融，后调减抗甲状腺功能亢进药物的策略，获得良好效果，而且创伤

小，无并发症，是患者获益最大的治疗方案，值得推荐。

2.HIV相关免疫指标术前CD4$^+$135个/μL，术后上升到CD4$^+$270个/μL，对于合并HIV的甲状腺功能性结节消融的患者，免疫状态的改变值得更进一步的研究。

3.高功能甲状腺结节热消融治疗既能达到手术切除的效果，又减少了严重并发症的发生。

病例41 甲状腺峡部甲状腺微小乳头状癌热消融治疗

🖊 病历摘要

患者女性，55岁，体检发现甲状腺结节3天。

🖊 治疗前影像学检查

超声表现及病理结果见图4-2-16。

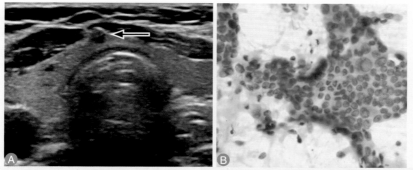

图4-2-16 灰阶超声示甲状腺峡部低回声结节，大小约3.4 mm×3.1 mm×3.2 mm，边界尚清，较规则，纵横比＞1，外凸，与前包膜关系紧密（↑），颈部扫查未见异常淋巴结（图A）；超声引导细针穿刺术，病理见乳头状癌细胞，患者拒绝手术，要求行消融治疗（图B，HE，×400）

🖊 介入操作

超声表现示例见图4-2-17。

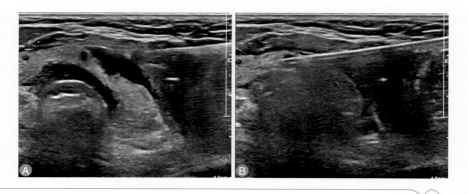

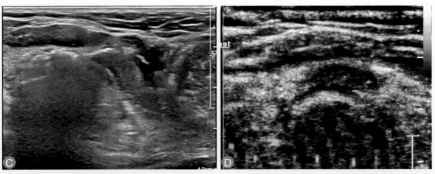

图4-2-17 在甲状腺峡部与气管之间、峡部与浅层软组织之间建立生理盐水隔离带（图A）；消融针进入结节内进行消融（图B）；观察汽化覆盖整个病灶（图C）；消融后超声造影观察消融范围（图D）

预后

超声表现示例见图4-2-18。

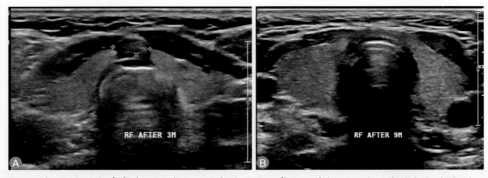

图4-2-18 术后3个月超声复查显示消融灶逐渐被周围正常甲状腺组织吸收，范围变小（图A）；9个月超声复查显示病灶消失（图B）

（本病例由李丽提供）

小贴士

对于甲状腺峡部结节的热消融，因峡部空间有限，消融时容易损伤气管及峡部浅层的软组织，故消融前应在甲状腺峡部与气管之间、峡部与浅层软组织之间建立水隔离带。一方面起到保护气管及皮下软组织的作用；另一方面可对紧邻包膜的甲状腺微小乳头状癌（papillary thyroid microcarcinoma，PTMC）完成扩大消融。为了防止隔离带快速消失，消融时应提前规划路径，尽快消融，必要时可以将针留置在气管与甲状腺峡部间隙内，边消融边注入生理盐水，以防止损伤气管。甲状腺PTMC行热消融治疗是安全、有效的选择。

病例42 甲状旁腺功能亢进

病历摘要

患者男性，45岁，7年前因慢性肾脏病5期开始进行维持性透析治疗，监测甲状旁腺激素增高，口服西那卡塞150 mg/次/日治疗，复查甲状旁腺激素2104 pg/mL，血钙2.5 mmol/L，磷3.15 mmol/L。

治疗前影像学检查

超声表现示例见图4-2-19（含视频）。

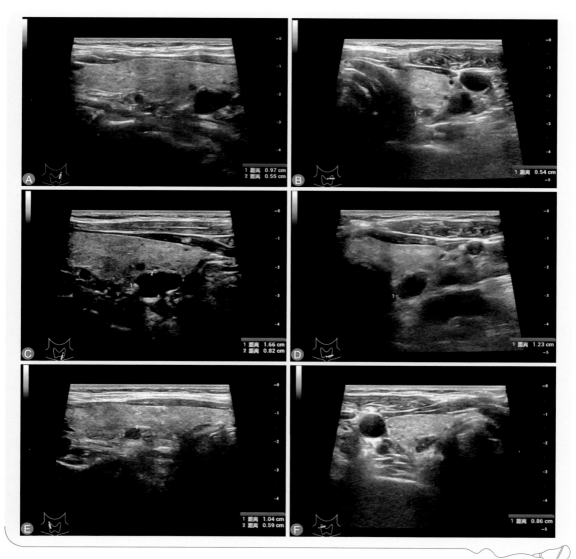

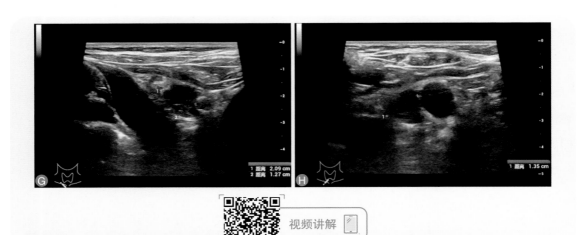

图4-2-19 甲状腺左叶中段后方甲状旁腺（纵切、横切，图A、图B）；甲状腺左叶下极下方甲状旁腺（纵切、横切，图C、图D）；甲状腺右叶中段后方甲状旁腺（横切、纵切，图E、图F）；甲状腺右叶下极下方甲状旁腺位于胸骨后深方，右侧颈总动脉与颈内静脉起始部之间（纵切、横切，图G、图H）

介入操作

超声表现示例见图4-2-20（含视频）。

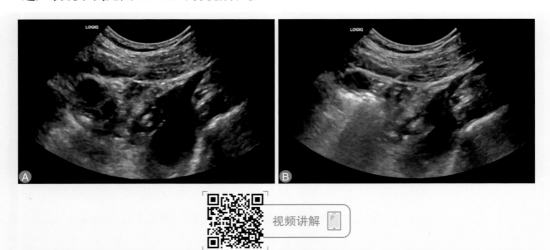

图4-2-20 建立液体隔离带后，使用小微凸探头引导，置入射频消融电极至结节底部，由深层至浅层逐层进行消融（图A）；消融区域汽化明显，局部呈强回声（图B）

预后

超声表现示例见图4-2-21。

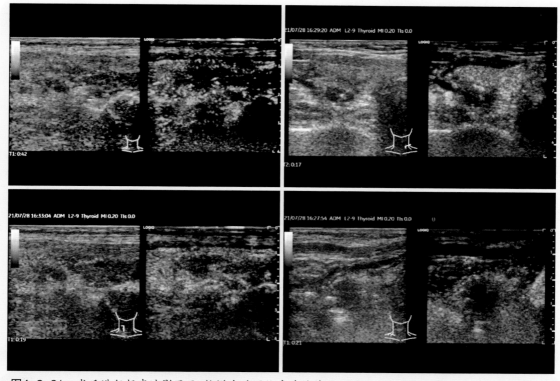

图4-2-21　术后进行超声造影显示4枚增生的甲状旁腺结节呈无增强。术后即刻复查甲状旁腺激素，甲状旁腺激素下降至149 pg/mL，术后第二日复查甲状旁腺激素下降至54 pg/mL，已恢复至正常水平，效果显著

（本病例由陈霰提供）

病例43　甲状旁腺腺瘤热消融治疗

病历摘要

患者女性，76岁，既往高血压病史，主因发现甲状旁腺肿瘤1月余入院。入院前1个月于当地医院诊断为原发性甲状旁腺功能亢进症、甲状旁腺腺瘤，间断监测血钙并给予鲑降钙素鼻喷雾剂6小时/次控制血钙水平。入院前2天患者间断出现躁动，乏力、纳差。本次入院后完善各项检查，血钙高达4.42 mmol/L，甲状旁腺激素＞2500 pg/mL，急入重症监护室接受血滤治疗，治疗1周后病情平稳，拟行甲状旁腺腺瘤热消融治疗。

治疗前影像学检查

影像学表现示例见图4-2-22。

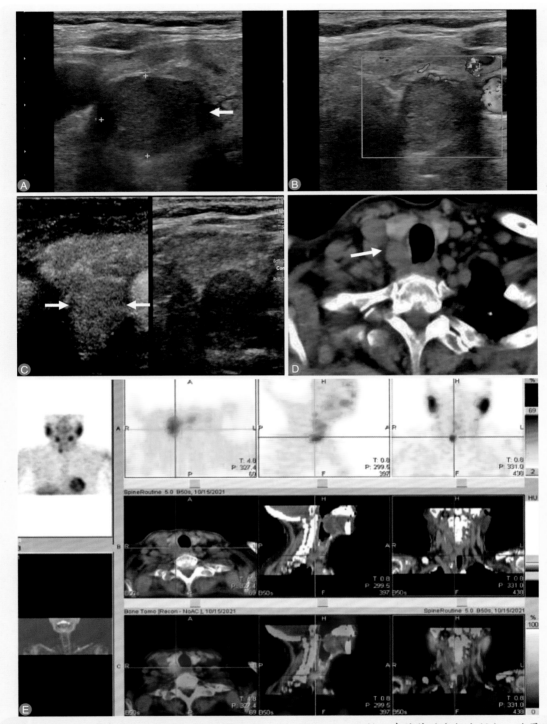

图4-2-22 甲状腺右叶后方可见大小约24 mm×16 mm×17 mm低回声结节（定标点间），边界清（↑，图A）；CDFI显示结节周边可见条状血流信号（图B）；超声造影动脉期可见结节（↑）与甲状腺同步增强，血供丰富（图C）；CT可见甲状腺右叶后方低密度结节（↑，图D）；SPECT/CT检查可见甲状腺右叶中下部示踪剂分布浓集区，考虑为功能亢进甲状旁腺组织1枚（图E）

介入操作

超声表现示例见图4-2-23（含视频）。

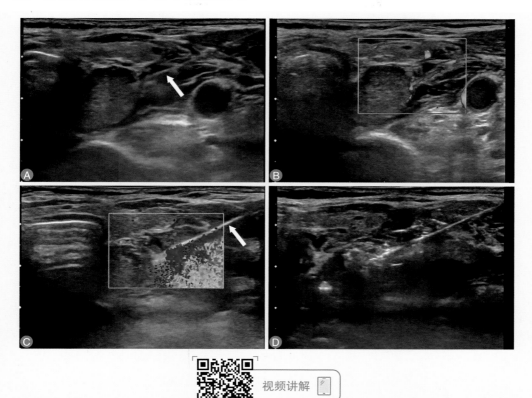

视频讲解

图4-2-23 超声引导18 G自动切割活检针（↑）穿刺活检（图A）；活检后针道出血（图B）；CDFI引导射频电极（↑）热消融止血（图C）；多点次重叠消融甲状旁腺结节（图D）

预后

超声表现示例见图4-2-24。

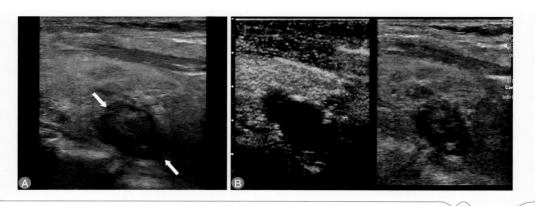

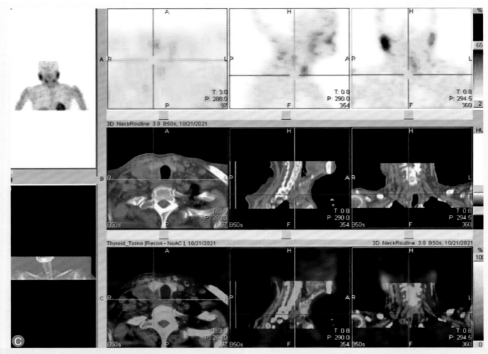

图4-2-24 治疗后1天复查超声造影。热消融后灰阶超声可见结节较前缩小，呈不均匀回声（↑，图A）；超声造影显示结节呈无增强，消融完全（图B）；SPECT/CT检查可见甲状腺右叶中下部示踪剂分布浓集区基本消失，即消融完全（图C）

热消融治疗后1小时复查甲状旁腺激素83.5 pg/mL，6小时甲状旁腺激素28.8 pg/mL，24小时复查血钙2.14 mmol/L。病理结果为甲状旁腺腺瘤（主细胞型）。

小贴士

超声引导热消融治疗以其微创、有效、可重复进行的优点已成为临床治疗甲状旁腺功能亢进的主要手段，且越来越多地取代手术切除。甲状旁腺具有内分泌功能、解剖结构特殊、血供丰富三大特点。因此，在热消融过程中需须针对上述特点进行注意和保护。

1.解剖结构特殊：治疗前通过建立水隔离带有效保护周围神经、血管等组织是重要前提。在消融过程中要尽量避免喉返神经的损伤，双侧喉返神经的损伤可致呼吸困难甚至窒息，严重时还会威胁患者生命。有效措施包括5种：①明确喉返神经解剖位置，通过水隔离带避免对喉返神经造成热损伤；②在术中通过与患者交谈，时刻注意患者声音的变化，及时发现喉返神经的损伤；③术前喉镜检查，评估喉返神经功能；④双侧同时治疗时，当发现患者出现声嘶情况，停止对侧治疗，待恢复后再择期消融对侧；⑤胸骨后甲状旁腺选择小微凸探头可以显示更加清晰，利于引导。

2.血供丰富：术后要密切关注是否有出血并发症的发生，严重血肿可压迫气管，引起呼吸困难。较大、富血供病灶先消融供血动脉阻断血流，CDFI、超声造影对出血具有较高的敏感性，一旦发现出血，通常压迫即可有效止血，必要时注射凝血酶或热消融止血；非常严重的动脉出血，应及时手术止血，否则可能危及生命。

3.甲状旁腺具有内分泌功能，术后要注意急重症低钙血症的预防和早期发现。

4.其他注意事项：①超声并不能确定所有增生的甲状旁腺的位置，需要结合核医学检查对异常浓聚的甲状旁腺数目进行确定并精准定位；②对甲状旁腺腺瘤消融前应常规粗针活检，以除外甲状旁腺癌；③根据患者病情及临床目的选择双侧同期消融或者分期消融。

病例44　多发性乳腺纤维瘤热消融治疗

病历摘要

患者女性，18岁，一周前复查发现双侧乳腺6个结节，最大直径2.1 cm，考虑乳腺纤维瘤。1年前因双侧乳腺多发纤维瘤（3枚），最大直径1.5 cm，于外院行开放手术切除，乳房皮肤留下3道瘢痕；半年前再次发现纤维瘤3枚，行开放手术切除，再留下3道瘢痕，共形成放射状瘢痕6道（图4-2-25）。

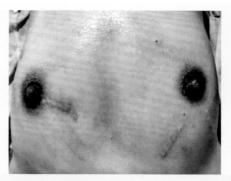

图4-2-25　手术后双乳6道瘢痕，破坏了乳房的美观性

治疗前影像学检查

超声表现示例见图4-2-26。

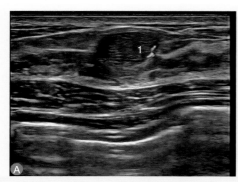
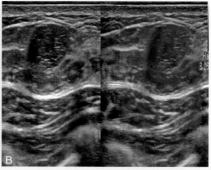

图4-2-26　编号为1的乳腺结节，距离皮肤非常近（图A）；乳腺结节的弹性成像显示质地较硬（图B）

🖊 介入操作

入院后完善相关检查，包括血常规、凝血功能、乳腺结节弹性成像、超声造影及穿刺活检，采用超声引导微波消融逐一治疗（图4-2-27）。

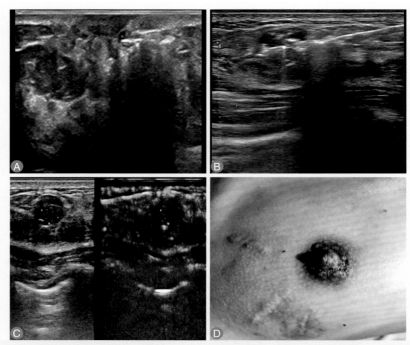

图4-2-27　皮下组织内注射生理盐水使瘤体与表皮距离增厚，避免消融时皮肤烫伤（图A）；用低功率消融（图B）；乳腺结节消融后超声造影呈无增强（图C）；右乳的3道手术后瘢痕与消融即刻的针孔形成鲜明比较（图D）

🖊 预后

术后定期复查，结节逐渐缩小，半年后结节基本消失。1年后再次发现双侧乳腺3个新生纤维瘤结节，查雌二醇503 pg/mL，再次行超声引导微波消融逐一治疗，术后雌二醇51 pg/mL，垂体检查未见明显功能性和影像异常。此后2年复查中，未见新生结节出现。

（本病例由余松远提供）

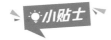

乳腺位置表浅，周边无大血管及重要脏器，穿刺相对安全，超声引导微波消融乳腺结节相对容易，效果确切，可最大限度保留乳腺原貌，符合年轻女性的审美要求。

乳腺结节热消融过程中的注意事项如下。

（1）由于乳腺位置表浅，在结节的热消融治疗过程中要注意对病灶前方皮肤及病灶后方筋膜的保护，通常通过在皮肤下方和病灶后方乳腺间隙内建立水隔离带用于保护。

（2）皮肤穿刺点通常选择位于远离病灶皮肤投影的1～2 cm处，便于平行进针，以避免力度失控，穿刺到胸腔或者纵隔，引起严重并发症。进针方向尽量选择远离乳头的方向，避免损伤乳头下方的导管。

（3）消融穿刺时避开粗大血管，防止术中出血，如有出血，及时按压或消融止血，术后加压包扎。

（4）注意消融功率和时间的把控，避免消融过度，影响术后结节吸收。

病例45　甲状腺癌术后颈部转移淋巴结消融

病历摘要

患者男性，63岁，于外院甲状腺乳头状癌手术切除后半年，复查发现双颈部多发淋巴结转移入院。

治疗前影像学检查

超声表现示例见图4-2-28。

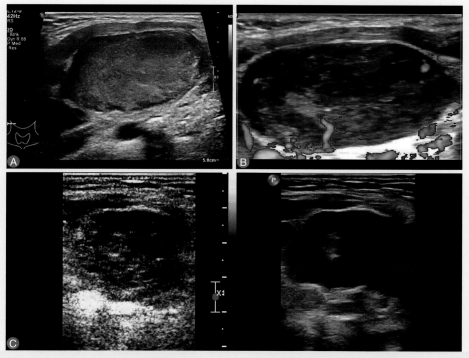

图4-2-28　双侧颈部探及多个低及混合性回声包块，最大者约5.0 cm×2.6 cm×4.6 cm，门部结构不清，边界清，形态规则，部分内见少量液性暗区（图A）；CDFI显示淋巴门型血流消失，部分内可探及杂乱血流信号（图B）；超声造影动脉期可见包块不均匀高增强，周边向心性灌注，静脉期消退迅速（图C）

🔊 介入操作

超声表现示例见图4-2-29（含视频）。

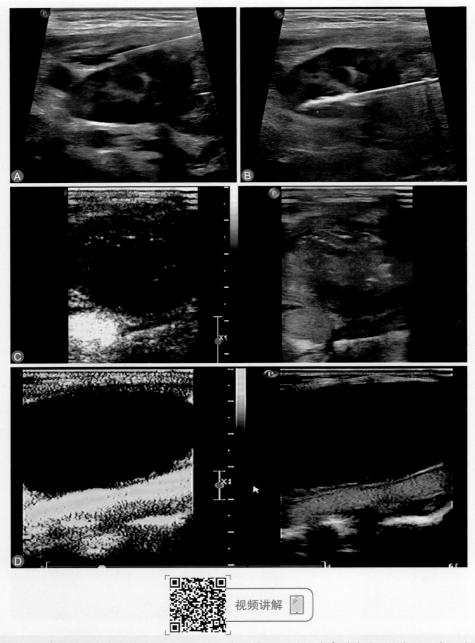

视频讲解

图4-2-29 超声引导下局部麻醉及生理盐水隔离（图A）；微波天线穿刺进淋巴结内开始消融（图B）；消融后淋巴结超声造影呈无增强（图C、图D）

预后

超声表现示例见图4-2-30。

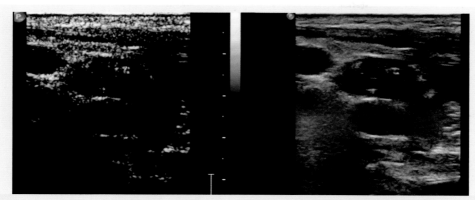

图4-2-30 术后3个月复查,消融后淋巴结均明显缩小,超声造影呈无增强

（本病例由卢漫提供）

☀小贴士

对于甲状腺恶性肿瘤术后颈部淋巴结转移患者,特别是无法耐受二次手术或抗拒手术的患者,可行超声引导下转移性淋巴结热消融术,治疗在局部麻醉下进行,创伤小,患者耐受好,并可多次反复治疗。

术前诊断明确,术中做好重要组织器官液体隔离保护,特别是对神经的保护。

病例46 淋巴瘤颈部淋巴结消融

病历摘要

患者男性,77岁,左颈部多发包块半年,增大2月余。当地医院行左颈部包块切除及穿刺活检术,病理提示左耳后及枕部非霍奇金淋巴瘤,弥漫大B细胞型可能性大,瘤细胞:LCA（＋）、CD20（＋）、BCL-2（＋）、CD3（－）、CD10（－）、CD15（－）、CD21（－）、CD30（－）、CD138（－）、BCL-6（－）、KI-67（＋,20%）。一般情况好,左耳乳突后可见一长约5 cm手术瘢痕。左颈部胸锁乳突肌后方可触及一直径约3.0 cm包块,质硬,边界不清,活动度差。在当地医院行化学治疗,方案具体不详,因化学治疗反应重,患者拒绝继续化学治疗。

治疗前影像学检查

超声表现示例见图4-2-31。

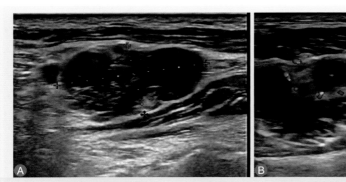

图4-2-31　灰阶超声显示左颈部淋巴结肿大，形态欠规则，回声不均匀，最大直径约3 cm（图A）；CDFI显示肿大淋巴结内可见点状血流信号（图B）

介入操作

超声表现示例见视图4-2-32（含视频）。

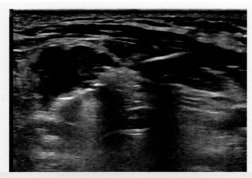

视频讲解

图4-2-32　超声引导下热消融治疗，用0.5%利多卡因注射皮肤、皮下及肿大淋巴结的周围，形成隔离带，再行微波消融，功率30 W，逐层逐面对肿大淋巴结消融至消融完全，超声造影显示无灌注增强为止。术后局部按压，术中、术后无特殊不适

预后

随访5年，颈部淋巴结未再肿大，其他部位淋巴结无异常肿大，病情稳定。

（本病例由余松远提供）

附加病例　小淋巴细胞性淋巴瘤消融

治疗前影像学检查

超声表现示例见图4-2-33。

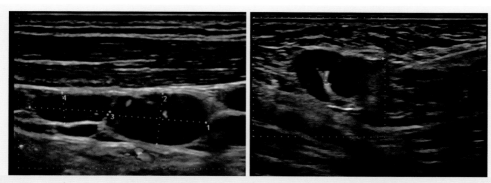

图4-2-33　超声显示颈部多发淋巴结肿大，无正常淋巴门结构，CDFI显示淋巴结内点状及条状血流信号

✎ 介入操作

超声表现示例见图4-2-34（含视频）。

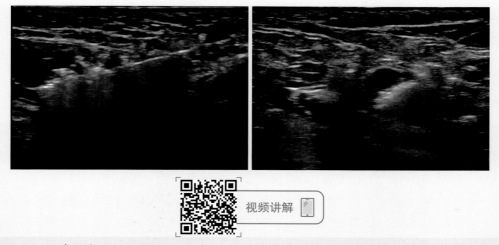

视频讲解

图4-2-34　超声引导下淋巴结热消融治疗，局部麻醉或静脉麻醉下分别于2017年2月、2017年10月、2018年4月、2018年9月、2019年4月行超声引导下双颈、双侧腹股沟区及双侧腋窝肿大淋巴结微波消融术

（本病例由余松远提供）

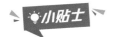　小贴士

弥漫大B细胞淋巴瘤（diffuse large B cell lymphoma，DLBCL）是非霍奇金淋巴瘤最常见的组织学类型，临床表现和疗效预后均具有异质性。化学治疗、放射治疗、免疫、靶向、生物治疗及造血干细胞移植等，使得弥漫大B细胞淋巴瘤预后改善，从而提高了生存期。但部分患者因严重的药物不良反应而无法接受上述治疗。

淋巴结本身是免疫器官，消融后启动的免疫反应可能更加强烈，此个案发挥微波消融简便、微创、安全的特点，而且其对免疫反应功能增强、降低病情进展和复发具有积极意义。

小淋巴细胞性淋巴瘤（small lymphocytic lymphoma，SLL）是指淋巴结或其他组织器官被肿瘤细胞浸润，与慢性淋巴细胞白血病相同，有低γ球蛋白血症，易于感染，易转化为弥漫大B细胞淋巴瘤或霍奇金淋巴瘤，转化后预后不良。

病例47　超声引导下微波消融治疗Castleman病

病历摘要

患者女性，38岁，1年前无明显诱因出现左颈部增粗，彩色多普勒超声示左侧颈部及锁骨上窝多个淋巴结肿大，无发热、盗汗，无头昏、乏力及胸骨疼痛，穿刺病理未见异型细胞。3个月前再次行左侧颈部淋巴结活检术，术后病理提示Castleman病。免疫组化：CD3示T细胞阳性，CD20示B细胞阳性，CD10、BCL-6示生发中心阳性，BCL-2示滤泡间区阳性，CD21示FDC网存在，CyclinD1阳性，KI-67生发中心约70%细胞阳性，生发中心外约10%细胞阳性；原位杂交：EBER阴性；骨髓穿刺检查示淋巴瘤/白血病诊断依据不足，考虑Castleman病。

治疗前影像学检查

超声表现示例见图4-2-35（含视频）。

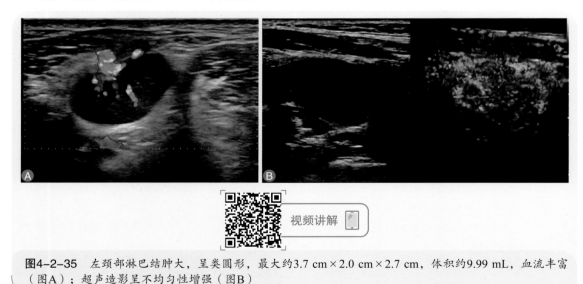

视频讲解

图4-2-35　左颈部淋巴结肿大，呈类圆形，最大约3.7 cm×2.0 cm×2.7 cm，体积约9.99 mL，血流丰富（图A）；超声造影呈不均匀性增强（图B）

介入操作

超声表现示例见图4-2-36（含视频）。

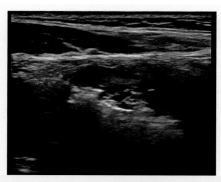

图4-2-36　超声引导下微波消融治疗肿大淋巴结，于肿大淋巴结周围注射0.5%利多卡因20 mL隔离带，采用T3消融针功率30 W逐面逐层移动式对肿大淋巴结消融

预后

超声表现示例见图4-2-37（含视频）。

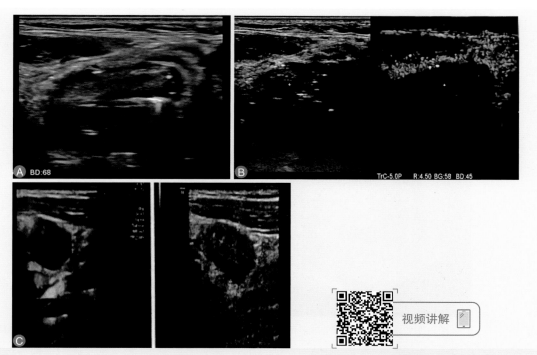

图4-2-37　消融后病灶灰阶声像图（图A）；超声造影显示消融灶呈无增强，边界清晰（图B）；半年后消融灶明显缩小，大小约2.2 cm×1.2 cm×1.0 cm，体积约1.32 mL，容积缩小率87%（图C）

患者出院后第15天，诉左上肢麻木，抬举困难，经过营养神经等对症治疗，3个月后逐渐缓解，左上肢麻木消失，活动好转，半年后左上肢麻木和活动障碍完全恢复。

（本病例由余松远提供）

Castleman病是一种原因不明的反应性淋巴结病，表现为局部巨大淋巴结肿块，可有发热、盗汗，手术切除为头颈部局限型病变患者首选治疗方式，但创伤大，易残留和复发，常辅以放射治疗等。超声引导热消融局部治疗为该类患者带来新选择，具有创伤小、治疗精准、可反复治疗的优势。本病例患侧上肢感觉和活动异常，可能是术后组织水肿粘连造成臂丛神经产生损伤或挤压而引起上肢感觉及活动异常。

第三节　妇科相关病变的热消融治疗

病例48　经皮子宫肌瘤热消融治疗

病历摘要

患者女性，40岁，1年前出现月经量增多、贫血，血红蛋白为85 g/L，超声提示子宫肌瘤，患者拒绝手术，选择超声引导下经皮热消融治疗。

治疗前影像学检查

影像学表现示例见图4-3-1。

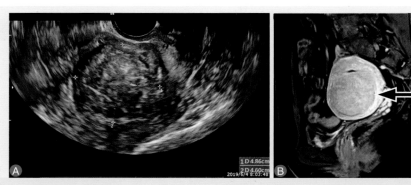

图4-3-1　灰阶超声可见前壁子宫肌瘤，大小约4.9 cm×4.7 cm×4.6 cm（定标点间，图A）；增强MRI示肌瘤明显强化（↑，图B）

介入操作

影像学表现示例见图4-3-2。

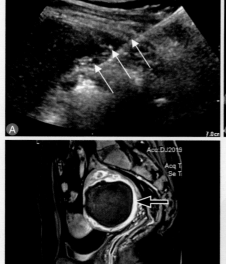
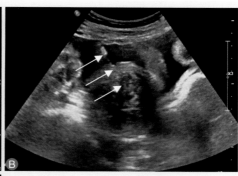

图4-3-2 肌瘤前方存在肠管，没有安全进针路径，经肝肾隐窝穿刺置管，建立人工腹腔积液（箭头示穿刺针，图A）；人工腹腔积液成功后，肌瘤前方的肠管移位，获得安全进针路径，进行消融治疗（箭头示消融电极，图B）；治疗后增强MRI示肌瘤（↑）实现适形消融，完全坏死（图C）

预后

超声表现示例见图4-3-3。

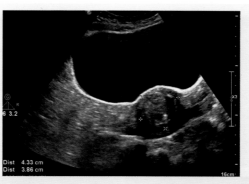

图4-3-3 治疗后4个月复查，肌瘤缩小至4.3 cm×4.1 cm×3.9 cm（定标点间），缩小率37%，血红蛋白为119 g/L，患者脸色红润，贫血症状消失

病例49 经皮微波消融治疗子宫腺肌病

病历摘要

患者女性，47岁，痛经伴月经量增多10年。痛经时需口服非甾体抗炎药止痛治疗。既往分别于2015年、2019年给予促性腺激素释放激素激动剂（注射用亮丙瑞林）注射治疗缓解症状。血常规：RBC 2.9×10^{12}/L，HGB 65 g/L，CRP 12.9 mg/L。CA125 191.3 U/mL，超声提示

子宫大小约12.3 cm×11.1 cm×10.2 cm，体积明显增大，类似球形，子宫肌层前后不对称，前壁增厚明显，局部范围约10.9 cm×10.1 cm×8.7 cm，子宫内膜与肌层界面不清，内膜厚约0.5 cm。余术前相关实验室检查未见异常。

🔧 治疗前影像学检查

超声表现示例见图4-3-4。

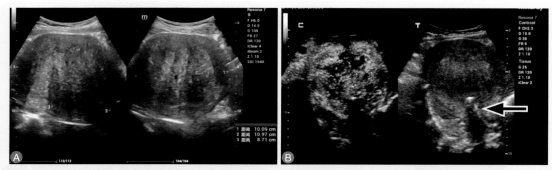

图4-3-4 灰阶超声示子宫腺肌病病灶主要局限于前壁，范围约10.9 cm×10.1 cm×8.7 cm，体积约501 mL（图A）；术前超声造影评估前壁病灶呈不均匀增强，宫腔下段至宫颈管内管状强回声为宫腔造影管（↑，图B）

🔧 介入操作

超声表现示例见图4-3-5。

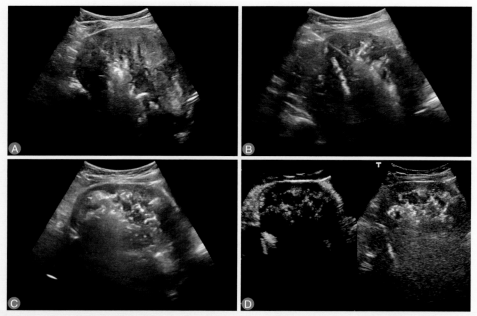

图4-3-5 灰阶超声显示消融针由深面至浅面逐层消融病灶，尽量采取病灶内调针，在消融靠近内膜病灶时须持续向宫腔内注入无菌生理盐水保护内膜（图A、图B）；微波消融后病灶回声增强（图C）；消融术后即刻超声造影评估消融范围，病灶消融后呈无增强（图D）

📝 预后

影像学表现示例见图4-3-6。

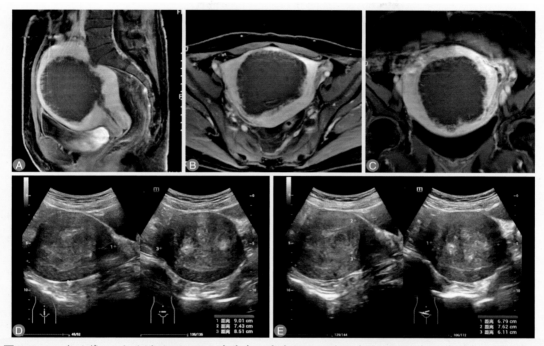

图4-3-6　术后第1天盆腔增强MRI显示前壁腺肌病病灶呈无增强（图A～图C）；消融术后6个月，子宫大小约9.0 cm×8.5 cm×7.4 cm，体积约296 mL，体积缩小59%（图D）；子宫前壁腺肌病病灶大小约7.6 cm×6.8 cm×6.1 cm，体积约165 mL，体积缩小67%，术后1个月经积极抗贫血治疗后血红蛋白恢复正常，术后6个月评分，痛经缓解率达98%（图E）

（本病例由李海泽提供）

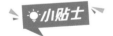 **小贴士**

　　热消融治疗子宫肌瘤及子宫腺肌病是近年来临床中广泛应用的微创治疗手段，在保留器官的同时可有效保护卵巢功能，是其他方法治疗不佳或拒绝手术治疗患者的理想选择。无论是子宫肌瘤还是子宫腺肌病，热消融的治疗疗效及安全性已得到临床的广泛认可。

　　子宫肌瘤及子宫腺肌病热消融注意事项如下。

　　（1）子宫肌瘤及子宫腺肌病的热消融治疗可选择经腹途径或经阴道途径，根据患者自身情况及病灶情况灵活选择。

　　（2）穿刺路径应绝对避开膀胱、肠管、大血管等，选取的穿刺路径尽量穿过腹壁后直接进入肌瘤内。对于穿刺路径被肠管遮挡的肌瘤，消融前可建立人工腹腔积液，使肌瘤与肠管、膀胱等重要脏器之间形成隔离带。

　　（3）穿刺路径尽量避开内膜。

　　（4）对于过度后倾、后屈或过度前倾、前屈的子宫，穿刺困难者可用宫腔外举宫器根据病灶位置及进针路径将子宫体前举或者后压，使病灶尽量贴近腹壁，缩短穿刺路径。

（5）子宫肌瘤具有质硬、易滑动的特点，在穿刺时应注意子宫位置的固定及借助巧力，避免暴力损伤周围组织及器官。

（6）消融过程中应该注意对子宫内膜及阴道黏膜的保护，尤其是对于有生育需求的患者，可采用术中宫腔内放置宫腔造影管，持续滴注生理盐水以防止灼伤宫颈及阴道；对病变范围较大的患者，可于术前在阴道内填塞浸泡冰盐水的大纱球2～3枚，以预防消融中烫伤阴道黏膜，也便于术后即刻观察阴道有无出血。

（7）术中尽量在病灶内调整穿刺针，减少病灶医源性种植。

病例50　黏膜下子宫肌瘤合并肌壁间肌瘤的处理

病历摘要

患者女性，42岁，发现子宫肌瘤13年余伴贫血1年余。血常规：RBC 3.76×10^{12}/L，HGB 65 g/L。超声提示子宫多发肌瘤（肌壁间较大者约6.7 cm×5.5 cm×4.9 cm，黏膜下肌瘤大小约4.5 cm×3.4 cm，蒂宽1.3 cm）。

治疗前影像学检查

超声表现示例见图4-3-7。

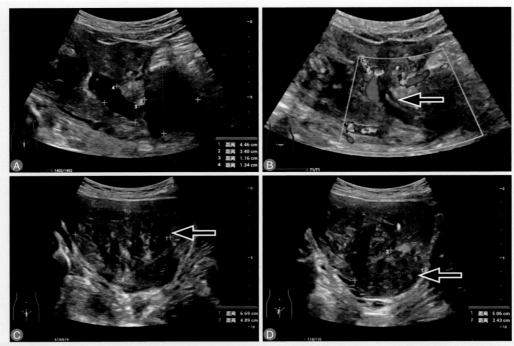

图4-3-7　灰阶超声示0型黏膜下肌瘤，大小约4.5 cm×3.4 cm，蒂宽1.3 cm，蒂长3.5 cm，形似蘑菇（图A）；CDFI示黏膜下肌瘤蒂部血流（↑，图B）；灰阶超声示较大肌壁间肌瘤，大小约6.7 cm×5.5 cm×4.9 cm，体积约94 mL（↑，图C）；灰阶超声示次大肌壁间肌瘤，大小约5.1 cm×4.2 cm×3.4 cm，体积约38 mL（↑，图D）

✍ **介入操作**

超声表现示例及黏膜下肌瘤见图4-3-8。

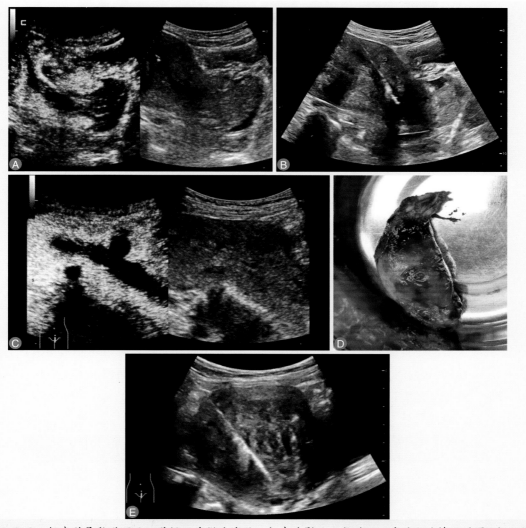

图4-3-8 超声引导黏膜下及肌壁间肌瘤微波消融。超声造影显示黏膜下肌瘤的血流情况（图A）；微波天线经腹壁穿刺进针，置入黏膜下肌瘤的蒂部（图B）；消融后钳出黏膜下肌瘤，超声造影显示蒂部及宫腔内未见残留的黏膜下肌瘤（图C）；消融后即刻经阴道钳出的黏膜下肌瘤（图D）；微波天线经腹壁穿刺进针，逐层消融肌壁间肌瘤（图E）

✍ **预后**

影像学表现示例见图4-3-9。

术后月经恢复正常；术后1个月经积极抗贫血治疗后血红蛋白恢复正常；术后6个月较大肌瘤约3.6 cm×4.4 cm×3.0 cm，体积约25 mL，体积缩小了74%。

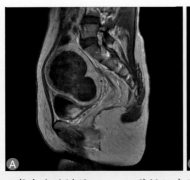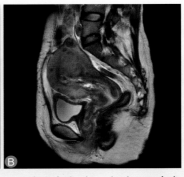

图4-3-9 术后2天复查盆腔增强MRI。肌壁间肌瘤呈无增强（图A）；黏膜下肌瘤消失，宫腔恢复正常形态（图B）

（本病例由李海泽提供）

💡小贴士

将热消融与妇科操作灵活结合，一次性解决了多种子宫肌瘤的问题。在此病例中，巧妙借助微波消融肌瘤蒂部，阻断黏膜下肌瘤的血供后联合妇科直接钳出完整肌瘤。随后逐层消融肌壁间肌瘤，同时解决了黏膜下肌瘤和肌壁间肌瘤。

黏膜下肌瘤热消融操作细节：超声引导精准操作，首先对黏膜下肌瘤蒂消融断血供，再对蒂持续消融有助于拧断肌瘤蒂，并用超声造影即刻评估。助手经阴道用卵圆钳夹住肌瘤旋转几圈，适度用力拽拉即可将脱于宫颈口的肌瘤钳夹而出。此方法简便、安全，治疗彻底，效果明显，患者恢复快。

附加病例　子宫黏膜下肌瘤脱出的微波消融治疗

🔑 治疗前影像学检查

影像学表现示例见图4-3-10。

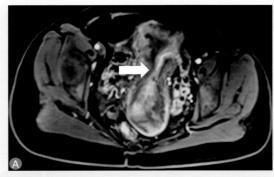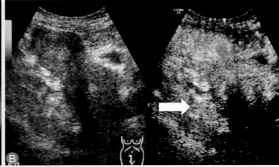

图4-3-10 MRI显示黏膜下子宫肌瘤脱出子宫颈口，有蒂与宫腔相连（↑，图A）；超声造影显示子宫肌瘤和蒂均增强（↑，图B）

📎 介入操作

超声表现示例及子宫肌瘤体见图4-3-11。

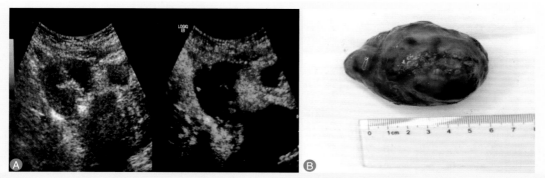

图4-3-11　超声造影引导微波天线经皮穿刺至子宫肌瘤蒂部消融，子宫肌瘤蒂部消融后即刻超声造影显示蒂及肌瘤无增强（图A）；消融后卵圆钳夹住肌瘤，旋转离断并完整钳出子宫肌瘤体，仔细检查宫颈及宫腔内无出血，结束治疗，术后观察并使用抗生素，3天后出院（图B）

（本病例由余松远提供）

病例51　坏死的子宫肌瘤哪去了？

📎 病历摘要

患者女性，39岁，发现子宫肌瘤5年，经量增多2年。血常规：RBC 3.38×10^{12}/L，HGB 81 g/L。超声提示子宫肌瘤（大小约8.3 cm × 7.3 cm × 6.6 cm，位于前壁，体积约211 mL）。

📎 治疗前影像学检查

超声表现示例见图4-3-12。

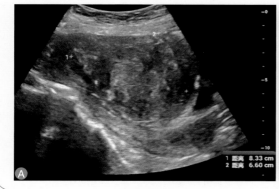
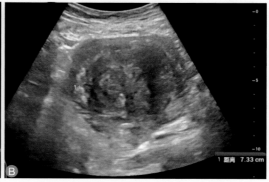

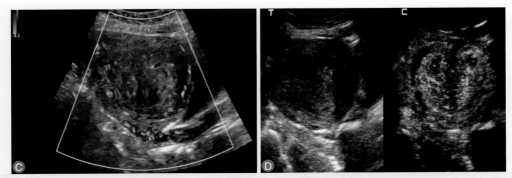

图4-3-12 灰阶超声示子宫前壁肌瘤，大小约8.3 cm×7.3 cm×6.6 cm，挤压子宫内膜（图A、图B）；CDFI示子宫肌瘤血流情况（图C）；术前超声造影示子宫肌瘤呈高增强（图D）

🖊 介入操作

超声表现示例见图4-3-13。

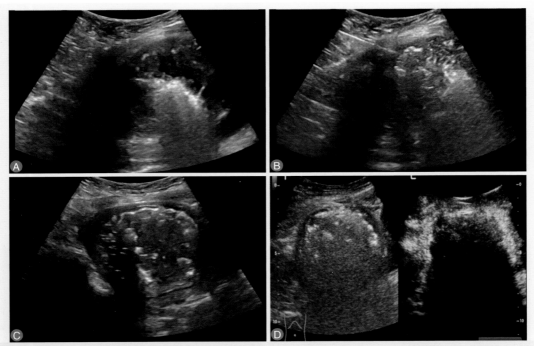

图4-3-13 微波天线经腹壁穿刺进针，由深至浅逐层消融子宫肌瘤（图A、图B）；消融后汽化区覆盖整个子宫肌瘤，使肌瘤回声增强（图C）；消融后即刻超声造影显示子宫肌瘤呈无增强（图D）

✍ 预后

影像学表现示例及坏死的子宫肌瘤和病理表现见图4-3-14～图4-3-16。

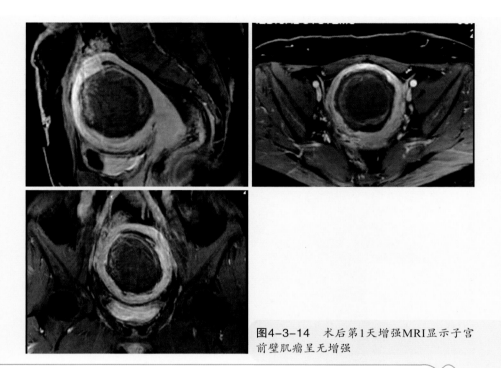

图4-3-14　术后第1天增强MRI显示子宫前壁肌瘤呈无增强

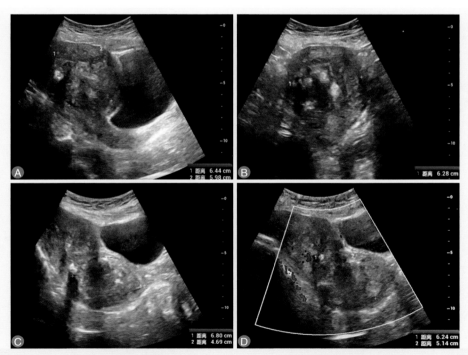

图4-3-15　术后34天，子宫前壁肌瘤大小约6.4 cm×6.2 cm×5.9 cm，体积约126 mL，体积缩小了40%（图A、图B）；消融术后47天，子宫肌瘤由子宫前壁脱出至宫颈管内，患者伴有明显腹痛（图C）；CDFI示位于宫颈管内的子宫肌瘤与前壁肌层未见血流相连（图D）

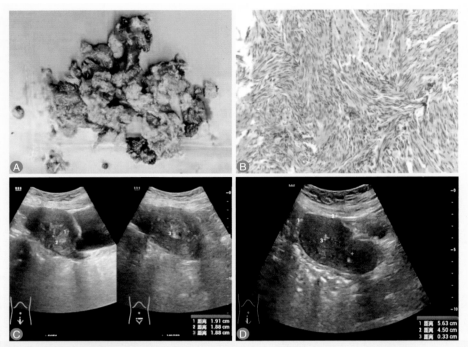

图4-3-16 超声引导下钳出位于宫颈管内坏死的子宫肌瘤（图A）；病理结果显示子宫平滑肌瘤伴坏死及出血（图B，HE，×400）；坏死的肌瘤钳夹出后，灰阶超声示残留的肌瘤大小约1.9 cm×1.8 cm×1.8 cm，体积约3.53 mL，体积缩小了98%（图C）；术后3个月余子宫恢复正常大小（图D）

（本病例由李海泽提供）

小贴士

热消融后黏膜下肌瘤或肌壁间肌瘤坏死病灶的结局：①被机体代谢吸收；②经人体腔道自然或借助妇科手段排出体外。通过此病例，可了解到对于Ⅱ型无蒂黏膜下肌瘤或Ⅲ型无蒂黏膜下肌瘤，微波消融术后坏死的子宫肌瘤可经人体腔道自然或借助妇科手段排出体外。

病例52 腹壁切口子宫内膜异位微波消融治疗

病历摘要

患者女性，29岁，剖宫产术后4年，下腹部瘢痕处包块2年，月经期周期性疼痛，且呈渐进性增大。

治疗前影像学检查

超声表现示例见图4-3-17。

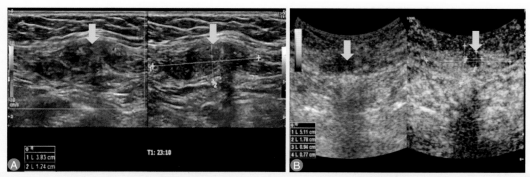

图4-3-17 灰阶超声显示病灶大小约3.8 cm×1.2 cm×2.0 cm（↑，图A）；超声造影显示病灶呈不均匀性等增强，中心见小范围无增强区，造影显示病灶范围约5.1 cm×1.8 cm（↑，图B）

介入操作

超声表现示例见图4-3-18。

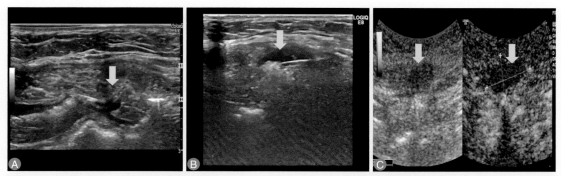

图4-3-18 在结节与周围重要组织结构间注入生理盐水，形成液体隔离带（↑），可避免对重要组织结构造成不必要的热损伤和机械损伤（图A）；"移动消融"方式，由深至浅最终覆盖整个治疗区域（↑，图B）；术后即刻超声造影评估疗效：消融区（↑）无造影剂灌注，消融完全（图C）

预后

超声表现示例见图4-3-19。

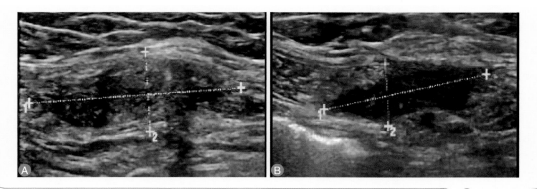

第四章 消融治疗

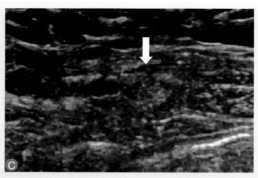

图4-3-19　术后1个月病灶大小约2.8 cm×1.0 cm×1.8 cm（虚线所示，图A）；术后3个月病灶大小约1.3 cm×0.8 cm×1.6 cm（虚线所示，图B）；术后6个月病灶大小约0.9 cm×0.4 cm×0.7 cm（↑，图C）

临床症状随访：经过治疗后，患者月经正常，自行扪及包块体积减小，月经期间不再疼痛。

（本病例由张英霞提供）

🔆**小贴士**

腹壁子宫内膜异位症多数认为是手术操作将子宫或腹腔内游离的内膜碎片种植至切口所致。根据病史、典型的月经周期性疼痛症状、体征，术前大多可明确诊断。超声检查能明确病灶大小范围，特别是病灶呈角样浸润到肌间隙的范围，以及病灶与腹壁皮肤和腹膜、内脏器官的距离，从而指导治疗，防止误伤。

消融过程中为防止皮肤烫伤用冰盐水在消融区域持续冲洗，以降低皮温，在病变近壁层腹膜外用生理盐水持续滴注，形成人工腹腔积液以隔离腹腔脏器与腹壁，避免腹腔内脏器热损伤。术前、术后超声造影可以准确评估病灶边界范围和治疗是否完全，如判断病灶消融不完全，可在异常强化处再次补充消融直至消融完全。过程中注意严格按照无瘤原则操作。

第四节　肾脏与肾上腺肿瘤

病例53　超声引导下经皮肾肿瘤热消融治疗

✍ **病历摘要**

患者男性，57岁，主因右肾癌切除术后3月余，复查发现左肾中部内侧结节3天入院，既往体健。

✍ **治疗前影像学检查**

影像学表现示例见图4-4-1。

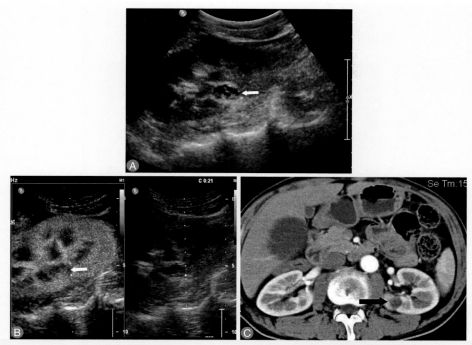

图4-4-1 左肾结节影像学检查。灰阶超声显示左肾中部偏内侧可见囊实性结节，边界尚清，欠规整，大小约2.0 cm×1.5 cm（↑，图A）；超声造影动脉期可见结节（↑）呈低增强（图B）；增强CT示结节（↑）动脉期轻度强化（图C）

🔧 介入操作

超声表现示例见图4-4-2（含视频）。

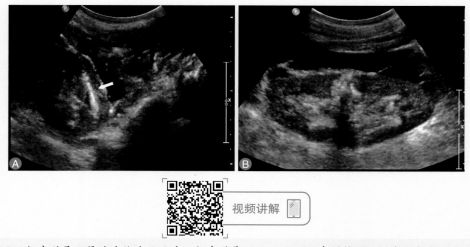

视频讲解

图4-4-2 超声引导下肾肿瘤热消融治疗。超声引导下18 G PTC针穿刺肾周脂肪囊注射生理盐水，从而建立隔离带，超声引导下消融电极平行于肾窦穿刺进针进行消融（↑，图A）；热消融治疗后局部呈不均匀强回声团（图B）

🔍 预后

超声表现示例见图4-4-3。

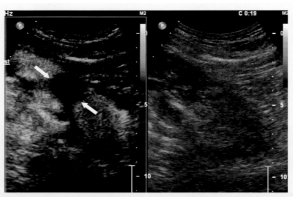

图4-4-3 术后即刻超声造影显示左肾中部无增强区（↑），消融完全

🔆 小贴士

超声引导下热消融治疗肾肿瘤越来越受到临床重视，特别是对于孤立肾或单侧根治性肾切除对侧肾再发的患者。已有多个指南推荐T1a期肾肿瘤患者可考虑热消融术作为除保留肾单位手术以外的替代性治疗方案。与手术相比，热消融能尽可能保留肾单位，并可将并发症风险降至最低。

肾肿瘤热消融治疗注意事项包括以下内容。

（1）肾肿瘤消融前需要先行穿刺活检以明确病理诊断。

（2）治疗时一般首选经皮方式，由于肾脏为腹膜后器官，通常患者取侧卧或俯卧位，进针入路采用侧方或者背侧入路，进针路径尽可能避免穿过肾集合系统。

（3）肾脏邻近组织脏器多为腹壁和结肠，热消融时注意保护，一般采用肾脂肪囊内（Gerota筋膜内）注射生理盐水或5%葡萄糖溶液形成隔离带，起到保护作用。

（4）靠近肾盂的肾肿瘤或肾盂内肿瘤热消融时须注意对肾盂的保护，可在热消融时对肾盂进行持续低温生理盐水灌注。

附加病例　超声引导下经皮肾癌热消融治疗

🔍 治疗前影像学检查

影像学表现示例见图4-4-4。

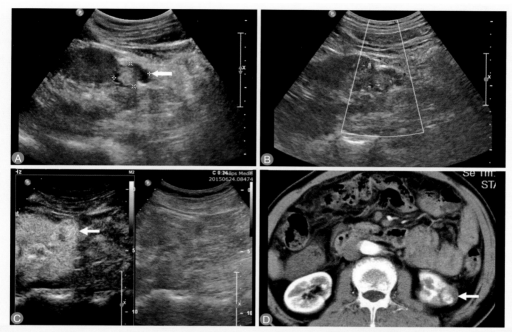

图4-4-4 灰阶超声显示左肾下部可见囊实性外凸结节，边界尚清，欠规整，大小约2.6 cm×1.7 cm（↑，图A）；CDFI显示结节内可见短条状血流信号（图B）；超声造影动脉期病灶呈不均匀高增强（↑，图C）；增强CT动脉期病灶呈不均匀强化（↑，图D）

介入操作

超声表现示例见图4-4-5。

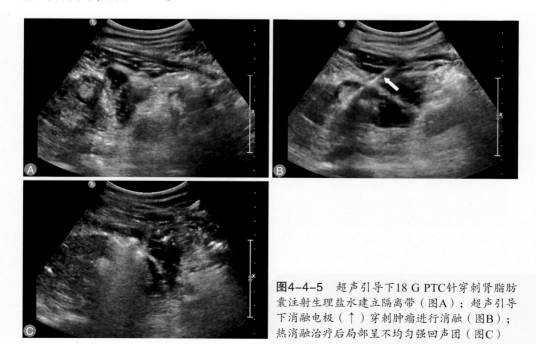

图4-4-5 超声引导下18 G PTC针穿刺肾脂肪囊注射生理盐水建立隔离带（图A）；超声引导下消融电极（↑）穿刺肿瘤进行消融（图B）；热消融治疗后局部呈不均匀强回声团（图C）

📎 预后

影像学表现示例见图4-4-6。

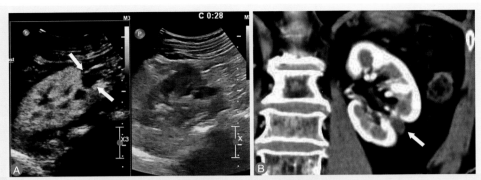

图4-4-6　治疗后6年影像学复查。超声造影显示左肾下极无增强区（↑），消融完全（图A）；增强CT显示左肾下极肿瘤无强化，消融灶较前明显缩小（↑，图B）

病例54　经脾脏穿刺左肾上腺肿瘤热消融

📎 病历摘要

患者男性，58岁，主因常规复查发现左肾上腺区占位3周就诊。12年前左肾上腺癌切除术，3年前左肾占位行左肾切除术，病理提示嗜酸性细胞腺癌。本次入院PET-CT检查考虑肾上腺区肿瘤复发，拟行热消融治疗。

📎 治疗前影像学检查

影像学表现示例见图4-4-7。

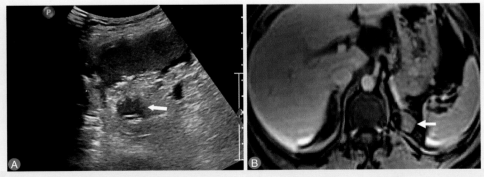

图4-4-7　灰阶超声显示脾脏内侧低回声肿物，边界欠清，欠规整，大小约2.6 cm×3.0 cm（↑，图A）；增强MRI可见脾脏内侧原肾上腺区肿物不均匀强化（↑，图B）

✏️ **介入操作**

超声表现示例见图4-4-8（含视频）。

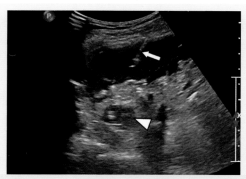

视频讲解

图4-4-8 超声引导下将射频电极（↑）经脾脏穿刺至左肾上腺区肿瘤（△）

✏️ **预后**

超声表现示例见图4-4-9。

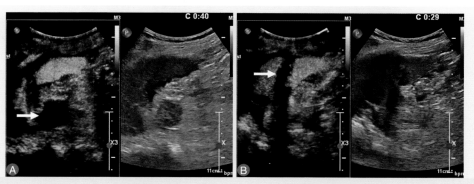

图4-4-9 热消融治疗后即刻超声造影肿瘤未见造影剂灌注，呈无增强（↑，图A）；经脾脏穿刺针道呈无增强（↑），未见造影剂外溢（图B）

💡**小贴士**

肾上腺区肿瘤位于肝脏、脾脏与脊柱之间，存在穿刺路径无法避开肝脏、脾脏的可能，透肝穿刺是相对安全的，但脾组织较脆、易出血，以往被视为穿刺禁忌。

本例患者接受的是热消融治疗，热消融本身是非常有效的止血技术，治疗后未出现出血并发症。需要注意的是经脾脏穿刺热消融治疗时还应高度警惕，避免经脾门或脾内粗大血管穿刺，治疗后要仔细充分烧灼针道。

第五节 下肢静脉曲张消融闭合与硬化治疗

病例55 高频超声引导下经皮穿刺下肢曲张静脉热消融闭合治疗

病历摘要

患者女性，57岁，主因下肢坠胀、久站加重入院。既往高血压病史，右下肢静脉曲张外科手术史10年。

治疗前影像学检查

超声表现示例及小腿曲张静脉标记见图4-5-1。

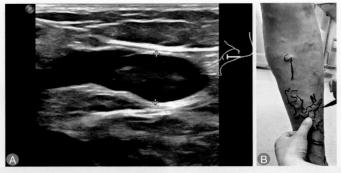

图4-5-1 灰阶超声可见大隐静脉主干最宽处内径1.0 cm（定标点间，图A）；治疗前站立位标记小腿曲张静脉（图B）

介入操作

超声表现示例及剥脱的静脉血管见图4-5-2（含视频）。

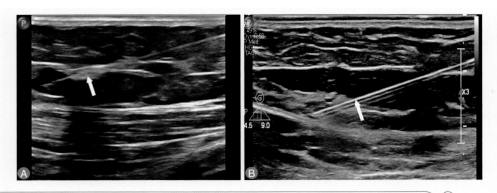

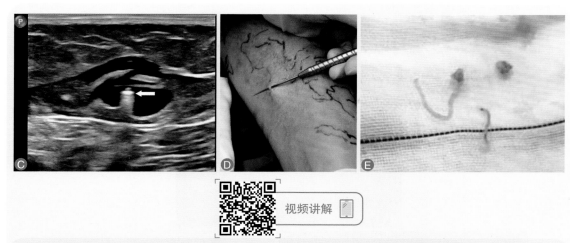

图4-5-2 超声引导下肢曲张静脉热消融术+点式剥脱术。超声引导下18 G PTC针（↑）经皮穿刺下肢曲张静脉（图A）；超声引导下21 G PTC针（↑）穿刺血管外间隙注射肿胀麻醉液，建立隔离带同时局部浸润麻醉（图B）；超声探头横切面可见消融电极位于肿胀麻醉液的中央（↑，图C）；小腿曲张静脉点式剥脱术（图D）；剥出的静脉血管（图E）

预后

超声表现示例及患者术后小腿照片见图4-5-3。

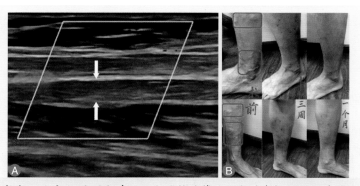

图4-5-3 治疗后复查。治疗后1个月超声显示大隐静脉管腔闭合（↑），CDFI未见血流信号（图A）；术前与术后3周、1个月对比，小腿曲张静脉团消失（图B）

病例56 小腿穿支静脉瓣膜功能不全硬化治疗

病历摘要

患者男性，58岁，右下肢小腿色素沉着，可见静脉性溃疡，该处溃疡迁延不愈达十数年之久，多家医院诊治均未明显改善，十多年前在外院行大隐静脉高位结扎术。

治疗前影像学检查

超声表现示例及下肢足踝区溃疡见图4-5-4。

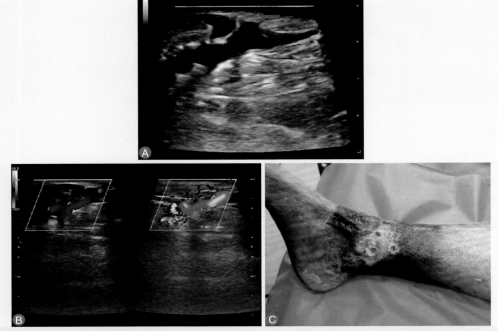

图4-5-4 灰阶超声可见Cockett I 穿静脉增宽，两端连接大隐静脉分支浅静脉和小腿远段局部肌间静脉（图A）；Homans征阳性，反流时间约2.1秒（图B）；下肢足踝区溃疡，且迁延不愈达十余年之久（图C）

介入操作

超声表现示例见图4-5-5。

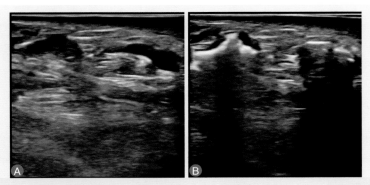

图4-5-5 选择穿支静脉远端相对增宽的浅静脉管径进行血管穿刺（图A）；注射液气比1∶4聚桂醇泡沫硬化剂治疗，并对穿支静脉进行加压包扎，嘱患者抬高患肢以利于浅静脉的闭合（图B）

预后

患者术后足踝区表现见图4-5-6。

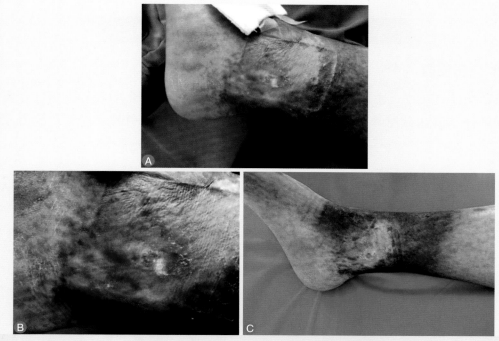

图4-5-6　治疗2周后复查，溃疡面明显愈合，开始有新生肉芽组织产生（图A、图B）；治疗1个月后复查，溃疡面已愈合（图C）

（本病例由陈霞提供）

小贴士

下肢静脉曲张和静脉瓣膜功能不全是常见的慢性静脉疾病，可为患者带来严重困扰。静脉曲张消融闭合及泡沫硬化剂治疗是慢性静脉疾病腔内治疗近年来快速发展的微创方法，具有疗效佳、创伤小等优势。

下肢静脉曲张消融闭合及泡沫硬化剂治疗注意细节包括以下内容。

（1）消融闭合治疗时静脉穿刺力争一次成功，以免因受刺激血管收缩给再次穿刺带来困难。

（2）热消融电极头端距股隐交界处2 cm。

（3）肿胀麻醉液注射要分清层次，且达到有效压迫使管腔闭合。

（4）泡沫硬化剂治疗成功三要素：超声监视下引导针尖进入血管、回抽有血、推注时超声可见硬化剂在管腔内散开。

（5）治疗后即刻患肢弹力绷带加压包扎。

（6）消融闭合治疗及泡沫硬化剂治疗均有一定的复发率，但可多次重复治疗。

第六节　其他疾病超声介入治疗

病例57　周围型肺癌热消融治疗

病历摘要

患者女性，75岁，主因咳嗽、咳痰、喘息7年余，胸痛1周入院，增强CT考虑左肺周围型肺癌。既往骶尾骨骨折保守治疗，吸烟史50年。超声引导下穿刺活检为大细胞肺癌。

治疗前影像学检查

影像学表现示例见图4-6-1。

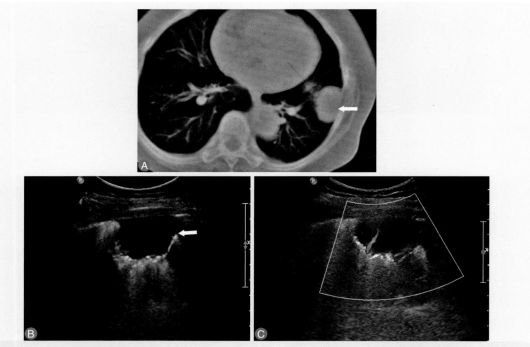

图4-6-1　胸部CT显示左肺舌段肿物，紧邻胸壁（↑，图A）；灰阶超声显示左肺边缘低回声肿物，边界清，欠规整，大小约5.0 cm×3.0 cm（↑，图B）；CDFI显示肿物内可见条状血流（图C）

介入操作

超声表现示例见图4-6-2（含视频）。

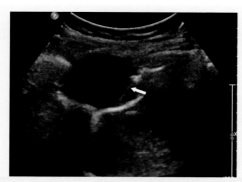

视频讲解

图4-6-2 超声引导下将热消融电极（↑）经皮穿刺至左肺肿瘤

预后

影像学表现示例见图4-6-3。

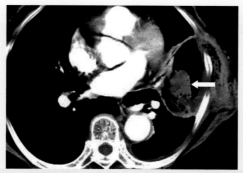

图4-6-3 治疗后2周复查增强CT显示左肺上叶团块状影，其内密度不均匀，可见团状致密影及气体密度影，范围约8.9 cm×8.0 cm×7.8 cm，团状致密影无强化（↑），考虑消融完全

小贴士

超声因受气体影响，主要应用于紧邻胸膜的外周型肺肿瘤消融。

肺肿瘤热消融治疗的注意事项包括以下内容。

（1）与肝肿瘤热消融不同，肺肿瘤的热消融参数（温度、功率、时间、循环等）根据不同的设备及肿瘤大小进行不同的选择。

（2）消融范围应包括病灶及其周围5～10 mm的肺组织，但肿瘤靠近纵隔、神经、心脏、较大支气管分支和大血管等重要结构时应慎重。

（3）肺肿瘤热消融治疗常见并发症主要包括气胸、出血及支气管胸膜瘘。气胸多为少量，可不予处理，严重时须放置闭式引流；出血多因穿刺损伤肺内血管所致，若为少量则不需处理或应用止血药物，大量或难以控制的出血有时可致命，应高度重视。支气管胸膜瘘较为罕见，发生率约0.3%，但治疗相对复杂：①及时有效的引流，影像引导下将较粗引流管放在瘘口或原发病变旁，外周型小瘘口可通过有效引流充分肺复张治愈；②气管镜介入蛋白胶封堵直径≤5 mm的中央型小瘘口，覆膜支架封堵中央型较大瘘口；③开胸手术转移带蒂肌瓣或大网膜修补填塞瘘口；④有效抗生素及营养支持；⑤瘘口未有效封堵前患侧低位防健肺感染。

病例58　经会阴激光消融治疗前列腺增生

病历摘要

患者男性，56岁，诊断前列腺增生3年，药物治疗1.5年，疗效不理想。国际前列腺症状评分：26分（重度下尿路梗阻症状）。术前前列腺体积：103.7 mL，最大尿流率10.3 mL/s，残余尿115 mL。

治疗前影像学检查

超声表现示例见图4-6-4。

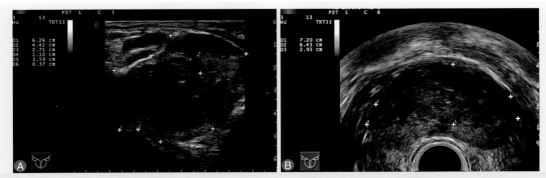

图4-6-4　TRUS纵切面示前列腺形态饱满，中叶稍凸向膀胱（小于10 mm，图A）；TRUS横切面示前列腺体积增大，内腺左右径64 mm（图B）

介入操作

超声表现示例及手术体表示意见图4-6-5。

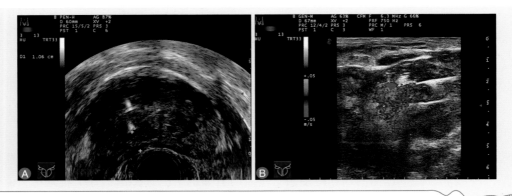

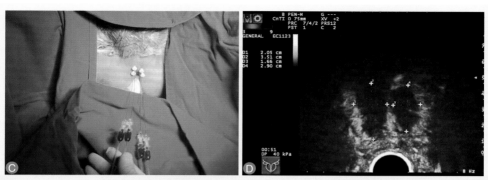

图4-6-5 单侧置入两根光纤，光纤距尿道的外壁及前列腺后包膜的安全距离为10 mm，两根光纤间的安全距离为10 mm（图A）；单根光纤首次消融能量为1800 J，CDFI示针尖存在闪烁伪像（图B）；膀胱截石位，体表四根光纤位置（单侧两根，图C）；术后即刻超声造影，消融区未见造影剂灌注（图D）

🔖 预后

超声表现示例见图4-6-6。

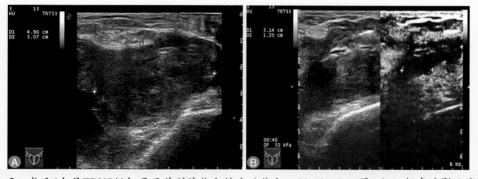

图4-6-6 术后6个月TRUS纵切面示前列腺体积缩小（体积：50.45 mL，图A）；超声造影示消融灶呈无灌注区，较前明显缩小，患者能自主排尿（图B）。国际前列腺症状（IPSS）评分：2分；最大尿流率为25.9 mL/s

（本病例由陈磊提供）

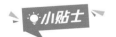

直肠超声引导下经会阴激光消融术，是前列腺增生治疗的新方法。其早期疗效确切，可显著减轻前列腺增生患者的下尿路梗阻症状，改善患者生活质量，风险可控，且具有手术时间短、创伤小、出血量少的优势，尤其适合麻醉耐受性差的高龄患者。该方法是对良性前列腺增生目前临床治疗方式的良好补充，远期疗效有待进一步观察评估。另外，消融过程中需要注意保护尿道。

术后前列腺肿胀明显，应根据患者个体（消融灶体积）差异适当酌情延长导尿管留置时间（术后2周左右），注意导尿管护理，嘱患者日常夹管训练有助于恢复膀胱功能；术后常规应用激素类+非甾体抗炎药数日，缩短炎症和肿胀时间，少数患者会有尿路感染发生，口服抗生素即可。

病例59 术中超声引导不可切除胰腺癌射频消融治疗

📝 病历摘要

患者女性，60岁，近2个月间歇性上腹部不适，包括进食后上腹部饱胀不适、上腹部隐痛及腰背部放射痛等。自发病以来，患者的体重减轻5 kg，食欲不振，睡眠不佳。既往高血压病史4年，最高达150/90 mmHg，糖尿病病史2年，冠心病病史4年，胃癌根治术（毕Ⅱ式）后4年，术后化学治疗3次，未见肿瘤复发或转移迹象。

📝 治疗前影像学检查

影像学表现示例见图4-6-7。

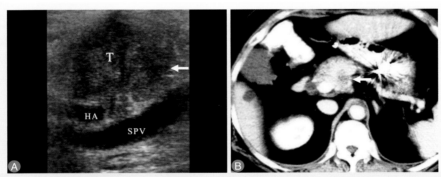

图4-6-7 术中超声可见胰颈部低回声肿物（T），边界不清，不规则，与肝总动脉（HA）、脾静脉（SPV）关系密切，大小约3.6 cm×2.9 cm（↑），外科手术探查后决定放弃胰十二指肠切除术（图A）；增强CT动脉期肿物轻度强化（↑，图B）

📝 介入操作

影像学表现示例及手术示意见图4-6-8。

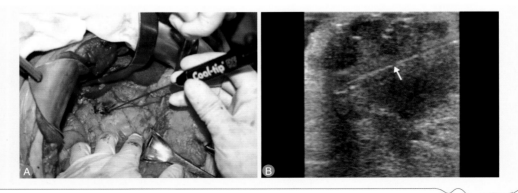

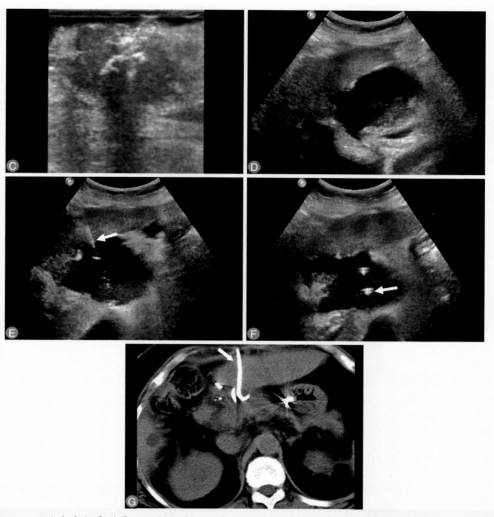

图4-6-8 开腹术中超声引导下行射频消融治疗（图A）；术中超声引导下穿刺，声像图显示射频电极（↑，图B）；射频消融治疗后即刻术中超声显示局部呈不均匀强回声团（图C）；术后1周出现胰漏，左肝下小网膜腔可见液性暗区（图D）；超声引导下经皮经左肝穿刺置管引流（箭头示穿刺针，图E）；声像图显示引流管（↑，图F）；引流后1周复查CT显示引流通畅、完全，可见引流管经左肝引出体外（↑，图G）

预后

影像学表现示例见图4-6-9。

小贴士

胰腺癌在发现时通常已属晚期，不具备手术治疗的机会，仅少数患者在早期发现从而获得根治性手术切除的机会。此例患者在术前评估未发现转移证据，存在根治性切除可能。行开腹手术探查，术中超声评估发现病灶与肝总动脉、脾静脉关系密切，存在周围血管侵犯。术中选择放弃拟行的胰十二指肠切除，选择局部热消融治疗，在开腹直视及术中超声的引导下对肿瘤组织进行消融,消融过程中使用低功率、短时间、多点次叠加消融,超声监测避开胰管,治疗后患者获得良好预后。

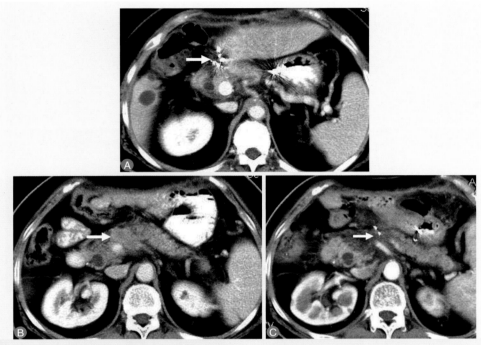

图4-6-9 射频消融治疗后1月余,增强CT显示消融完全(箭头示十二指肠残端闭合器金属影,图A);射频消融治疗后6个月增强CT显示肿瘤复发(↑,图B);再次射频消融治疗后1年,增强CT未见肿瘤复发(箭头示消融灶,图C)。目前治疗后8年,患者无瘤生存,生活质量良好

病例60 微波消融联合放射性¹²⁵I粒子植入治疗老年胸腺巨大恶性肿瘤

📍 病历摘要

患者男性,80岁,反复胸闷、胸痛半年余,CT检查提示前纵隔肿瘤,超声引导下穿刺活检病理提示为胸腺低分化鳞状细胞癌。患者拒绝开放手术、外放射、全身化学治疗等创伤大、不良反应明显的抗肿瘤治疗。但患者胸部胀痛逐渐加重,胸壁逐渐膨隆,双肺反复出现感染,为寻求一种不良反应小、创伤小、能快速缩小肿瘤的治疗方法而就诊于我院。根据患者年龄、身体状况、家属意见、病情情况,经多学科会诊讨论,制定了超声引导微波消融联合CT引导¹²⁵I粒子植入治疗方案。

📍 治疗前影像学检查

影像学表现示例见图4-6-10。

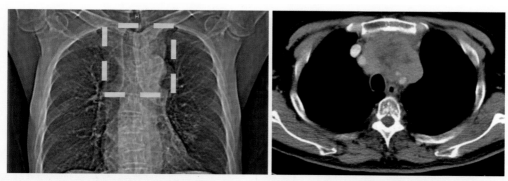

图4-6-10 前上中纵隔肿块（7.5 cm×6.6 cm×12.5 cm，黄虚线框）包绕左锁骨上动脉近端致血管狭窄，心包受侵，气管向右偏移

介入操作

影像学表现示例见图4-6-11、图4-6-12。

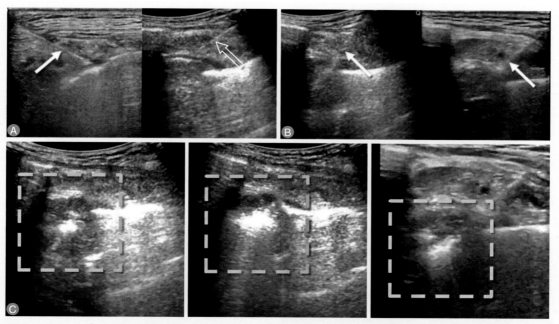

图4-6-11 超声引导注射1%利多卡因局部麻醉胸壁胸膜（↑），并将生理盐水注射到胸膜使其肿胀增厚（⇡），更好地贴近肿瘤表面，增加超声声窗，以利于消融更大范围（图A）；超声引导下微波天线（↑）穿刺肿物（图B）；将超声可清晰显示的肿瘤（黄虚线框）进行微波消融，功率60 W，消融时间25分钟（图C）

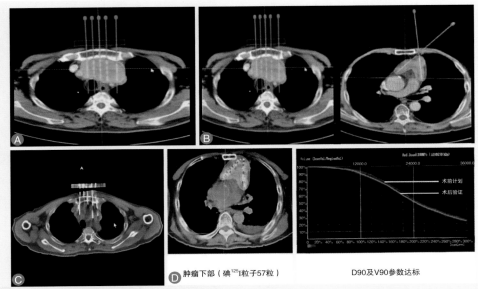

图4-6-12 3天后CT引导¹²⁵I粒子植入治疗，按计划植入70 mci¹²⁵I粒子120颗。¹²⁵I粒子术前规划（图A）；规划肿瘤边缘进针路径（图B）；术中布针（图C）；术后剂量验证（下部），胸腺巨大恶性肿瘤放射性粒子植入术（图D）

预后

影像学表现示例见图4-6-13。

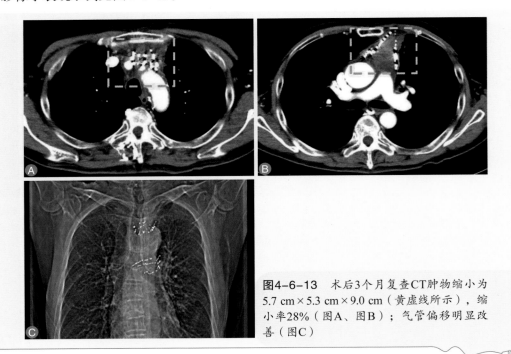

图4-6-13 术后3个月复查CT肿物缩小为5.7 cm×5.3 cm×9.0 cm（黄虚线所示），缩小率28%（图A、图B）；气管偏移明显改善（图C）

（本病例由余松远提供）

患者高龄，患纵隔巨大肿瘤，临床症状明显，但患者拒绝开放手术、放射治疗、化学治疗等方案。针对病情，按照美国国立综合癌症网络胸腺癌治疗指南制定个体化治疗方案，即用微波消融肿瘤替代开胸手术，用内放射治疗替代外放射治疗，最大限度地减少因治疗带给患者的伤害，让患者获益并高质量地延长生存时间，患者初步获得了疾病稳定的疗效。该方案操作简便可行，快速减小肿瘤体积，也减少了放射性粒子植入量，二者结合，可以达到方便、经济、微创、安全有效的效果，至随访时已无症状存活15个月。

病例61 微波消融联合硬化注射治疗顽固性足背动静脉瘘型血管瘤

病历摘要

患者女性，50岁，右足肿胀，溃疡20多年，反复发作，曾行2次手术切除血管瘤并行2次植皮治疗，效果不明显，右足呈畸形发育，功能受限，皮肤色素沉着，局部皮肤溃疡久治不愈。

治疗前影像学检查

影像学表现示例及右足血管瘤皮肤溃疡见图4-6-14（含视频）。

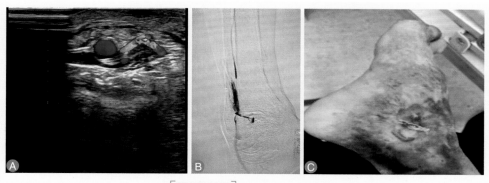

视频讲解

图4-6-14 CDFI及DSA显示右侧足背动脉瘘管到静脉端迂曲扩张，测流速67 cm/s（图A、图B）；右足血管瘤皮肤溃疡，经久不愈（图C）

介入操作

超声表现示例及术中示意图和术后右足表现见图4-6-15（含视频）。

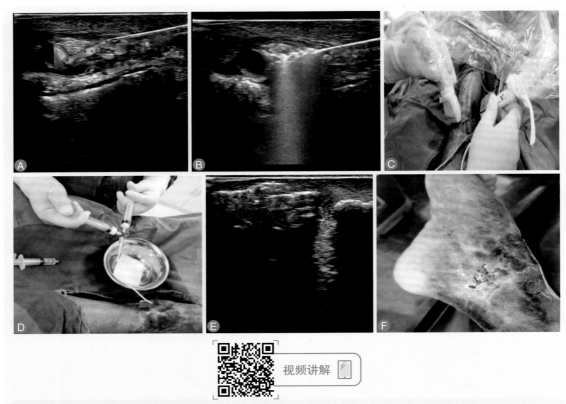

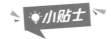

视频讲解

图4-6-15 超声引导下微波消融，足踝区皮肤消毒铺巾后，用2%利多卡因局部麻醉皮肤及皮下到血管瘤周围，微波天线穿刺至动静脉瘘口处，功率40 W，实施消融2分钟，观察动静脉瘘口处血流是否中断，再对该处周围继续消融2分钟，使血管瘤瘘口完全凝固闭合，血流完全中断消失（图A～图C）；对迂曲扩张的静脉端注入1：3的聚桂醇泡沫硬化剂4 mL，观察血管瘤静脉端充满泡沫硬化剂（图D、图E）；术后1个月观察右足溃疡处较前干燥、结痂（图F）

（本病例由余松远提供）

🔆**小贴士**

肢体部位动静脉瘘血管瘤临床上较为少见，常规外科手术切除时，因为找不到瘤体边界，不容易完全处理血管瘤的瘘口区，不能完全阻断血管瘤体的复发，DSA的介入栓塞也会因为肢体血管纤细，导管不易充分到达瘘口区而不能完全栓塞，或者栓塞后再通，致迁延难愈、反复发作。

肢体位置浅表，利于超声显示，血管位置清楚，利于彩色多普勒超声清楚显示动静脉瘘及瘘口，更好地了解血管瘤的类型和形成机制，有利于制定更加确切的治疗方案。超声引导下行微波消融，闭合瘘口并阻断血管瘤的供血血流，再对静脉端实施泡沫硬化剂治疗，使血管瘤得到完全治疗，也使这种动静脉瘘畸形的治疗方法更加个性化。

病例62 微波消融联合聚桂醇硬化剂治疗幼儿腹壁动静脉瘘

病历摘要

患儿女性，1岁，左上腹壁触及大小为3 cm的包块，包块时大时小，皮肤色素稍深，无红肿热痛，曾在多家医院就诊，考虑血管瘤，A-V瘘畸形。外科拟行瘤体切除术，家长顾虑术后瘢痕而未接受该方案。介入科拟行DSA下实施栓塞并用弹簧圈封堵，家长担心皮下金属异物，对以后生活产生影响而拒绝。超声介入科会诊认为，虽是A-V瘘，但幼儿动脉纤细，流速不高，有望通过微波消融凝固阻断，静脉端泡沫硬化剂治疗，使血管纤维化而闭合，既不留皮肤瘢痕，又无异物，患儿家长接受了该方案。

治疗前影像学检查

超声表现示例及体表照片见图4-6-16（含视频）。

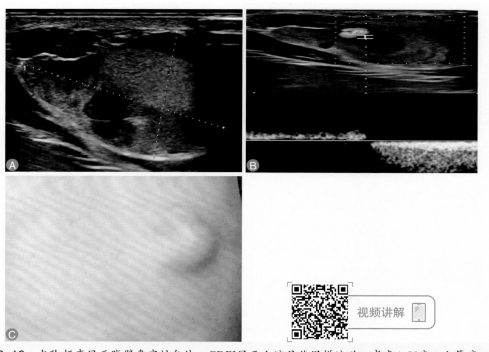

视频讲解

图4-6-16 灰阶超声显示腹壁囊实性包块，CDFI显示血流呈旋涡样流动，考虑A-V瘘、血管瘤，来源于肋间动脉，动脉端为高速动脉频谱，静脉端为扩大的静脉池，池内彩色血流旋转流动（图A、图B）；术前体表照片显示左上腹壁包块3 cm，时大时小，皮肤色素稍深（图C）

介入操作

超声表现示例及术后表现见图4-6-17（含视频）。

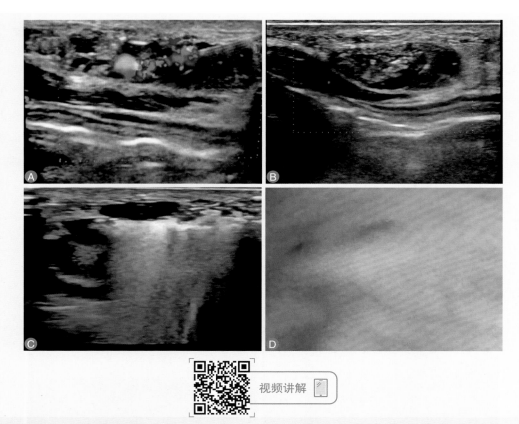

视频讲解

图4-6-17 对瘘口消融，因为病灶与腹壁皮肤近，先以生理盐水注入皮下组织保护皮肤以免热损伤，微波天线在超声引导下精准穿刺进入病灶A-V瘘口处，功率40 W，消融2分钟（图A）；消融后A-V瘘口处血流信号消失（图B）；静脉端泡沫硬化治疗：对血管瘤体穿刺，抽出残留血液，并注入1∶4聚桂醇泡沫硬化剂2 mL，局部加压包扎（图C）；术后3个月，复查病灶基本消失，腹壁包块基本变平（图D）

（本病例由余松远提供）

🔆 小贴士

  幼儿腹壁浅表动静脉瘘型脉管畸形比较少见，外科手术和栓塞治疗均有创伤大或效果不佳的问题，超声引导下局部热消融闭合瘘口和静脉端注射泡沫硬化剂的方法，可避免手术瘢痕和切除不净，以及弹簧支架异物在腹壁浅层。该方案治疗幼儿浅表部位血管瘤具有较强的个性化和实用性。

病例63　超声引导下微波消融治疗腮腺沃辛瘤

病历摘要

  患者男性，62岁，发现左侧颌面部肿块3个月，无红肿热痛，张口及咀嚼运动无明显影响，既往体健。穿刺活检病理提示符合沃辛瘤（图4-6-18）。

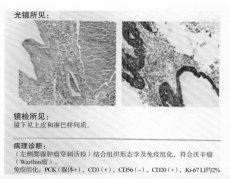

图4-6-18 穿刺活检病理提示沃辛瘤，免疫组化：PCK（腺体+），CD3（+），CD56（−），CD20（+），Ki-67 LI约2%。左图（HE，×400），右图（免疫组织化学染色PCK，×400）

治疗前影像学检查

超声表现示例见图4-6-19。

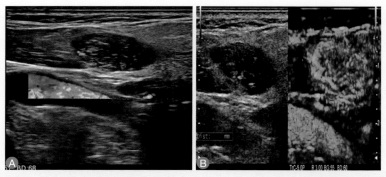

图4-6-19 灰阶超声显示腮腺下极背侧椭圆形稍低回声，内部回声不均，边界清楚，有包膜，大小约4.0 cm×2.5 cm×3.0 cm，CDFI显示点状血流信号，颈部淋巴结未见明显肿大（图A）；超声造影动脉期呈高增强（图B）

入院后完善相关检查，头面部MRI检查提示腮腺内良性占位病变，病灶与周围关系清楚。

介入操作

患者右侧卧位，左面部皮肤消毒铺巾，采用利多卡因局部麻醉加镇痛方案，先行穿刺活检，在肿物周边注射生理盐水形成隔离带，12号针头刺破皮肤，微波天线在高频超声引导下穿刺入病灶内，功率30 W，从后向前逐层逐面消融，消融时间340秒，消融到临近皮肤面时，在皮下注射0.5%利多卡因溶液，避免皮肤烫伤和疼痛。手术过程顺利，患者未出现疼痛、面部麻木、说话及吞咽困难等异常表现，术后超声造影显示消融坏死区完整。

超声表现示例见下方视频。

视频讲解

（本病例由余松远提供）

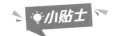

沃辛瘤在临床中通常手术切除，由于肿瘤常位于腮腺后下极，可考虑行连同肿瘤及周围 0.5 cm 以上正常腮腺切除的腮腺部分切除术。这种手术方式不同于剜除术，不会造成复发，但可保留腮腺导管及大部分腮腺的功能。术中应切除腮腺后下部及其周围淋巴结，以免出现新的肿瘤。然而，手术切除对腮腺创伤大，使面部皮肤留有瘢痕，腮腺内肿瘤由于位置浅表，超声显示清晰，从技术上讲，采用消融治疗腮腺内良性肿瘤具有更多优势。但是，需要注意以下内容。

（1）腮腺内导管、深部面神经、面动脉等是消融术的重点保护对象，瘤体周围注射隔离液，术者应熟悉局部解剖关系，精准操作，注意消融边界不突破瘤体，患者清醒配合是消融术的保护措施。

（2）面部皮肤对美有更重要意义，应避免因烫伤留下瘢痕。

病例64　口腔左侧颊黏膜肿瘤热消融

病历摘要

患者男性，80岁，5个月前偶然发现左侧颊黏膜肿物，大小约1 cm×1 cm，无不适，近1个月来，肿物增长较快，口腔内含着鸡蛋大小肿物，大小约4 cm×3 cm×3 cm，严重影响正常咀嚼进食。既往有高血压、糖尿病、冠心病、心肌梗死、陈旧性脑梗死病史。患者曾辗转于口腔医院、肿瘤医院等多家医院，均因高龄且合并多种基础疾病，麻醉及手术存在较大风险而被拒绝手术治疗。

治疗前影像学检查

治疗前肿物表现及超声表现示例见图4-6-20、图4-6-21。

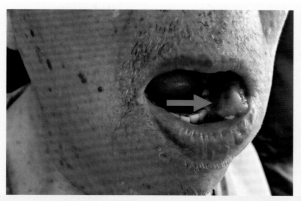

图4-6-20　治疗前口腔内左侧颊黏膜存在鸡蛋大小肿物（↑）

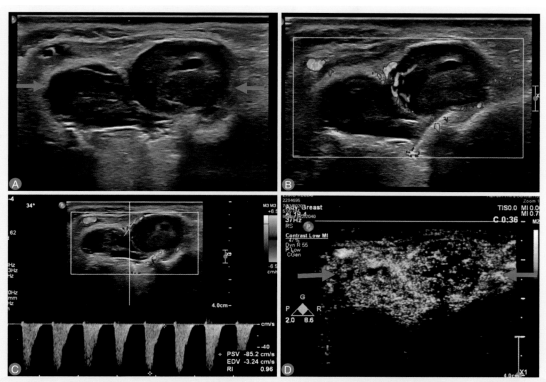

图4-6-21　高频超声显示低回声肿物，边界清，大小约4 cm×3 cm×3 cm（↑，图A）；CDFI显示病灶周边可见条状血流信号（图B）；PW显示高速动脉血流信号，RI：0.96（图C）；超声造影显示病灶动脉期呈不均匀增强，延迟期廓清（↑，图D）

介入操作

介入操作见图4-6-22、图4-6-23。

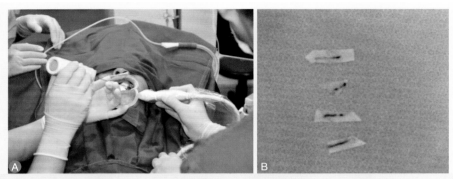

图4-6-22　治疗前超声引导下穿刺活检（图A）；组织条为黑色，病理回报为恶性黑色素瘤（图B）

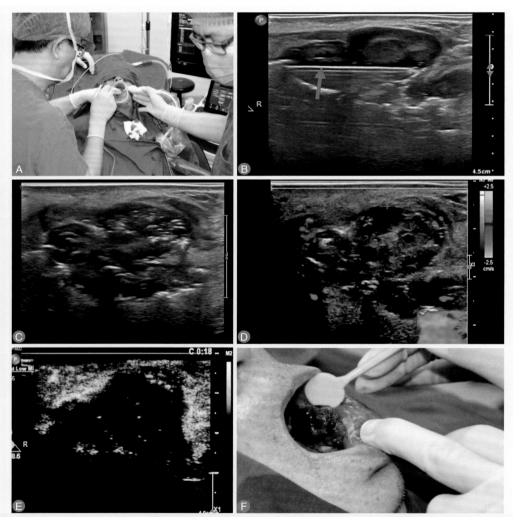

图4-6-23　行颊神经及下牙槽神经阻滞麻醉后，进行超声引导下热消融（箭头为消融针，图A、图B）；病灶完全消融后，CDFI显示病灶内部及周边未见明显血流信号（图C、图D）；超声造影示病灶呈完全无增强，完全灭活（图E）；肿物完全消融后，发生凝固性坏死（图F）

预后

患者术后黏膜表现及超声表现示例见图4-6-24。

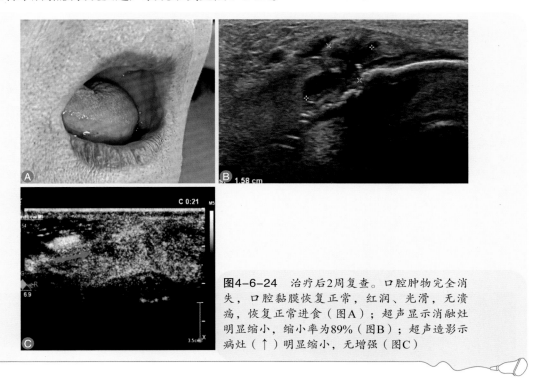

图4-6-24 治疗后2周复查。口腔肿物完全消失，口腔黏膜恢复正常，红润、光滑，无溃疡，恢复正常进食（图A）；超声显示消融灶明显缩小，缩小率为89%（图B）；超声造影示病灶（↑）明显缩小，无增强（图C）

病例65 胸壁脂肪肉瘤术后复发姑息消融

病历摘要

患者女性，58岁，左侧胸壁脂肪肉瘤术后，放射治疗、化学治疗后，因肿瘤复发，疼痛难忍就诊。

治疗前影像学检查

超声表现示例见图4-6-25。

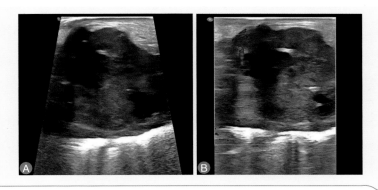

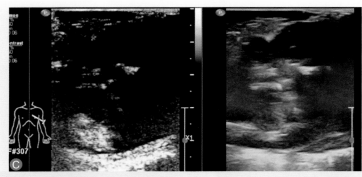

图4-6-25　灰阶超声示左前上胸壁皮下组织及肌层深方可探及大小约7.6 cm×5.4 cm×6.8 cm低回声团块，边界欠清晰，形态不规则，内回声不均匀，内可见局限性液性暗区，团块与胸大、小肌分界不清，邻近左侧第2肋骨回声中断（图A）；CDFI可探及点状血流信号（图B）；超声造影动脉期呈低增强，静脉期呈低增强，肋骨断裂处可见局限性高增强（图C）

🔧 介入操作

超声表现示例见图4-6-26（含视频）。

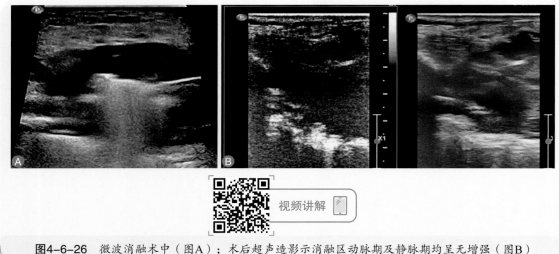

视频讲解

图4-6-26　微波消融术中（图A）；术后超声造影示消融区动脉期及静脉期均呈无增强（图B）

🔧 预后

超声表现示例见图4-6-27。

（本病例由卢漫提供）

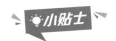

对于复发肿瘤行超声引导下姑息微波消融治疗，能在很大程度上改善患者生活质量。术前详细评估肿瘤毗邻关系及范围；术中行神经阻滞或毁损治疗，减轻患者疼痛，做好液体隔

离，减少周围组织热损伤；术后对症治疗，预防感染。

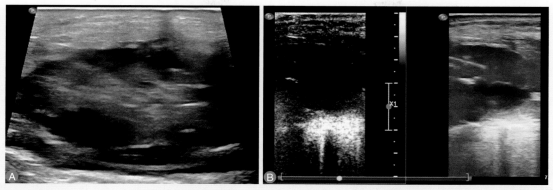

图4-6-27 术后1周复查，肿块明显减小，症状明显减轻（图A）；超声造影呈无增强（图B）

病例66 左侧胸壁侵袭性纤维瘤反复发作微波消融

病历摘要

患者女性，36岁，左胸上部胸大肌侵袭性纤维瘤切除术后3个月，原切除区复发再次手术切除，6个月后再次复发，拟行超声引导微波消融治疗。5年前曾因车祸导致脑外伤昏迷，清醒后留下严重神经后遗症，生活不能自理（图4-6-28）。

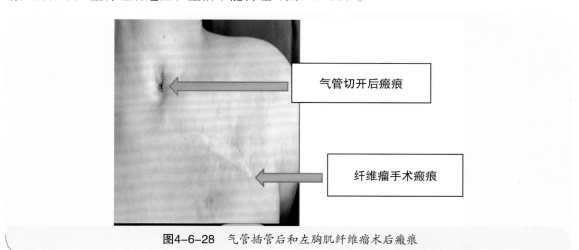

气管切开后瘢痕

纤维瘤手术瘢痕

图4-6-28 气管插管后和左胸肌纤维瘤术后瘢痕

治疗前影像学检查

超声表现示例见图4-6-29。

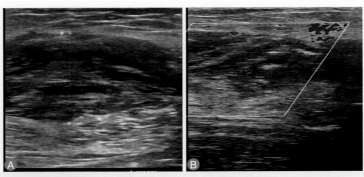

图4-6-29　灰阶超声显示左胸大肌外中线内低回声肿物，边界尚清，内回声不均匀，大小约3.7 cm×2.0 cm（图A）；CDFI内未见明显血流信号，周边可见点状血流（图B）

介入操作

超声表现示例及患者术后瘢痕见图4-6-30。

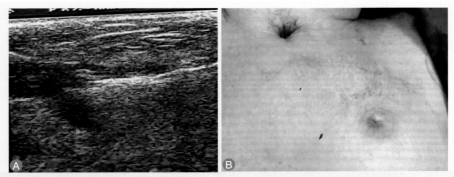

图4-6-30　超声引导下微波消融治疗纤维瘤（图A）；皮肤除原手术瘢痕外，消融针穿刺瘢痕不明显（图B）

预后

术后恢复好，肿块缩小，疼痛消失，无瘢痕；1年后于2017年、2018年分别对病灶周边新生病灶实施微波消融，患者左胸大肌纤维瘤前后共经过2次手术，6次微波消融。2019年3月，复发病灶向左上臂肱二头肌处延伸生长，大小约4.5 cm×2.7 cm×2.2 cm，肩内侧约2.0 cm×3.0 cm，在镇痛加局部麻醉下采用微波消融，功率30 W，移动式逐层逐面消融19分钟，消融后随访32个月无复发。

（本病例由余松远提供）

小贴士

纤维瘤是软组织常见的良性或交界性肿瘤，有反复发作特性，传统治疗方法是手术切除、放射治疗，但是创伤大、不良反应多，更重要的是手术难以完全根除病灶。本例侵袭性纤维瘤没有完整包膜，病灶沿肌间隙"蟹足"样延伸，使术中无法确认病灶边界并完全切除肌间隙病灶。扩大手术方法是完全切除胸大肌、胸小肌、肋间肌，裸露胸腔内脏于皮下，即使这样仍不能杜绝复发。由于胸大肌及上臂肌肉群位置表浅，超声可清楚显示病灶，非常有利于超声引导微波消融治疗，不仅创伤小而且治疗在超声可视化引导下进行，达到了对各肌间隙病灶逐一精准消融的目的。文献复习未见超声引导下微波消融治疗侵袭性纤维瘤的报道，手术切除虽是首选治疗方法，但治疗效果与切缘有关，极易复发，且创伤大，超声引导下微波消融创伤小，可重复，微创方法明显优于手术切除。

病例67　颈椎管内外神经鞘瘤的微波消融治疗

病历摘要

患者女性，35岁，甲状腺癌根治术前检查时发现$C_3 \sim C_4$椎间实性肿物，2/3生长于椎管左侧外软组织间，1/3生长于椎管内，与硬脊膜相连，穿刺活检提示神经鞘瘤。多学科会诊时，神经外科建议分两步手术切除，首先椎管外入路将椎管外肿物切除，二期再行椎管内入路打开颈椎管并切除椎管内病灶。该方案创伤大、并发症多，患者未接受。超声介入科认为，椎管外及椎管间病灶可通过超声引导下微波消融治疗，精准微创且安全，患者恢复快，而椎管内病灶的安全性主要取决于病灶与脊髓的关系。

治疗前影像学检查

影像学表现示例及病理结果见图4-6-31。

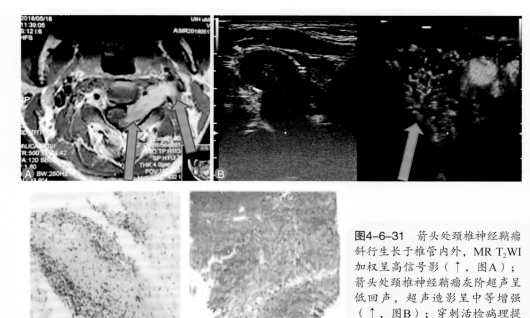

图4-6-31　箭头处颈椎神经鞘瘤斜行生长于椎管内外，MR T_2WI加权呈高信号影（↑，图A）；箭头处颈椎神经鞘瘤灰阶超声呈低回声，超声造影呈中等增强（↑，图B）；穿刺活检病理提示符合神经鞘瘤（图C：左图，HE，×200；右图，HE，×400）

介入操作

左侧颈肩部皮肤消毒铺巾后，全身麻醉下超声引导18 G半自动活检枪穿刺活检后注射生理盐水于肿块周边，隔离肿块与周围组织，微波天线穿刺肿物内，以清晰显示穿刺路径为原则，确保消融范围可视可控，功率30 W，逐层逐面消融，术后超声造影明确消融范围。椎管内消融边界尽量远离脊髓，确保消融安全，同时注意生命体征正常平稳。

介入操作见下方视频。

预后

影像学表现示例见图4-6-32。

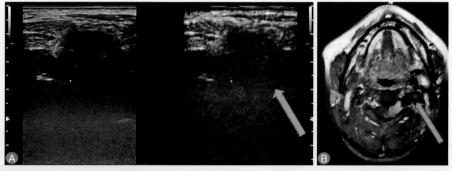

图4-6-32 消融后病灶超声造影呈无灌注（↑，图A）；消融后复查MRI显示椎管外病灶无强化（↑，图B）

（本病例由余松远提供）

小贴士

颈髓神经鞘瘤多认为是良性肿瘤，病因与基因突变、Schwann细胞异常增殖有关，手术切除是常用治疗方法且效果良好。但该患者没有出现神经症状，对行高风险颈椎手术难下决心，而且神经鞘瘤细胞含量多且均匀，包膜完整，有利于经超声波获得清晰图像。本例微波消融治疗至少可以避免两次外科手术中椎管内、外肿物切除术，而且通过病灶的良好透声窗可将椎管内病灶消融，达到完全灭活的效果，但在保护颈部脊髓上需要非常细心和慎重。

病例68　腹壁转移瘤放射性^{125}I粒子植入治疗

📖 病历摘要

患者男性，58岁，肝癌热消融治疗后8年余，发现腹壁肿物1周入院。

📖 治疗前影像学检查

影像学表现示例见图4-6-33。

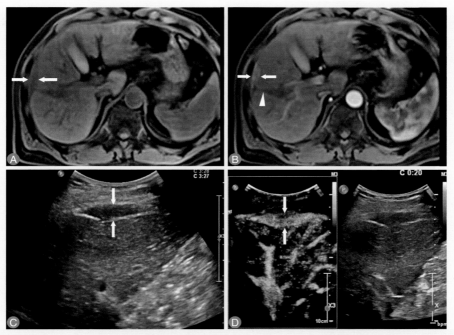

图4-6-33　MRI T$_1$WI可见肝脏与腹壁之间低信号软组织结节（↑，图A）；增强MRI动脉期可见肝脏与腹壁之间结节明显强化（↑），紧邻原消融针道（Δ，图B）；灰阶超声可见肝与腹壁之间低回声肿物（↑，图C）；超声造影动脉期肿物呈高增强（↑），门静脉期快速廓清（图D）

📖 介入操作

超声表现示例及病理结果见图4-6-34。

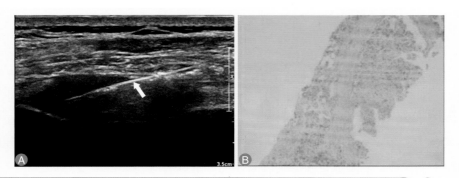

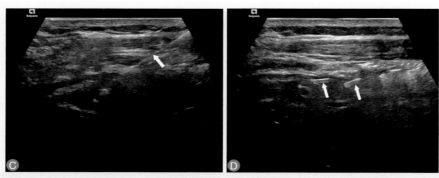

图4-6-34　高频超声引导下经皮穿刺活检（箭头示穿刺针，图A）；病理考虑来源于肝脏的恶性肿瘤（图B，HE，×200）；高频超声引导下经皮穿刺粒子植入（箭头示穿刺针，图C）；植入的粒子散在分布（↑，图D）

预后

影像学表现示例见图4-6-35。

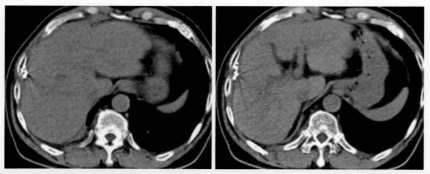

图4-6-35　粒子植入术后8个月复查CT。两个不同层面CT显示肿物明显缩小，分散的粒子聚集

小贴士

　　肝癌穿刺活检及热消融治疗后胸腹壁种植发生率虽然很低，一旦发生，患者肿瘤分期即发生改变，对患者的预后造成较大影响，应引起临床医生高度重视。热消融前穿刺活检在同轴针引导下完成，热消融后重视针道的消融可显著减少肿瘤种植的概率。超声引导下放射性粒子植入术治疗胸腹壁肿瘤种植可取得明显疗效，且操作简便、安全。

病例69　假性动脉瘤内注射凝血酶治疗

病历摘要

　　患者男性，62岁，冠状动脉造影术后。右下肢股动脉穿刺点周围扪及质地较硬的团块，并可触及搏动性血流，右下肢近腹股沟区周围皮下淤血。

治疗前影像学检查

超声表现示例见图4-6-36。

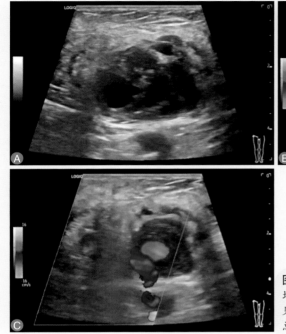
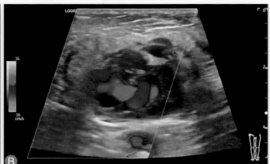
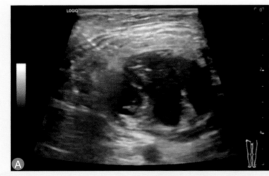

图4-6-36 右下肢股动脉浅层软组织内可见一不均质混合回声团（图A）；CDFI示混合回声内可见红蓝相间的血流信号（图B）；混合回声团与股总动脉之间可见血流信号（图C）

介入操作

超声表现示例见图4-6-37。

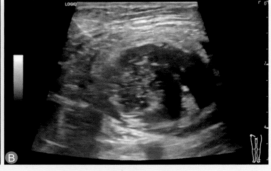

图4-6-37 超声引导下5 mL注射器穿刺入混合回声内搏动性血流区域（图A）；超声引导下注入5000 U凝血酶2 mL，并局部加压至团块血流信号消失，加压5分钟后，逐步减压，并动态观察团块内血流信号与股总动脉血流信号是否再通（图B）

预后

超声表现示例见图4-6-38。

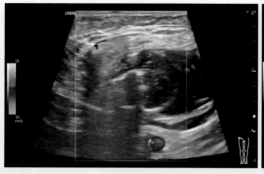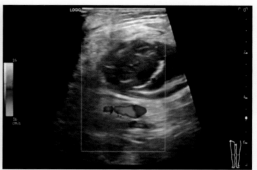

图4-6-38 术后即可见团块内血流信号消失,股动脉管腔内透声度尚可,正常搏动性血流信号未受影响

(本病例由陈霰提供)

小贴士

对于外周动脉旁形成的假性动脉瘤,超声引导下凝血酶注射治疗只需很少剂量的凝血酶及很短时间便可使假性动脉瘤闭合,从而达到治疗的目的,减轻患者长期加压的疼痛,减少大面积皮下淤血及腿部肿胀,且超声引导下凝血酶注射治疗具有安全可视、操作简便、技术难度低且疗效显著的优势,已经成为越来越多假性动脉瘤治疗的首选。

适应证:①超声可以清楚显示瘤腔和瘤颈部;②穿刺路径不经过较大血管等重要结构;③瘤腔直径≥2 cm;④瘤腔直径<2 cm且压迫治疗失败或患者不能耐受;⑤无凝血酶过敏。

禁忌证:①合并动静脉瘘;②合并局部不易控制的感染;③瘤颈宽度>1 cm,长度<2 cm或两个以上瘤颈;④凝血酶过敏者。

凝血酶注射最佳方法是加压同侧股动脉或瘤颈部,当假性动脉瘤内无彩色血流信号时向瘤腔内注射凝血酶,注射时从小剂量开始分多次缓慢注射,直至瘤腔内血流消失。

病例70 超声引导下血管腔内球囊扩张成形术

病历摘要

患者女性,58岁,左上肢人工动静脉内瘘成形术后4年。近期透析治疗时透析机流量报警(<200 mL/min)。物理检查:听诊血管有杂音,触诊瘘口处发现震颤减弱。

治疗前影像学检查

超声表现示例见图4-6-39。

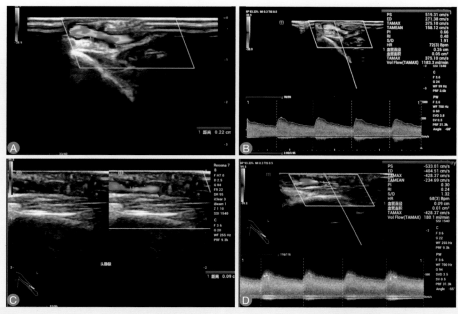

图4-6-39　人工动静脉内瘘瘘口处管径约0.22 cm（图A）；人工动静脉内瘘瘘口处估测大致血流量约1183 mL/min（图B）；头静脉距人工瘘口约0.7 cm处管径不均匀性狭窄，最窄处内径约0.9 mm（图C）；头静脉狭窄处估测血流量约180 mL/min，血流量明显下降（图D）

🔧 介入操作

超声表现示例见图4-6-40。

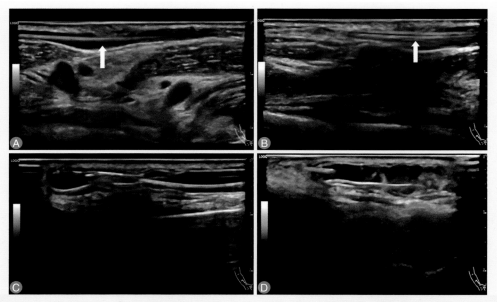

图4-6-40　超声引导下穿刺头静脉并置入导丝，并沿导丝置入血管鞘，沿血管鞘置入球囊导管（↑，图A、图B）；球囊导管穿过狭窄处，利用压力泵逐渐加压，对狭窄处进行扩张（图C）；球囊导管加压至14～16 atm，使球囊完全展开，并扩张血管狭窄处3～5分钟，且反复多次进行扩张（图D）

🖋 预后

超声表现示例见图4-6-41。

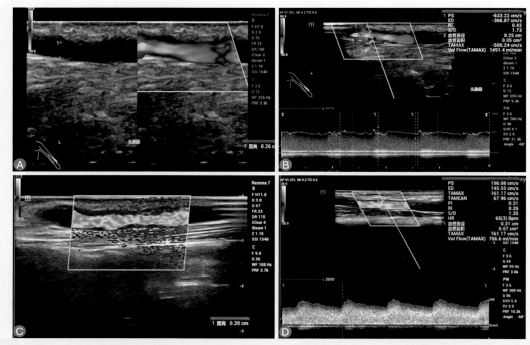

图4-6-41 术后1天复查,头静脉狭窄处消失,血流流速及流量均恢复正常水平,可以进行正常透析治疗(图A、图B);术后2个月复查,头静脉狭窄处内径约2.0 mm,且流速与流量均在正常范围内(图C、图D)

(本病例由陈霰提供)

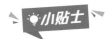

长期透析治疗过程中,血管内膜增生、钙化可能会造成血管通路的狭窄甚至闭塞,导致患者无法进行正常的透析治疗。超声引导下血管腔内球囊扩张成形术对静脉、动脉及瘘口处的狭窄均可进行有效的治疗,且效果良好,操作简便,术后第二天即可恢复透析治疗。

超声引导下血管的穿刺难度较小,一般选用5 F或6 F血管穿刺鞘套装(依据球囊导管型号略有不同),对血管的损伤较小,利于术后恢复。手术难点:①导丝通过狭窄时往往需要手法旋转使其顺利通过狭窄处;②通过狭窄处后需要及时固定,以免导丝脱出,随后沿导丝置入球囊导管;③确保球囊导管完全在血管腔内且通过血管狭窄处后,即可进行加压操作(最大压力不得超过球囊导管的规定),可反复多次加压;④可沿血管管腔对多处狭窄进行扩张。

病例71 下唇部及舌部血管瘤超声引导下聚桂醇硬化治疗

病历摘要

患者女性，50岁，发现下唇部及舌部血管瘤数十年，为进一步诊治就诊。

治疗前影像学检查

超声表现示例及下唇部和舌部病变见图4-6-42。

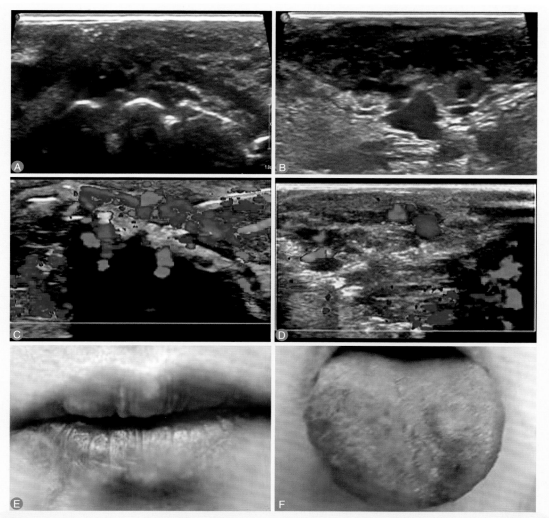

图4-6-42 灰阶超声显示下唇部混杂回声区（图A）；灰阶超声显示舌部混杂回声区（图B）；CDFI显示下唇部混杂血流信号（图C）；CDFI显示舌部混杂血流信号（图D）；术前唇部病变区图片（图E）；术前舌部病变区图片（图F）

介入操作

超声表现示例见图4-6-43（含视频）。

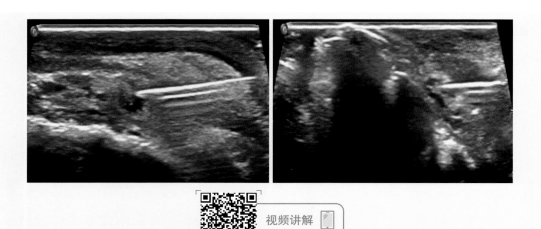

图4-6-43 术中硬化治疗

✍ **预后**

患者术后舌部及唇部表现见图4-6-44。

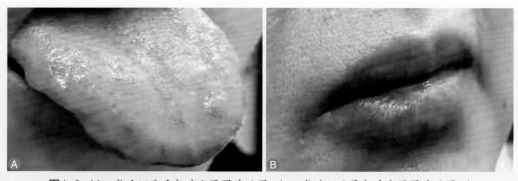

图4-6-44 术后14天舌部病变区图片（图A）；术后14天唇部病变区图片（图B）

（本病例由卢漫提供）

◤小贴士◥

对于口腔等特殊部位浅表血管瘤，超声引导下聚桂醇泡沫硬化剂注射治疗能在很大程度上为患者消除后顾之忧，增强患者自信心，且治疗过程短、痛苦小。术后对症处理，预防感染等并发症。

病例72 左颞部血管瘤穿刺抽吸硬化剂注射治疗

✍ **病历摘要**

患者女性，22岁，发现左颞部包块就诊。

✎ **治疗前影像学检查**

超声表现示例见图4-6-45（含视频）。

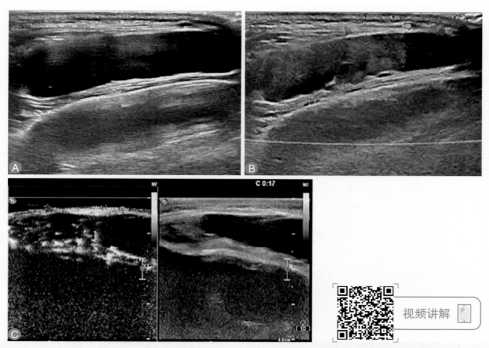

视频讲解

图4-6-45 灰阶超声示左颞部皮下软组织内大小约4.5 cm×1.1 cm×3.9 cm囊实性混合回声团块，边界较清，形态较规则，内呈筛网状（图A）；CDFI显示团块内未见明显血流信号（图B）；超声造影显示团块实性部分动脉期呈网线状高增强，囊性部分呈无增强（图C）

✎ **介入操作**

介入操作见图4-6-46（含视频）。

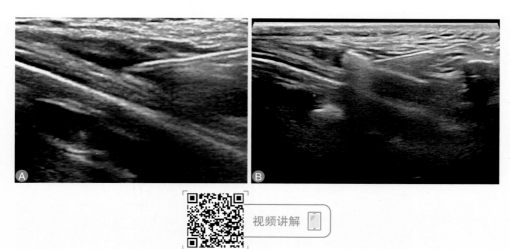

视频讲解

图4-6-46 超声引导下经皮用20 G穿刺针抽吸（图A）；注入5 mL聚桂醇泡沫硬化剂（图B）

预后

超声表现示例见图4-6-47。

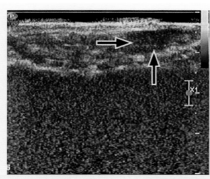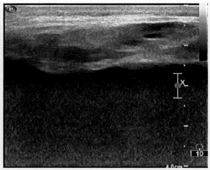

图4-6-47　术后3个月复查，肿块明显缩小，超声造影显示肿块呈无增强（↑）

（本病例由卢漫提供）

病例73　体表巨大海绵状血管瘤泡沫硬化剂治疗

病历摘要

患者女性，20岁，因"左上肢血管瘤20年，发现纤维蛋白原降低15天"入院，患者出生时左上肢皮下有出血点，可见静脉血管外露，当地医院就诊考虑海绵状血管瘤，4岁时行外科手术治疗，后血管瘤面积扩大到背部。入院查凝血功能提示纤维蛋白原0.63 g/L，考虑低纤维蛋白原血症，腹部彩色多普勒超声提示脾内多发低回声（多发性血管瘤可能）、脾大，既往无其他特殊病史。查体：左侧胸背部见不规则蓝紫色隆起，皮肤黏膜下有出血点，左侧手腕肌肉萎缩，浅表淋巴结未触及肿大，四肢活动如常。

治疗前影像学检查

超声表现示例见图4-6-48。

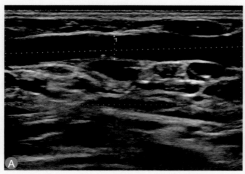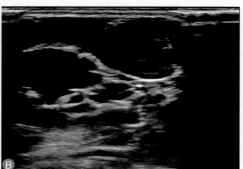

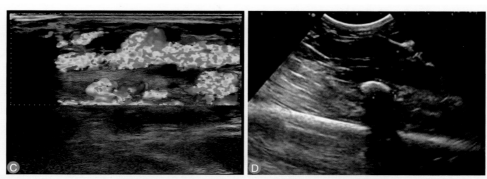

图4-6-48 灰阶超声示左前臂浅静脉迂曲扩张（图A、图B）；CDFI示曲张静脉内血流杂乱（图C）；灰阶超声示曲张静脉内静脉石形成，考虑左上肢海绵状血管瘤（图D）

操作前考虑

本例患者年轻，血管瘤病灶范围巨大，需要制定分阶段、分部位、分疗程多次治疗方案，目的是减轻症状、控制进展，保护左手功能不受或少受影响，兼顾美观。

介入操作

超声表现示例及患者术后左上肢表现见图4-6-49（含视频）。

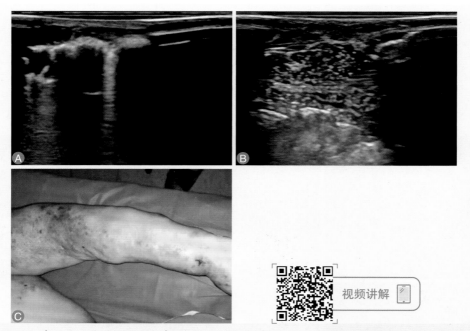

视频讲解

图4-6-49 超声引导下将两根头皮针穿刺入一段增粗血管两端，先从远心端开始注入聚桂醇1∶4泡沫硬化剂，近心端头皮针穿刺抽吸，边注边吸，使所治扩张静脉血管内充填泡沫硬化剂，再从近心端注射泡沫硬化剂，远心端抽吸残血。依次进行4段血管注射治疗，完成预定治疗计划，头皮针回抽无出血后拔除头皮针，加压包扎（图A、图B）；术后3天，左上肢血管瘤处颜色变浅（图C）

（本病例由余松远提供）

> **小贴士**

泡沫硬化剂治疗浅表海绵状血管瘤安全、有效。采用超声引导直视精准穿刺，双针法注射与抽吸交替进行，使泡沫硬化剂更均匀地释放入靶血管，增加了泡沫硬化剂的接触面，使血管内皮细胞膜破裂或通透性改变而发生细胞变性、坏死和脱落，最终靶血管内形成血栓、内皮剥脱、胶原纤维皱缩，导致靶血管纤维化（硬化）而永久性闭塞，从而达到治疗目的。

双针法的技术要点：①选择适当长度注射针头（21 G/0.8 mm），严禁穿刺入动脉血管内；②保持引流针头通畅；③推注硬化剂时，保证顺滑推注，避免"顿挫样"推注使瞬时药物推注量过多；④推注时密切观察引流针管，当抽吸端引流液变为透明样液体（硬化剂液体）时，表明硬化剂已充满了整个血管腔，停止注射；⑤一次治疗的注射剂量不大于50 mL，以防气体栓塞等并发症发生。

病例74　一术治四病：子宫腺肌病、子宫内膜异位囊肿、子宫内膜异位症、乳腺纤维瘤

病历摘要

患者女性，37岁，发现右乳腺结节8年、盆腔囊肿7年、痛经6年，左侧会阴包块伴经期疼痛6年，月经量逐渐增多，备孕二胎5年未成功。10年前自然分娩时曾行会阴侧切术。诊断：①右乳腺结节；②子宫腺肌病（后壁局限型）；③左附件区子宫内膜异位囊肿；④左会阴皮下子宫内膜异位病灶。

治疗前影像学检查

影像学表现示例见图4-6-50。

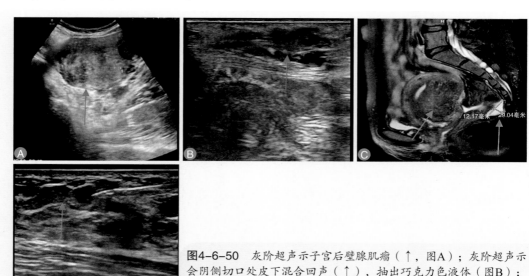

图4-6-50　灰阶超声示子宫后壁腺肌瘤（↑，图A）；灰阶超声示会阴侧切口处皮下混合回声（↑），抽出巧克力色液体（图B）；MRI显示子宫后壁腺肌瘤（左侧箭头）与盆腔巧克力囊肿（右侧箭头）（图C）；乳腺内可见低回声结节，边界清（↑，图D）

🖊 介入操作

超声表现示例及术中操作示意图见图4-6-51（含视频）。

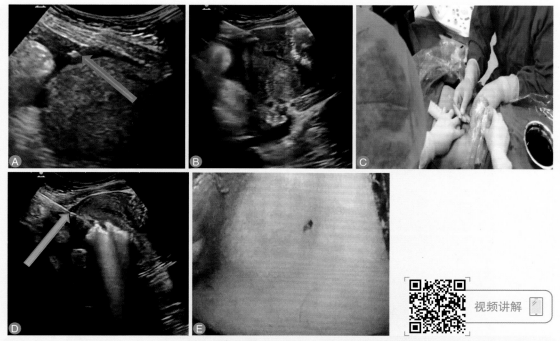

图4-6-51　腹腔穿刺（↑）建立人工腹腔积液（图A）；子宫前壁PTC针固定（图B）；经腹活检针与PTC针联合操作固定（图C）；微波天线（↑）经子宫后壁入路穿刺逐层消融（图D）；会阴的内膜异位病灶消融针进针点（图E）

🖊 病例小结

（1）人工腹腔积液后穿刺后位子宫后壁腺肌瘤微波消融术：在全身麻醉状态下，患者处于头高脚低位，下腹部皮肤消毒铺巾后，通过腹腔穿刺向盆腔加压注射生理盐水1000 mL，以隔离子宫与周围脏器；用拟穿刺的18 G活检针从子宫后方将后位子宫"撬"起来，紧贴前腹壁，再用18 G PTC针从腹壁穿刺至子宫前壁并由助手固定于前腹壁上；微波天线经腹壁穿刺到注入盆腔的液体层面后，从子宫底后壁进针到腺肌瘤内，从后向前逐层逐面消融，功率60 W，每点消融时间1~3分钟，最后超声造影评估消融范围是否完全。

（2）调整患者体位至截石位，会阴区皮肤消毒铺巾，18 G PTC针穿刺包块抽出巧克力色液体少许送病理检查，再对左侧会阴包块处皮下注射生理盐水，增加病灶与皮肤的距离，防止消融时皮肤被烫伤，微波天线在远离病灶约3 cm处穿刺入会阴病灶内，功率20 W，由下向上逐点对左侧会阴子宫内膜异位病灶完整消融。

（3）附件区囊肿穿刺抽液硬化剂治疗术：子宫消融完毕后，以18 G穿刺针穿刺左卵巢巧克力囊肿，抽净、冲洗、注射适量1%聚桂醇硬化剂并保留。

（4）乳腺结节穿刺活检和微波消融术：乳腺区皮肤消毒铺巾，用16 G活检枪对右乳结节穿刺活检，取出标本3条送病理检查，再以微波天线对乳腺结节消融，功率20 W，由后向前逐层逐面消融，术后超声造影评估消融完全。

预后

影像学表现示例见图4-6-52。

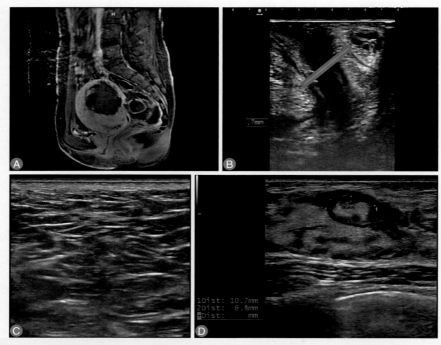

图4-6-52 子宫腺肌瘤热消融后1个月MRI显示消融完全，盆腔巧克力囊肿消失（图A）；会阴部病灶热消融后1个月，病灶（↑）显著缩小（图B）；会阴部病灶热消融后3个月完全消失（图C）；乳腺结节消融后3个月，超声显示结节呈高回声（图D）

病例小结

（1）乳腺穿刺活检病理结果为乳腺纤维瘤。

（2）患者术后月经期痛经基本消失，会阴区疼痛完全消失。

（3）术后数日会阴左侧病灶皮肤破溃，流出黑色颗粒物，常规换药，当病灶内黑色颗粒物完全排尽，约3周伤口愈合。该患者同时患有乳腺纤维瘤、后壁局限型子宫腺肌病、左附件区子宫内膜异位囊肿、左侧会阴皮下子宫内膜异位病灶4种疾病，采用一次麻醉、一次消融手术的一站式治疗方案，符合治疗尽量简化、微创化、低成本（医疗成本、经济成本、社会成本、家庭成本）的原则。

（本病例由余松远提供）